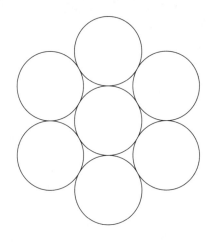

脳と古事記17神

みかどクリニック院長
三角大慈

ヒカルランド

はじめに

　これまで、『古事記』に記されている神々の話にはまったく興味はなかった。造化三神、天之《アメノ》御中主神《ミナカヌシノカミ》、何それ？　だから何なの？　これが医療とどう繋がるの？　といった具合に筆者にはまったく他人事だった。大本教関連の書籍はいくつか読んでいたので、国之《クニノ》常立神《トコタチノカミ》や艮《うしとら》の金神《こんじん》などについてはそれなりの見識と私見はあったが……。

　しかし、令和１年の夏ころから急に、古事記17神と真摯に向き合うことになった。そのキッカケは、『奇跡のバナナ』（田中節三著　学研プラス）という一冊の本との出会いにあった。30℃からマイナス60℃まで１８０日かけて冷却すると、植物はＤＮＡから蘇生する。ＤＮＡから出てきたＲＮＡは、蘇生した環境下で必要な情報だけをジャンクＤＮＡから引っ張り出す。

　この「奇跡のバナナ」の原理はがん治療に応用できるのでは？　ジャンクＤＮＡから、がん細胞をアポトーシスさせる遺伝情報を引っ張り出すことは可能なのでは？　と筆者は考えた。

そして、「奇跡のバナナ」を可能にする原理が数霊理論の4・9金局であることを突き止めた。しかし、話はこれでは終わらなかった。大本教の筆先に出た艮の金神、国之常立神へと繋がり、古事記17神へと一気に思考回路が繋がった。古事記に記された内容は、単なる形而上的世界ではなく、脳の構造と機能そのものであることが次第に分かってきた。

＊　＊　＊　＊

そもそも脳とは、どのような器官なのだろうか？　脳関連の書をいくら読んでも、今ひとつピンとこない。理解できないのはただ単に筆者の浅学のせいだけだろうか？

「地上に降りてきて、それまで下に見えていた空の風景が、上に雲と青い空が見えたとき、我々人類は大気の海の底にいることを感じた」

１６３日間における国際宇宙ステーション（ＩＳＳ）への長期滞在を終えた宇宙飛行士の野口聡一さんの言葉だ。

「大気の海の底」という発想は、宇宙から地球を眺めない限り出てこない、地上で生活を営んでいる我々には決して思い浮かばない宇宙飛行士ならではの言葉である。脳研究についても、これと同じことが言えるのではないだろうか。

確かに、今現在は科学技術（ＭＲＩ、ｆＭＲＩ、ＭＲＡなど）の発達によって、一昔前に比べて脳の構造や機能がよりリアルかつ鮮明に見えるようになってきている。連続した脳の断面を見ることができ、神経細胞の繋がりを鮮やかに映し出し、脳内の血液の流れを可視化できる。生きた脳の活動を視覚化し、リアルタイムで見て取れるようになってきている。

しかし、脳研究における「大気の海の底」といった発想の転換には至ってはいない。現代科学の手法や固定概念に囚われ、エビデンスに基づいた研究というドグマに陥っている。そろそろ、脳を俯瞰する試みがあって然るべきではないだろうか。

過去においては、ドイツを代表する文豪、自然科学者ヨハン・ヴォルフガング・フォン・ゲーテや我が国の異端の解剖学者三木成夫が研究してきた形態学（Morphologie　ゲーテの造語）やイギリスの生物学者のルパート・シェルドレイクが唱えた形態形成場仮説などがある。

筆者が提唱するのは、形が生じる前の形象を観るアプローチである。脳の形象的構造が分かると、一見複雑怪奇に見える脳の構造が実にシンプルに捉えられる。

そして驚いたことに、古事記17神の記述内容と脳の形象的構造が同じであることが判明した。逆に、古事記17神から脳の新たな構造と機能に気付かされ、いくつかの新しい治療法を開発することができた。

最先端の脳研究者からみると、あまりに飛躍しすぎており、仮説にも至らない憶測の戯言に過ぎないと批判されるかも知れない。

しかし筆者には、独自に開発した「音」と「ツボ」を使った進化型の鍼治療・NAM治療（Neo-Acupuncture Method）の検証による確証がある。

令和3年1月1日

もくじ

第一章　古事記17神と脳の形象的構造［宇宙の基本数7と太極］

第二章　脳は複素数空間［神々の棲まう場所］

第五章　脳・意識・こころ［植物的な臓器と動物的な臓器の相克］

カバーデザイン　櫻井　浩（⑥Design）
校正　麦秋アートセンター
本文仮名書体　文麗仮名（キャップス）

第一章

古事記17神と脳の形象的構造
[宇宙の基本数7と太極]

神経細胞のこぶから終脳胞までの変遷

複雑な形をしているヒトの脳も、脊椎動物の進化の初期段階では、脳は単に神経細胞が集まったこぶのようなものに過ぎなかった。

進化の過程でこのこぶが大脳、間脳、中脳、小脳、延髄、脊髄から構成される複雑な構造を成していき、個体の維持にとどまらず高度な精神活動を司るに至った。

脊髄や延髄、中脳、橋では中心管は神経管内にあまり発達せずに原型をとどめたままであるが、先端部の終脳では、発生の間に中心管は複雑に拡大して広い脳室を形作り、また皮質も複雑に隆起や回転運動を起こしながら変形して、各頭葉が形成される。

初期の脳の形成は、中心管の前方が膨らんで形成される、前・中・後脳胞の3脳胞から出発する。このうち先端部の前脳胞はさらに前方から「終脳胞」と「間脳胞」とに分かれ、このうち終脳胞が顕著な変化を遂げる。

系統発生学的に脳を捉えてみると、以下のように脳はその形を変えてゆく。魚類→両生類→爬虫類→哺乳類、そしてヒトの脳へと。

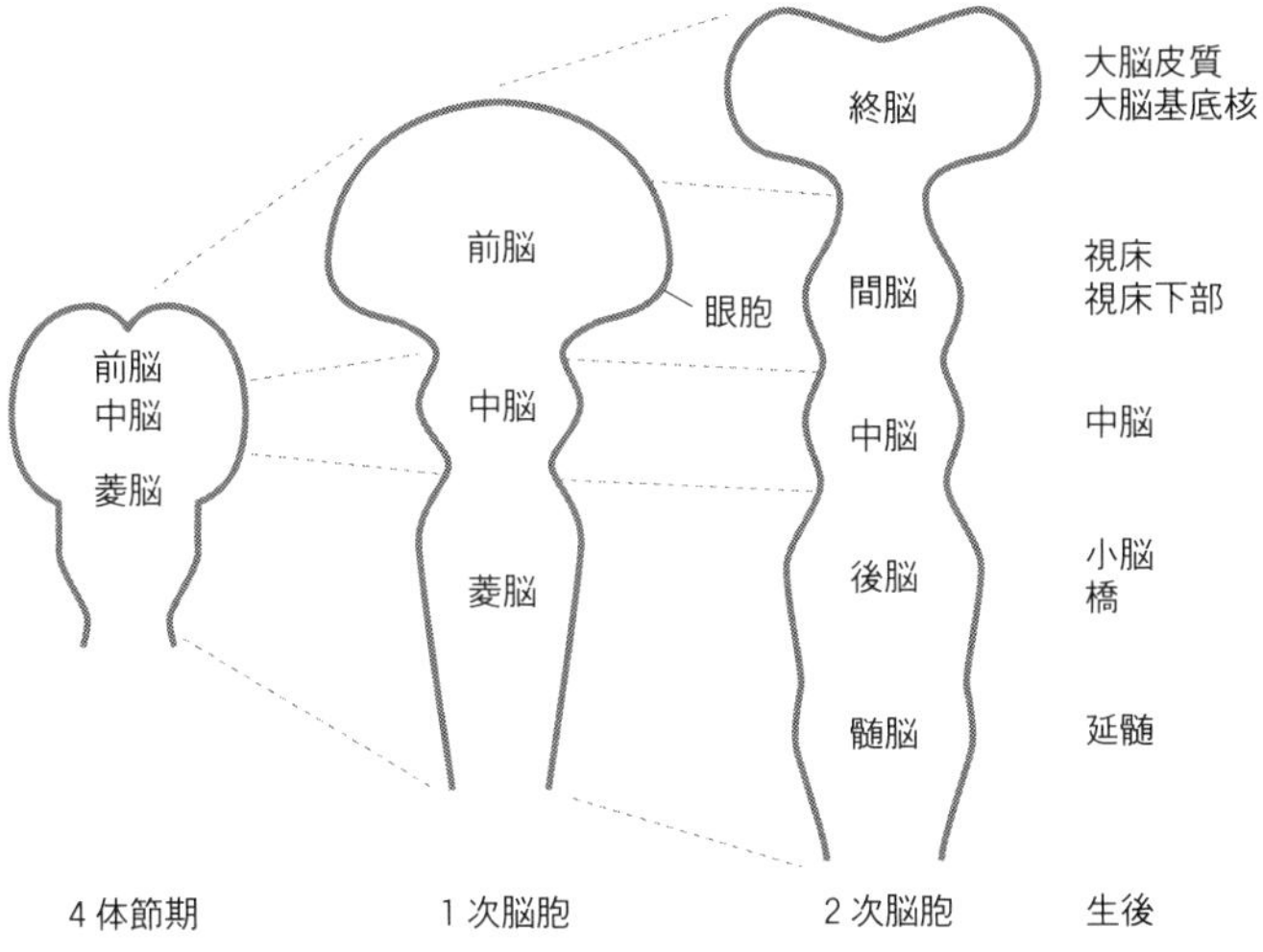

出典：『脳科学辞典・神経管』高橋将典

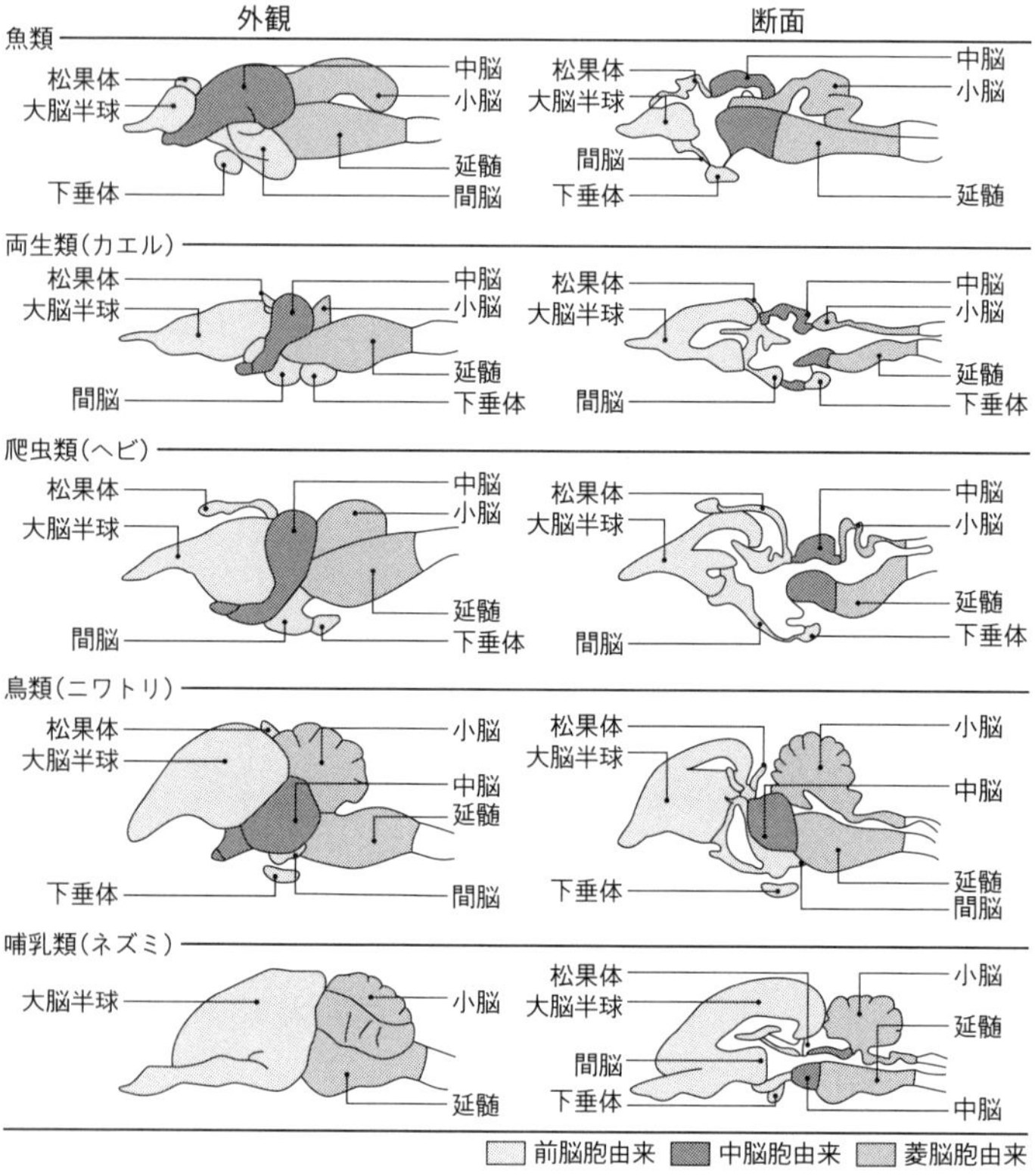

外観
断面
魚類
松果体
大脳半球
下垂体
中脳
小脳
延髄
間脳
両生類(カエル)
爬虫類(ヘビ)
鳥類(ニワトリ)
哺乳類(ネズミ)
前脳胞由来
中脳胞由来
菱脳胞由来

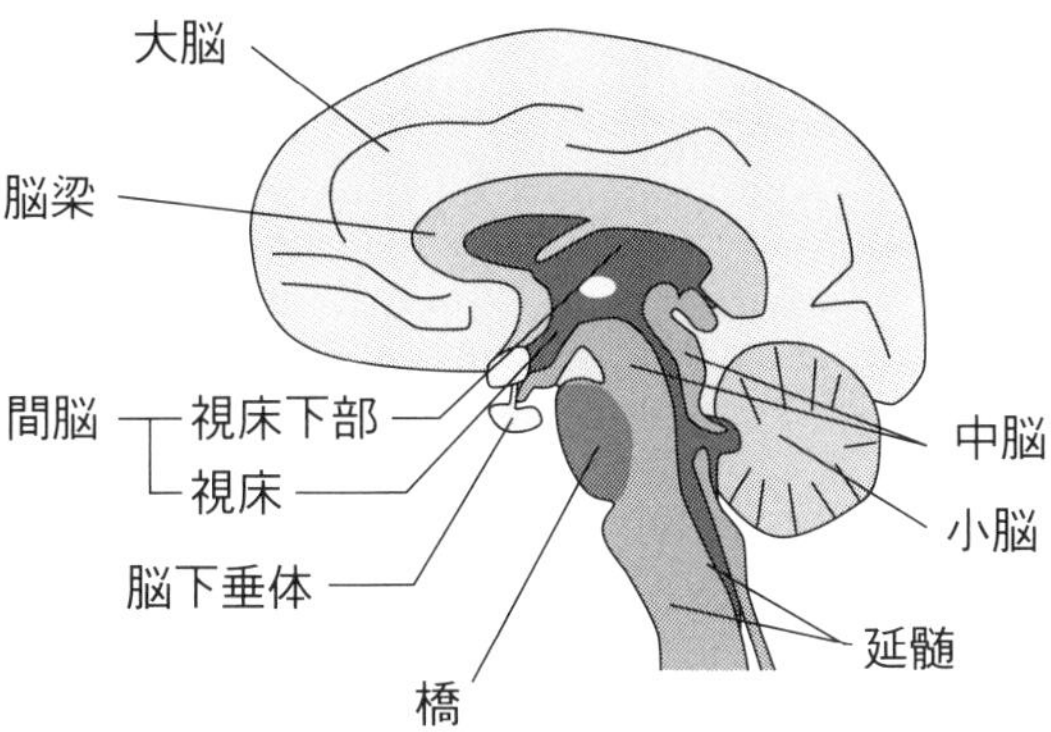
大脳
脳梁
間脳
視床下部
視床
脳下垂体
橋
中脳
小脳
延髄

縦ベンゼンと横ベンゼン（隠された2つの玉）

これらの脳の形の変遷を、７形象の縦ベンゼンと横ベンゼンの合体の形象で以下に説明してみる。

ベンゼン環は、ベンゼンの炭素原子６個が作る平面正六角形の構造で、ベンゼンをはじめとして各種の芳香族化合物に含まれる６個の炭素原子からなる環のことをいう。ベンゼン核ともいう。

ベンゼンは、以下の図のように７つの玉から形成されている。

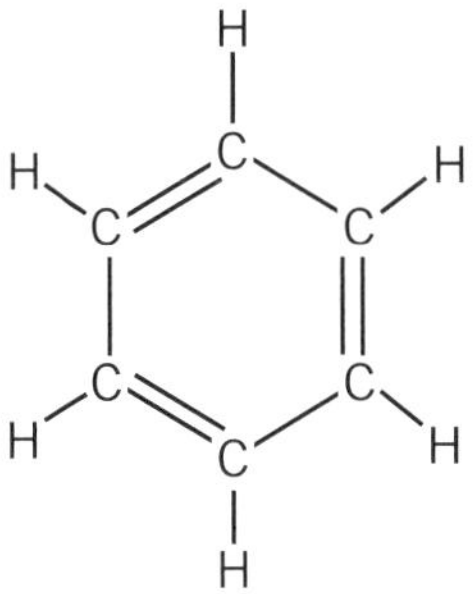

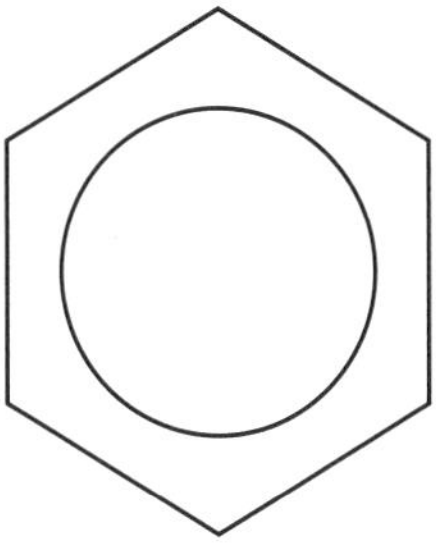

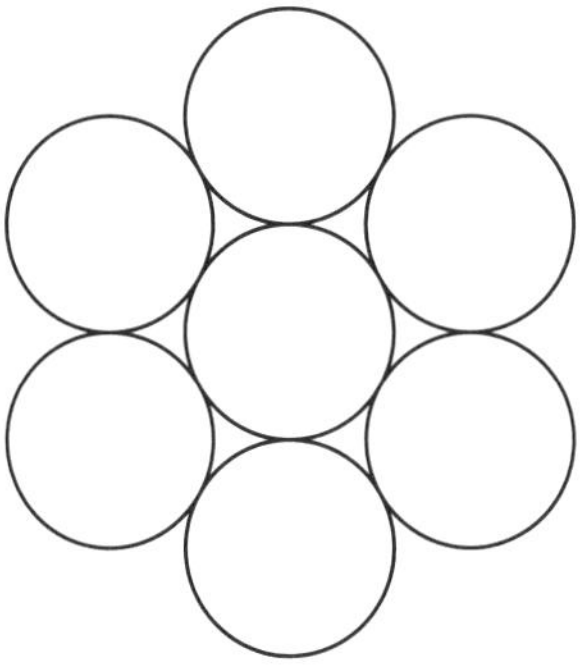

例えば、昆虫は、7形象の縦ベンゼンと横ベンゼンの合体における12支形象として捉えられる。

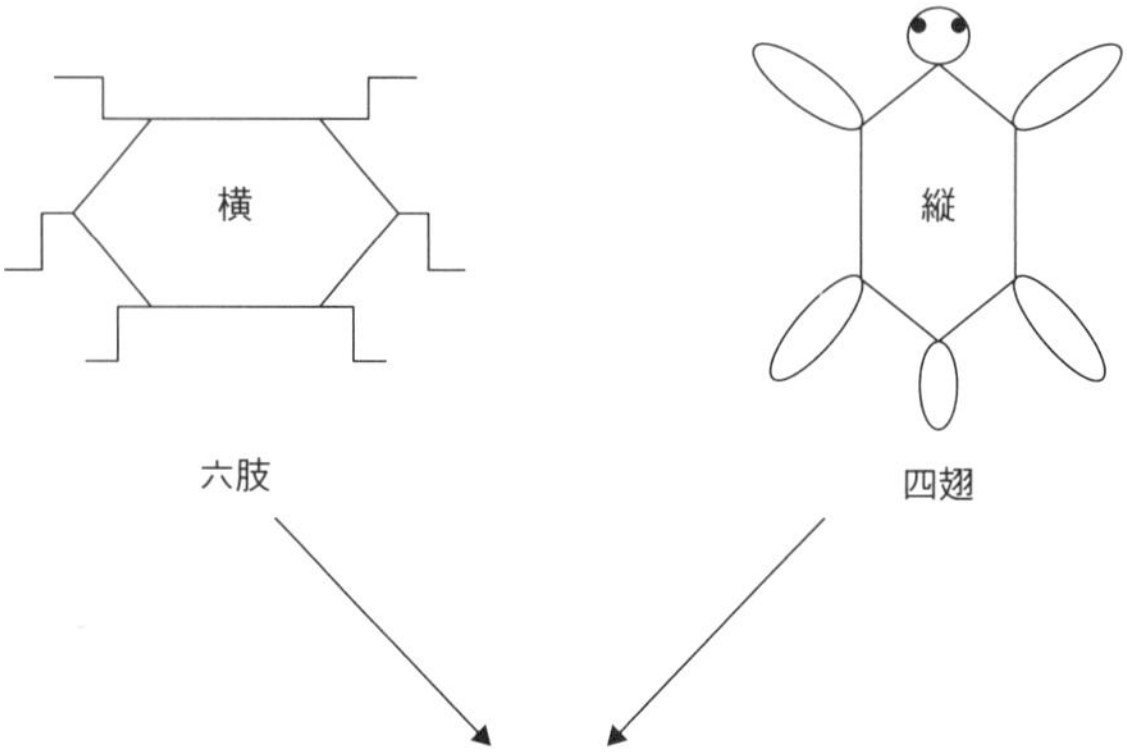

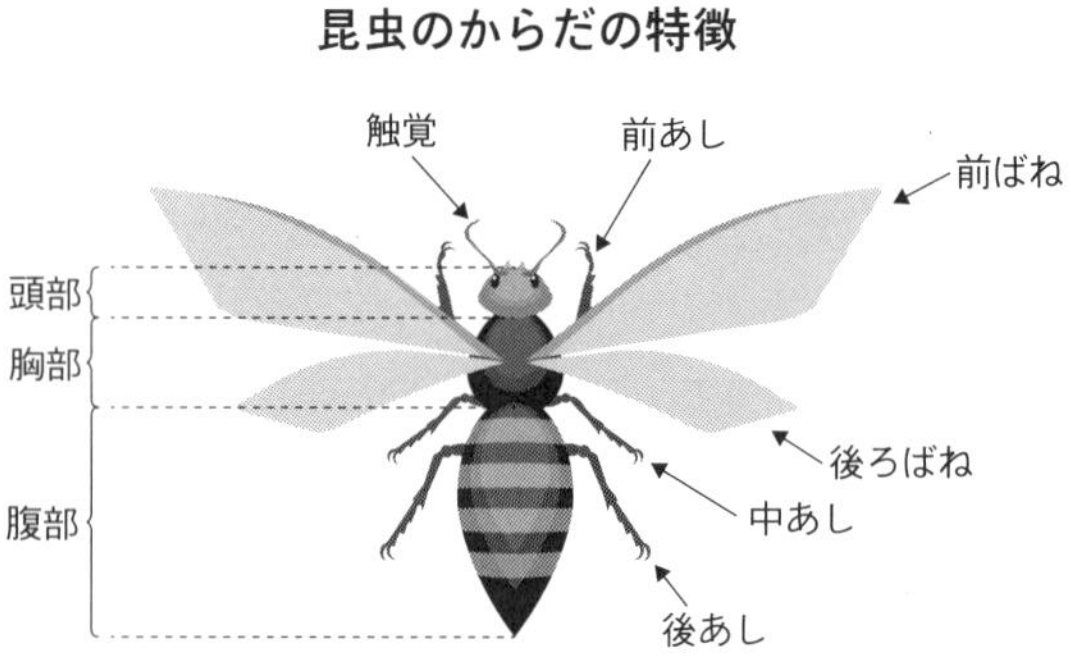

内骨格の脊椎動物は、昆虫の外骨格の横ベンゼンを反転することにより脊椎を形成する。

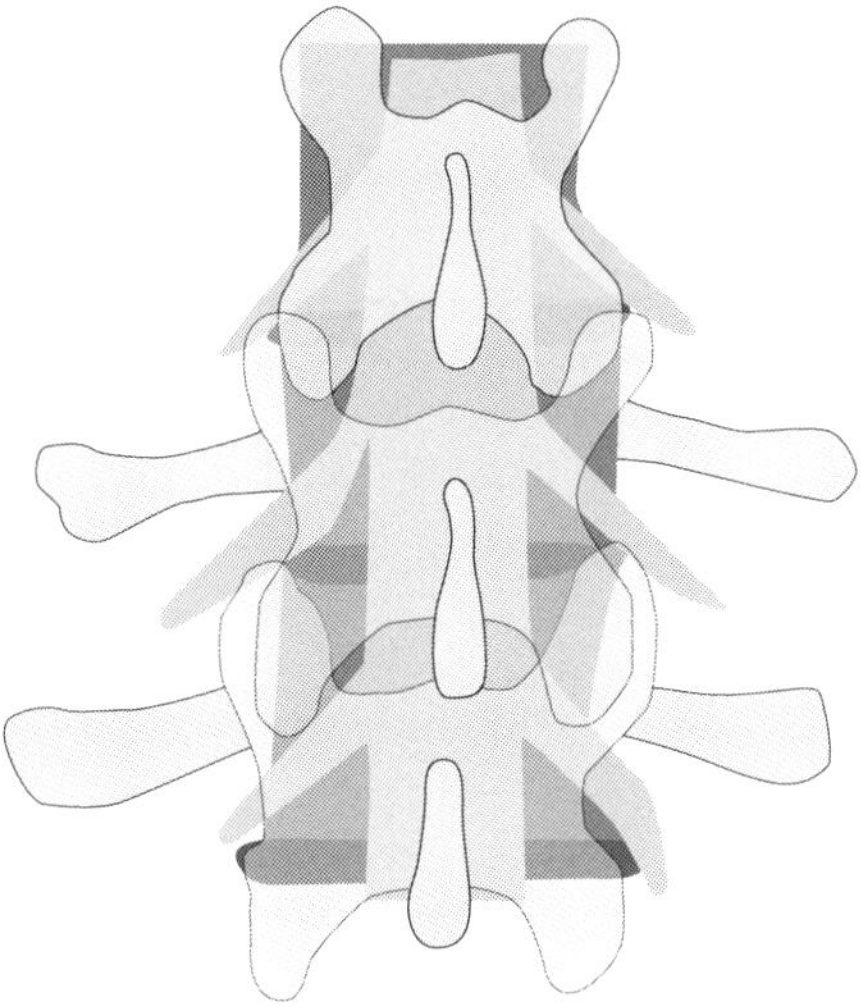

次に、中枢神経の脳脊髄と12脳神経と末梢神経を、縦ベンゼンと横ベンゼンで捉えてみる。脳と脊髄は縦ベンゼン、12脳神経と末梢神経は横ベンゼンとなる。ちなみに、12脳神経と末梢神経の合計は、12脳神経の12対と末梢神経の31対の合計43対である。43×２＝86

となる。

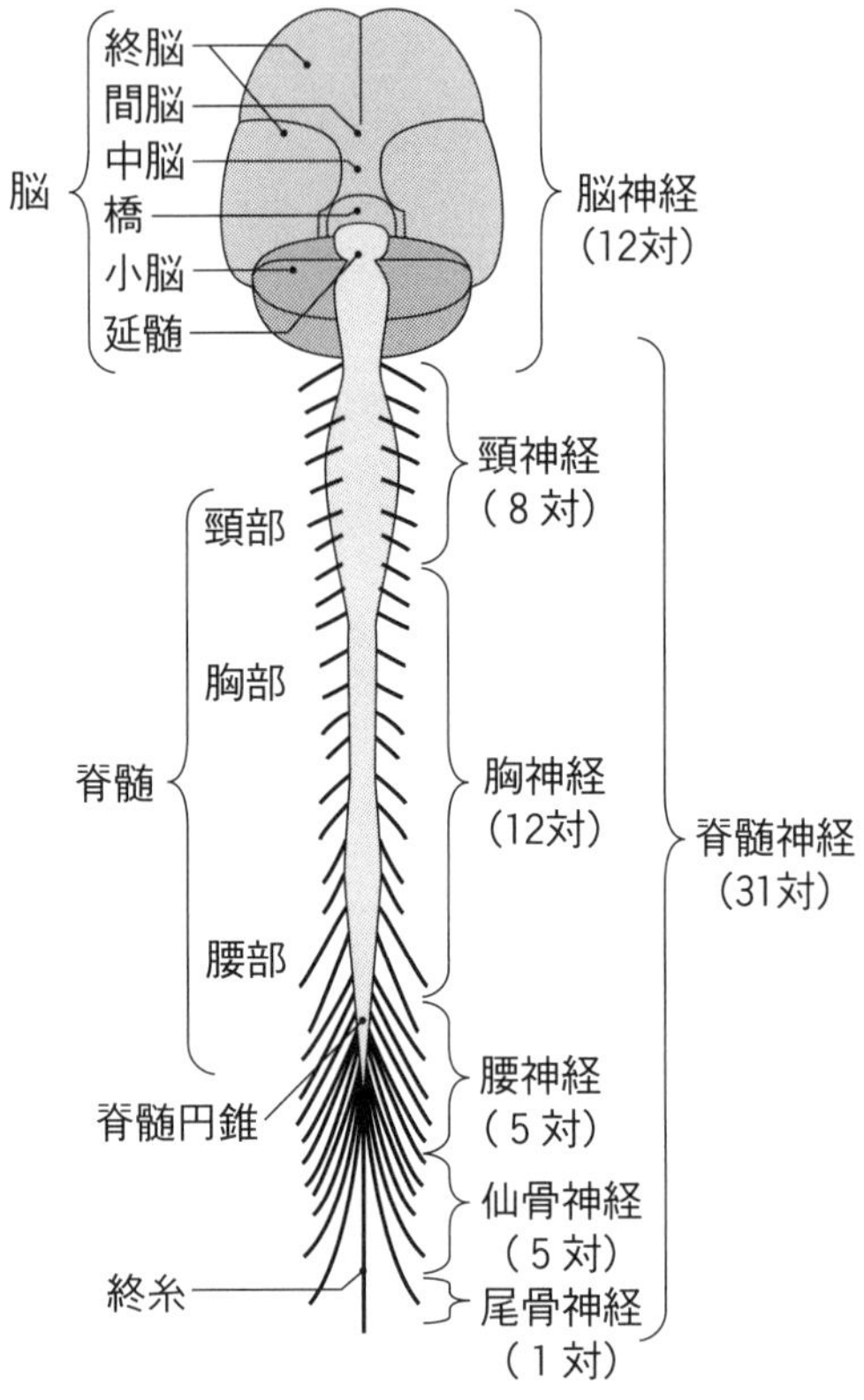

脳と脊髄を縦ベンゼンで捉えると、大脳、脳幹（中脳・橋・延髄）、脊髄、間脳、小脳、大脳基底核、大脳辺縁系は以下のような形象的構造になる。

中央の上下にある大脳・脳幹・脊髄は、三位一体（三即一）の関係になっている。次に、この7つの玉を縦軸と横軸に振り分けてみる。すると、2つの玉が消えて5つの玉になる。この5つの玉が別天《ことあま》つ神《かみ》である。隠れた2つの玉が、国之常立神と豊雲野神《トヨクモノカミ》である。それが、5数と7数の数理である。

分かりやすく説明しよう！　既存の陰陽五行説がある。五行は5の数理を説いているが、7という数が出てこない限りは太極の理論がどうしても出てこない。太極が出てこない限り陰陽も五行も調和されない。太極の存在があってはじめて陰陽も五行も調和する。ではなぜ、東洋医学独自の概念である陰陽五行説から太極がすっぽりと抜けてしまったのであろうか？

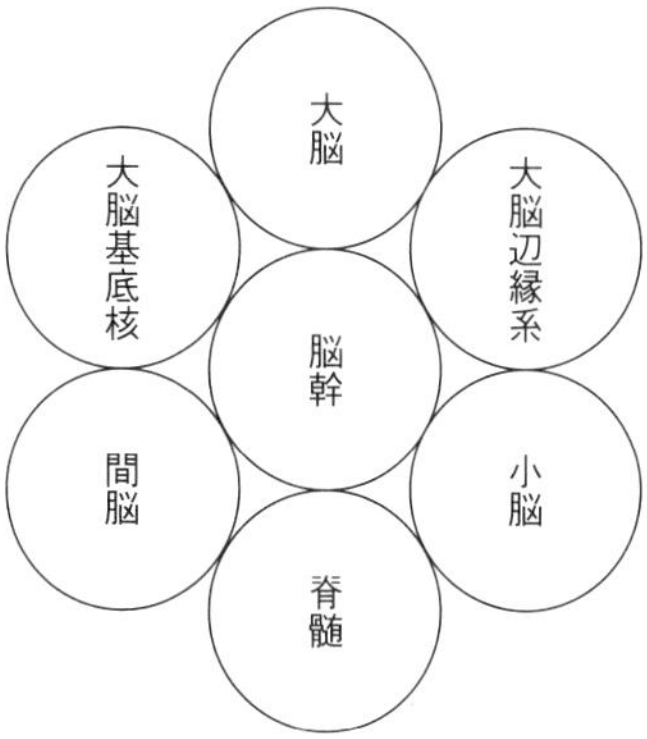

5つの丸い球を、図のように互いにくっつけてみる。5つの丸い球が見えるであろう。次に、ひとつの丸い球に、上下・前後・左右にくっつけてみる。計7つの球は、あなたには何個の球が見えるであろうか？

7個に決まっている、と思うかも知れないが、角度によっては5個に見える。ここに陰陽五行説から太極がスッポリと抜け落ちた原因が隠されている。

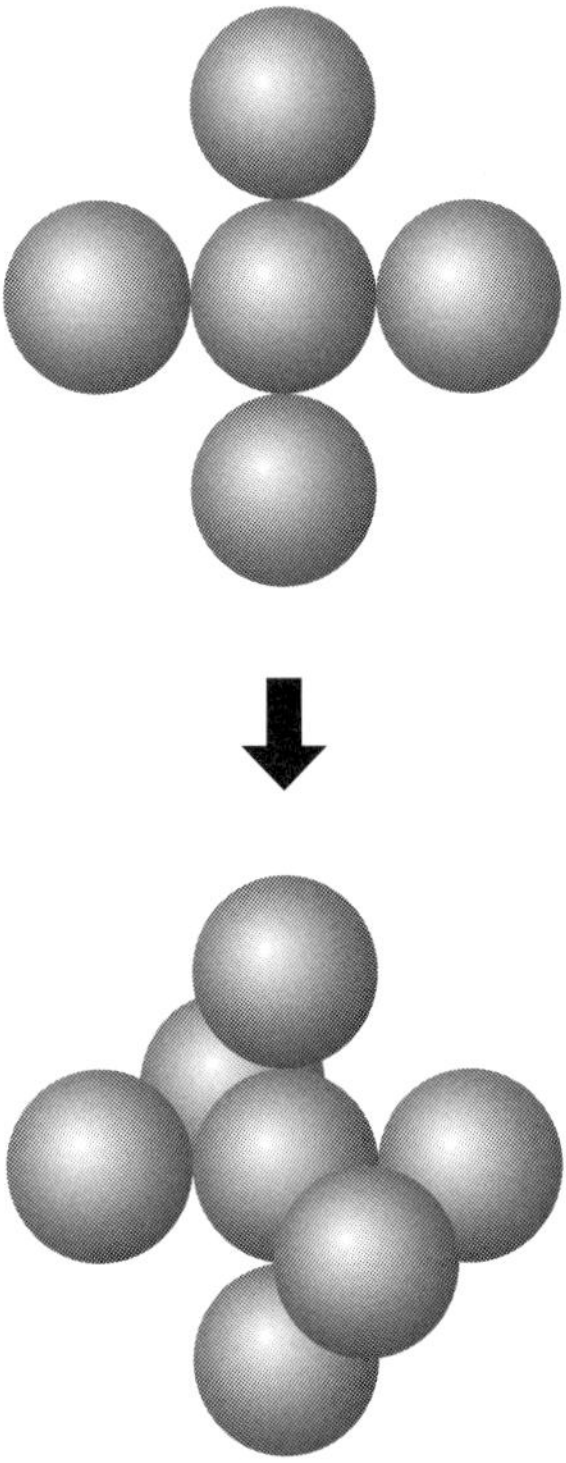

つまり、陰陽五行説は平面認識であることが分かる。立体で捉えると、7という数が現れてくる。7によってはじめて太極が理論上見えてくる。

中心の無なる空位の中に、有位として7が自生する。7はすべての存在確認の元点に位置する座標軸である。構造は、立方体に内接する正三角形八面体である。両者が一体化した形が十四面体である。

７は宇宙の基本単位であり、人類共通の遺産である。

縦ベンゼンと別天つ神・国之常立神・豊雲野神

『古事記』には、天地《てんち》開闢《かいびゃく》と造化三神の登場について以下のように記されている。

「天地初めて發けし時、高天原に成りし神の名は、天之御中主神、次に高御産巣日神、次に神産巣日神、この三柱の神は、みな獨神と成りまして、身を隠したまひき」

次に、

「次に国稚く浮ける脂の如くして、海月なす漂えるとき、葦牙の如く萌え騰る物によりて、成りし神の名は宇摩志阿斯訶備比古遲神、次に天之常立神。この二柱の神もまた獨神と成りまして、身を隠したる」

上の件の五柱の神（造化三神に宇摩志阿斯訶備比古遲神《ウマシアシカビヒコジノカミ》と天之常立神《アメノトコタチノカミ》を加える）を別

天つ神という。神世七代として、

「次に成りし神の名は、国之常立神、次に豊雲野神。この二柱の神もまた獨神と成りまして、身を隠したまひき。次に成りし神の名は、宇比地邇神、次に妹須比智邇神。次に角杙神、次に妹活杙神。次に意富斗能地神、次に妹大斗乃弁神。次に淤母陀流神、次に妹阿夜訶志古泥神。次に伊邪那岐神、次に妹伊邪那美神」

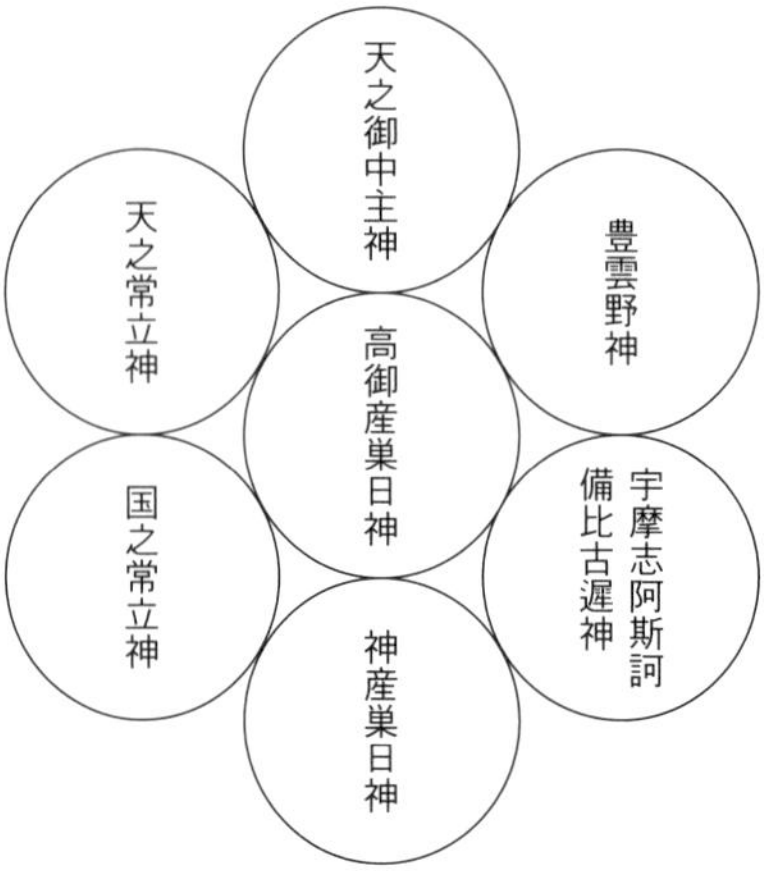

5柱の別天つ神と国之常立神・豊雲野神を、7形象の縦ベンゼンで表記すると以下のようになる。

造化三神は、上から順に天之御中主神、高御《タカミ》産《ム》巣日神《スビノカミ》、神産《カミム》巣日神《スビノカミ》となる。中央は高御産巣日神である。最高神を天之御中主神ではなく高御産巣日神とする説が一部にあるが、その説に筆者は賛同する。

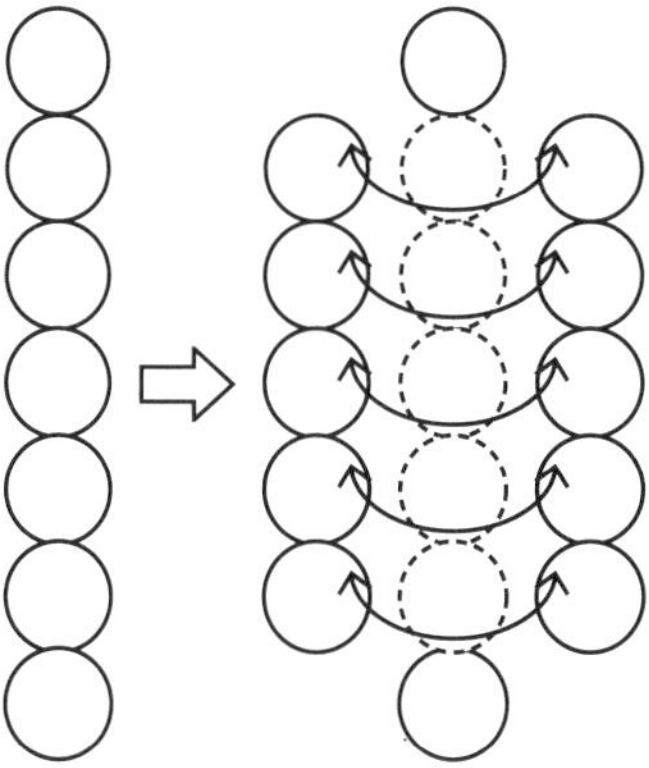

そして左右上下に宇摩志阿斯訶備比古遅神《ウマシアシカビヒコジノカミ》、天之常立神、国之常立神、豊雲野神となる。5柱の別天つ神に国之常立神と豊雲野神の2柱が加わって合計7柱の神となる。これら7柱の神は皆、獨神でその身を隠している。

しかし当然、以下のような疑問が生じてくるであろう！

なぜ、5柱の別天つ神に国之常立神と豊雲野神を加えるの？　国之常立神と豊雲野神は、神世七代の神なのに……。

7数理の「7の観音開き」を理解することによって、この疑問は消失する。「7の観音開き」の原理とは、7つの玉が上下の2つが基点となって、その間の5つの玉が左右に開く原理である。国之常立神と豊雲野神の2柱だけは獨神で、他の10柱は双神として対になっている理由でもある。

神世七代の12神と12脳神経（7の観音開き）

神世七代は、国之常立神と豊雲野神の2神は独神《ひとりがみ》、残りの10神は男神と女神の対になっている。合計12神である。神世七代は、「7の観音開き」の原理で説明される。上下の基点が国之常立神と豊雲野神、左右に分かれた合計10の玉に10柱の双神が対応している。そして、この神世七代は、末梢神経である12脳神経に対応している。

豊雲野神

宇比地邇神　須比智邇神
角杙神　活杙神
意富斗能地神　大斗乃弁神
淤母陀琉神　阿夜訶志古泥神
伊邪那岐神　伊邪那美神

国之常立神

（上側が男神、下側が女神）

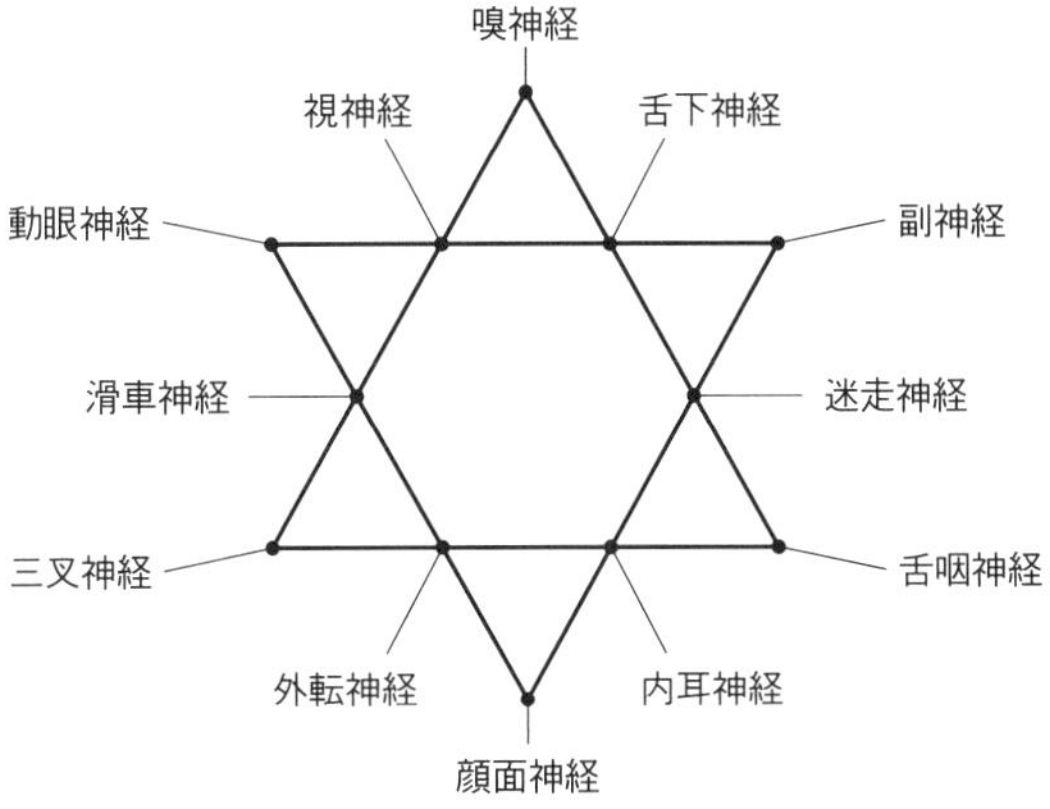

12脳神経

12脳神経は、嗅神経、視神経、動眼神経、滑車神経、三叉神経、外転神経、顔面神経、内耳神経、舌咽神経、迷走神経、副神経、舌下神経の合計12ある。2つの脳神経（嗅神経と視神経）は間脳から出て、残り10の脳神経は脳幹から出ている。なぜ、嗅神経と視神経だけが脳幹ではなく間脳から出ているのだ？ここには、たいへん大事な秘密が隠されているのに、そのことに触れている書を筆者は知らない。

胸椎1番から胸椎7番の7椎間の左右に肩甲骨がある。この7椎間にも「7の観音開き」の数理が隠されている。この原理に頸椎の治療を加えると実に興味深い治療が可能となってくる。そのヒントは、野口整体の迷走神経の調整と二宮整体の関節リューマチの治療にあった。

野口整体では、頸椎7番は迷走神経の張力、胸椎3、4番の三側は迷走神経の抑制と密接な関係がある。左胸椎3、4番の三側は顔面神経麻痺や三叉神経痛の調整、とある。頸椎と胸椎を介して脳幹から出ている脳神経へのアプローチができている。なぜこのようなことが可能となるのであろうか？

その理由が、肩甲骨の間にある「7の観音開き」の原理にある。しかし、胸椎1番から胸椎7番の間にある「7の観音開き」の治療単独だけではできない。頸椎の治療を加えることによってはじめて可能となる治療である。その背景には、神世七代でありながら、かつ脳の形象的構造に5柱の別天つ神に加えられて縦ベンゼンを形成するという国之常立神と豊雲野神の特殊性がある。

国之常立神と豊雲野神はたいへん興味深い神である。2つの世界（幽《ゆう》と顕《けん》）を跨《また》いで、その両方の世界を行ったり来たりしているような……。

臨床的には、12脳神経と脳の治療が可能となる。間脳には、内分泌系の中枢である脳下垂体や視床下部がある。体内のすべてのホルモンを制御コントロールしている間脳へ背骨の調整でアプローチできれば、ステロイドホルモン剤の副作用に苦しむことなくステロイドホルモンの素晴らしい効能だけを享受できることになる。これは、病に悩み苦しんでいる多くの人たちにとっては福音以外の何ものでもない。臨床医の立場からすると、このことはいくら強調してもしすぎることはないほどに重要なことである。

脳幹（中脳・橋・延髄）と高御産巣日神

さあ、ここから古事記17神と脳の構造と機能を結び付けて、対応させながら考察を加えてみる。多分、史上初めての試みではないだろうか。この試みによって、筆者はいくつかの新たな治療法を発見した。

具体的には、顔面神経麻痺や三叉神経痛、迷走神経調整、それに延髄や下垂体にアプローチする治療である。さらには、がん細胞のＤＮＡを書き換え、がん細胞をアポトーシスさせる治療など。今現在、検証中である。

まずは、脳の形象的構造の中心に位置する脳幹と高御産巣日神から述べてみることにする。両者に共通するものとは一体どのようなものだろうか……。

＊　＊　＊　＊　＊

「タカミムスビ」の漢字表記は、『古事記』では「高御産巣日神」、『日本書紀』では「高皇産霊尊」と書かれている。また、タカミムスビは、別名で「高木神（タカギノカミ）」とも呼ばれている。名前の由来としては「高木」は文字通り背の高い木を意味しており、天に伸びる高い樹木を信仰する様子を表している。神名の「むす」は植物の生成繁茂する力を表すところから、元来は植物の生成力を神格化したものと思われる。

大地に根を張り、太陽光を一杯に浴びるために上下左右に大きく葉を広げる巨大な樹木、それが高御産巣日神の象徴である。樹木が神格化されたもの、それが高御産巣日神である。「産霊（むすひ）」は、植物の生成繁茂を意味する言葉である。脳幹から10本もの脳神経という根が出ているのはそのためである。

7形象の中心に位置する脳幹（高御産巣日神）は、中脳・橋・延髄から成り、その名が示すように脳の幹であり、そこから脳神経という根を出している。脳の中の植物系と見なすことができる。ヒトで大きく成長を遂げた大脳という動物系を支える支持母体である。縁の下の力持ちであり、決して表立って自己主張はしないが、生存の上で欠かせない自律機能を制御している重要な部位である。この部位が損傷されると、意識障害や四肢麻痺、さらには全身の感覚障害、運動失調も出てくる。

中脳は、意識の中枢。第3脳神経（動眼神経）、第4脳神経（滑車神経）が出る。橋は、

間脳・脳幹の外部構造

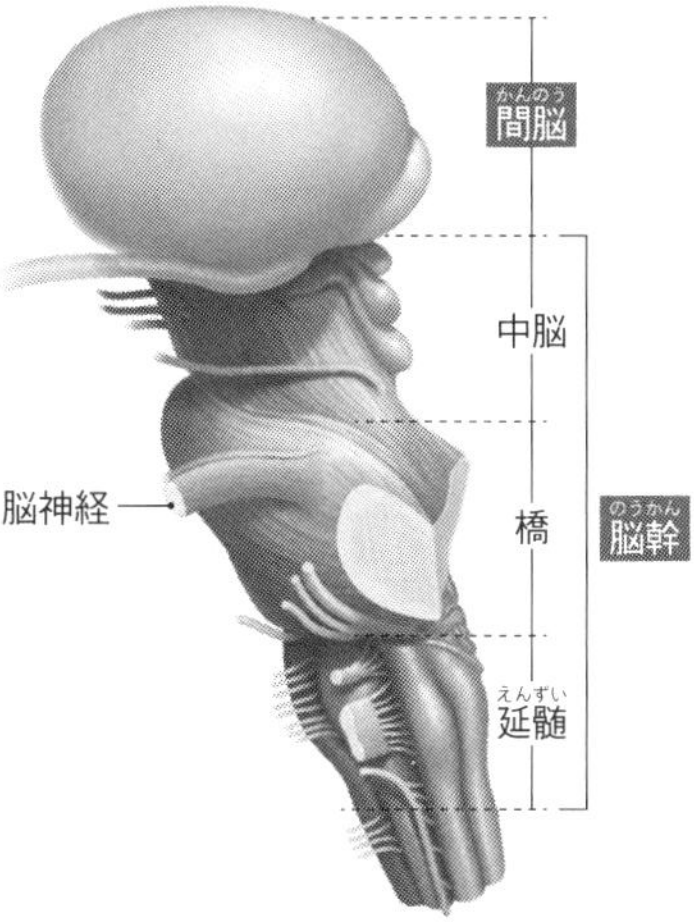

脳幹を経由する多くの伝導路が通過する他、大脳皮質からの運動性出力を橋核、中小脳脚を経由して、小脳へと伝える経路などが存在する。第5脳神経（三叉神経）、第6脳神経（外転神経）、第7脳神経（顔面神経）、第8脳神経（内耳神経）が出る。延髄には、呼吸中枢、血圧の中枢、嚥下の中枢がある。第9脳神経（舌咽神経）、第10脳神経（迷走神経）、第11脳神経（副神経）、第12脳神経（舌下神経）が出る。

脳幹からこのように嗅神経と視神経を除く10もの脳神経が出ている唯一の理由、それは脳の中の植物系だからに他ならない。脳幹を考える際には、風雪に耐え忍ぶ樹木を思い浮かべると意外なアイデアが浮かび上がってくるのではないだろうか。

［舌と脳神経］

舌は実に興味深い。焼き肉のタンを見たら分かるであろうが、舌は筋肉の塊で、自らの意思で自由自在に動かすことができる。と同時に、舌は味覚を感じる感覚器でもある。その神経支配は、舌を動かす運動神経は舌下神経、味覚や知覚を感じる感覚神経は三叉神経、顔面神経、舌咽神経、迷走神経である。神経支配は、すべて脳神経である。

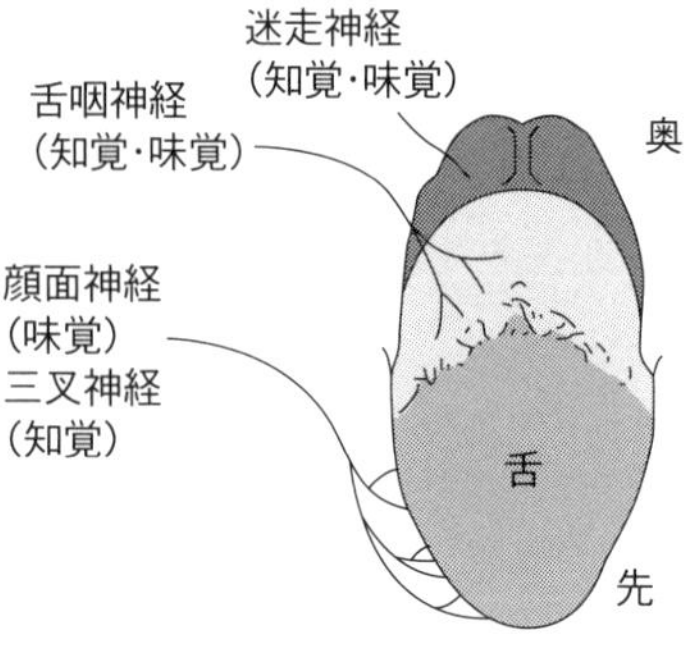

脊椎動物の歴史を振り返ると中枢神経は脊髄から発生したものであることが分かる。その中の延髄は、吸収系の入口である鰓腸《さいちょう》を支配する鰓嚢《さいのう》として発生したものである。原始魚類の延髄には鰓弓《さいきゅう》の感覚と運動を支配する神経（三叉神経、顔面神経、舌咽神経、迷走神経）が一列に並んで出入し、その内部にはその神経核が規則正しく配列する。

私たちの舌は魚のエラという内臓感覚をもつ。しかし、舌の筋肉は、魚の背中の筋節が腹方へ伸びて、前方から舌の筋肉が、そのすぐ後ろから腕の筋肉が次第に作られていった。舌と腕は年子の兄弟のような関係になっている。カメレオンやアリクイが手のように舌を使うのはなんの不思議もない。ノドの奥に生えた腕が舌である。

つまり、舌は内臓感覚が体壁運動で支えられたものである。それゆえ、舌の動きを活用することによって、我々は脳神経を活性化することができるのである。身体能力を高める鍛錬法において、舌の位置が秘伝として伏せられているのはそのためである。果たして、どれほどの人たちがこの舌の重要さに気づいているであろうか。

［上丘、下丘、松果体］

中脳に上丘、下丘がある。左右あるので、合計４つの小さな凸がある。そして、その上部に松果体がある。松果体は間脳に属する。

中脳の上丘は、視索や皮質視覚野などから視覚線維を受け、視覚反射の中継所になっている。下丘は聴覚の重要な中継所である。また、脊椎動物の中（魚類、両生類、爬虫類）には、松果体には視細胞があって、光や色を受容している。松果体細胞は進化において網膜の細胞と起源を同じくすると考える進化生物学者もいる。

上丘、下丘それに松果体は、光と音に密接な関係がある、もしくはあったことが分かる。また、中脳の背側部の４つの小丘と松果体は、一霊四魂の形象である。

いまだ夜が明けきらぬシーンと静まり返った暗闇の森の中で、ある時間帯になると突如としてどこともなく鳥が鳴き始めるのはなぜか？　朝日が昇る前、鳥たちは何に反応して鳴き始めるのだろうか？

酸素である。朝日が昇る前の太陽光に敏感に反応して森の中の木々は光合成によってごく少量の酸素を排出する。この酸素に反応して鳥は夜明け前の暗闇の中で鳴き始める。闇

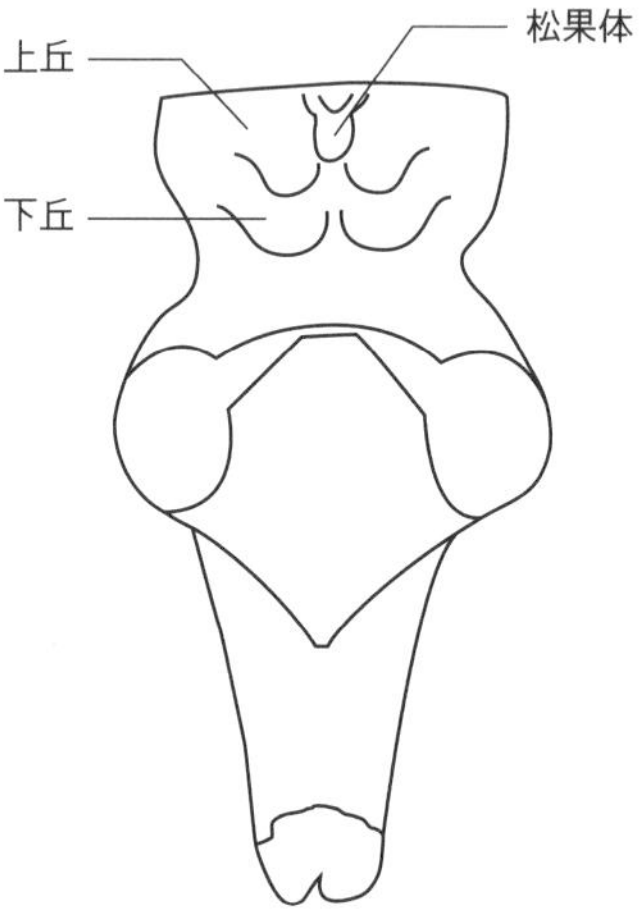

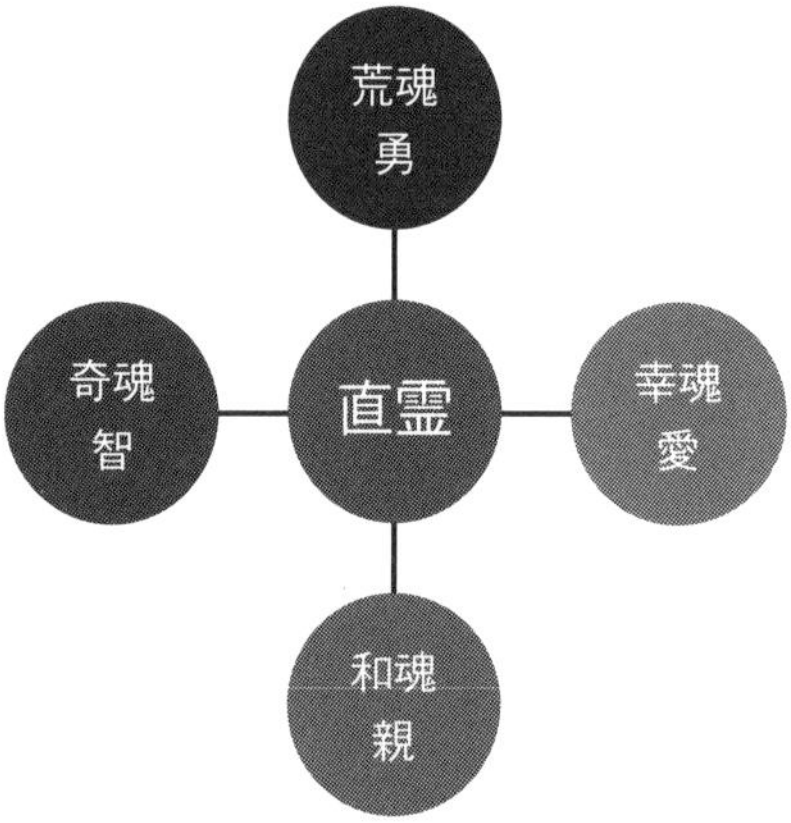

一霊四魂

と光の世界の狭間には、このような光と音のドラマが森の中では日々繰り広げられている。松果体と中脳もまた、この森の中と同じような光と音が織り成すドラマが起こっているのではないだろうか……。

松果体の機能については古くより諸説がある。有名な話では、デカルトの「魂のありか」という説がある。また、流体を放出するバルブとして働いているという説もある。近年においても精神的な世界観では、「松果体の目」を重要な要素として考えている。

なぜ、松果体はこのように注目されてきたのであろうか？　脳科学や現代医学はこれらの説をただの迷信として却下しているが、果たしてそうであろうか？　ただ単に間違いでは済まされないものがあるのではないだろうか？

アメリカ航空宇宙局（ＮＡＳＡ）から、松果体に関する大変興味ある報告がある。その内容を以下に述べてみる。

８年間、水分と日光だけで生きていると主張するインドのヒラ・ラタン・マネク氏が２００１年にアメリカ航空宇宙局（ＮＡＳＡ）からの招聘を受けて米国に赴き、科学者らの前で１３０日間の断食に成功している。氏の脳のＣＴ検査を行った研究者は以下のように述べている。

「マネク氏の脳を活性化させた状態で脳のＣＴ検査を行ったところ、通常50歳代の男性に見られるような松果体の収縮はなかった。

また通常、その年代の松果体の平均的な大きさは6×6㎜程であるが、マネク氏の場合は8×11㎜程もあった」

アメリカ航空宇宙局（NASA）の研究結果は、松果体と太陽光の密接な関係を示唆する。松果体を介して人間は、植物同様に太陽光でもって栄養やエネルギーを生産することができるのかも知れない。

マネク氏によると、太陽からエネルギーを取り入れることができるようになると、断食は意識的に行うものではなく、結果的に断食をする状況にあると言う。氏は毎日太陽を瞬きせずに1時間ほど凝視するだけで、たまにコーヒーやお茶をとるだけで、基本的にはそれだけで生活している。

＊　＊　＊　＊　＊

上丘と下丘は脳幹にあり、松果体は間脳に位置する。一霊四魂の形象から、間脳にある松果体が上丘と下丘を制御していることが分かる。間脳は、古事記17神では国之常立神と豊雲野神となる。豊雲野神は、「国の礎」である国之常立神の出現を受けて登場する神で、国・大地の生命に満ちた豊穣な状態を神格化したものとされ、また雲に覆われた豊かな大地の神とも言われる。豊雲野神は、脳の中の植物系である間脳を活性化し、脳幹という植物系の森を光り輝かせている。

間脳と脳幹にある一霊四魂の形象が解明されると、体内の消化器に頼らない新たな栄養学が誕生してくるに違いない。近い将来、我々は食事で栄養を摂取しなくても生きていけるのかも……。その役割を担っているのは豊雲野神である。

［延髄］

延髄には生命を維持するうえできわめて重要な中枢がいくつかある。なかでも、呼吸運動を自律的に調節する呼吸中枢は重要で、この部位に障害が起こると呼吸が停止し、生命が失われる。他には、血液の性状の変化に応じて血管を収縮、拡張させる血管運動の中枢、咀しゃく、嚥下、嘔吐に関する中枢、唾液分泌の中枢、涙液の分泌などの中枢も延髄にある。

脊椎動物の歴史を振り返ると中枢神経は脊髄から発生したものであることが分かる。その中の延髄は、吸収系の入口である鰓腸を支配する鰓脳として発生したものである。

原始魚類の延髄には鰓弓の感覚と運動を支配する神経（三叉神経、顔面神経、舌咽神経、迷走神経）が一列に並んで出入し、その内部にはその神経核が規則正しく配列する。この

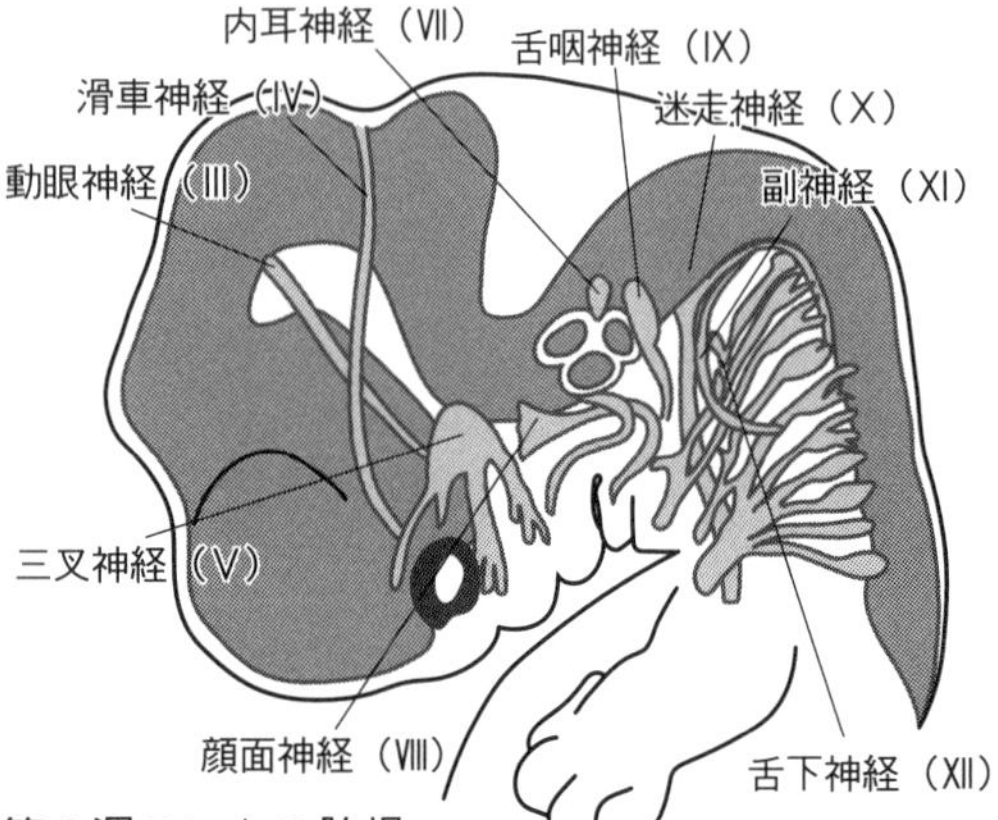

第６週のヒトの胎児

中で最後尾の迷走神経は、食道から腸管の大部分を支配するが、その途中で鰓腸の付け根を占める心臓へ枝を出す。すなわち魚類は、これらによって水を呼吸し（エラ呼吸）、獲物を飲み込み（魚食）、心臓の動きを助ける。

　このことから、延髄は吸収―循環という植物性過程の前半部を支配する。延髄なくては栄養も酸素も全身に運ぶことができない。このように延髄は植物性神経系の重要な一翼を担っていることが分かる。この関係は動物が上陸してからも変わらない。脊髄の末端部（仙髄）にちょうど、延髄と対照的な排出という植物性過程の後半部を支配する中枢がある。延髄と仙髄は、植物性過程の入口と出口を押さえる。この両者は交感神経系と拮抗的に働くので副交感神経系と呼んでいる。

［延髄と頸椎1番、頸椎2番の変位］

身体上において、最も強い拘束が起こる部位は首の付け根（大椎）と腰椎と仙骨の移行部（仙腸関節を含む）、後頭骨と頸椎1、2番の移行部である。これら3か所を弛《ゆる》めると脳脊髄液の循環は良くなってくる。

発生学的に見て、後頭骨と頸椎1番（環椎）、頸椎2番（軸椎）の三者は非常に密接な関係にあり独自の形状位置を占め、形成過程も複雑である。頭蓋頸椎移行部から頸椎にかけての領域は様々な奇形が頻繁に見られる。例えば、環椎後頭骨癒合、あるいは環椎の後頭骨への吸収と呼ばれる奇形など。このような奇形の頻度は、全人口中の1・1％程度と言われている。

このことは、頸椎1番、頸椎2番を調整することによって、後頭骨を調整することができる。後頭骨を調整することによって、延髄へ何らかの影響を及ぼすことができることを示唆するものである。

また、環椎後頭関節は、機能解剖的に重い頭蓋を2点のわずかな面積で支持し、前後屈が30～40度の可動生域がある。環軸関節は、左右回旋が全頸椎の50％に当たる40～45度の

頸椎1番2番の解剖図

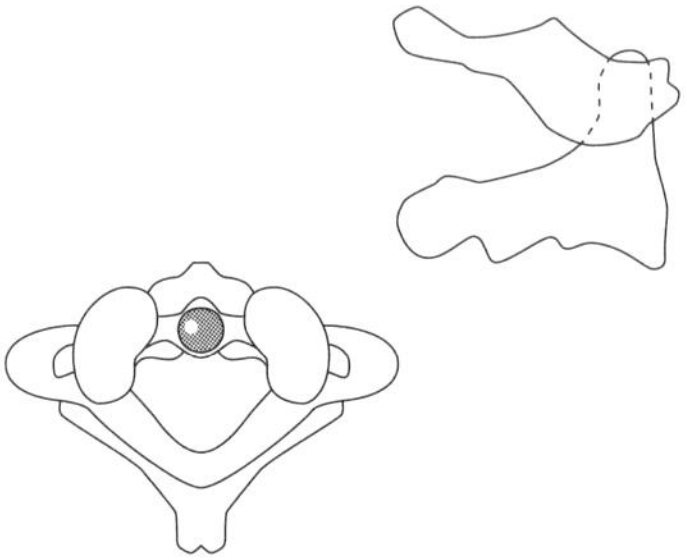

広範な可動域を有するだけでなく、前後屈でも相当の可動域がある。このような機構特性と後頭部下筋群の付着関係から、動力学的かつ静力学的影響を受けやすく、また極めて不均衡な状態にあり、この2つの椎骨は非常に変位しやすいことが分かるかと思う。

環椎と軸椎のもつ形態は、まるで怒張した男根が女性の膣に挿入された姿そのものである。まるで恋する男女のように互いに引き合い、結びついている。そして、その機構特性のもつ脆弱性をカバーしていると考えられる。

環椎には水、軸椎は火の作用、そして両者は水火合一している。その逆投影した形が左右の扁桃腺と口蓋垂である。環椎は扁桃腺と関連し、軸椎は多彩である。脳の血流と密接な関係がある。右への変位は脳充血、左への変位は脳貧血となる。記憶力や物忘れとも関係する。てんかんの痙攣《けいれん》、高所より落ちて気絶したとか、呼吸があって意識がないときに、この頸椎2番の歪《ゆが》みを正すと、1分間前後で正気に戻る。高熱が続いて下がらないケース、不整脈にも効果がある。

頸椎2番は身体運動の影響を直接受けないが、内的な動きには反応する。例えば、心配や不安、感情の高ぶり、血行変動、脈、呼吸、熱など。それゆえ、延髄および脳幹との関連が考えられる。

＊　＊　＊　＊　＊

治療という観点からだと、脳幹へのアプローチは頸椎と肩甲骨の間にある「7の観音開き」の原理で可能となる。とくに、延髄に限定すれば、頸椎1番、2番の変位を調整するだけで延髄へのアプローチはできる。そのためには、多少の工夫は要するが……。

脊髄と神産巣日神

神産巣日神は、天地開闢の際に高天原に3番目に現れた神で、高御産巣日神と同様に植物の生成力を神格化した神である。高御産巣日神と同様に脳のなかの植物系に属するが、高御産巣日神と比較すると、神産巣日神はより植物の根に特化した神である。それゆえ、脊髄から植物の根に相当する31対もの多くの脊髄神経が出ている。

［脊髄］

脊髄は、脊椎動物のもつ神経幹。脊椎の脊髄腔の中を通り、全身に枝を出す。脳と脊髄を合わせて中枢神経系と称する。脊髄にある神経は、脳と他の部位との間でやり取りされるメッセージを伝達する。脊髄はまた、膝蓋腱反射などの反射の中枢でもある。

大脳と同様に、脊髄も3層の組織（髄膜）で覆われている。頭蓋骨が脳を保護しているように、椎骨は脊髄を保護している。椎骨と椎骨の間は軟骨でできた椎間板で隔てられていて、椎間板は歩行やジャンプなどの動きで生じる衝撃を和らげるクッションの役割を果たしている。

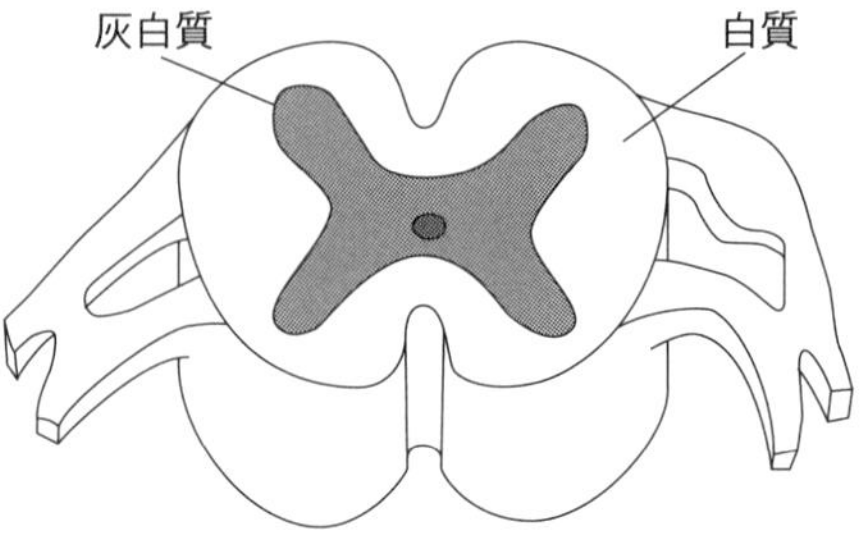

脊髄は、脳と同じように灰白質と白質で構成されている。断面が蝶のような形をしている脊髄の中心部は、灰白質で構成され、この蝶の前方の羽にあたる部分（前角）には、運動神経細胞が集まっていて、この細胞は脳や脊髄からの情報を筋肉に伝えて、運動を促す。後側の角（後角）には、感覚神経細胞が集まっていて、この細胞は体の他の部位からの感覚情報を脊髄経由で脳に伝える。周囲の白質には、体の他の部

位からの感覚情報を脳へ伝達する経路（上行路）と、脳から出された信号を筋肉へ伝達する経路（下行路）である、神経線維の束が通っている。

脊髄は、一霊四魂の形象である。中央の中心管が一霊、左右の前角と後角が四魂である。中心管は神経管の遺残物であり、脳脊髄液に満たされ、第四脳室と接続している。一般的に、加齢により閉鎖する。また、脊髄から出ている知覚神経と運動神経は、交感神経と三位一体の関係になっている。詳細は拙著『音と経穴で開く治癒のゲート』（ヒカルランド）を参考にされたい。自律神経系の交感神経は内臓という植物性器官だけではなく、体性神経系の知覚神経・運動神経とも三つ巴に複雑に絡み合っている。

それゆえ、交感神経は鍛えた人とそうでない人ではその太さに違いが出てくる。学生のころ、解剖実習で神経の大きさが検体で違うのはなぜだろう？　と不思議に思っていたが、ようやく最近になってその違いが交感神経にあることを理解することができた。「あの人は神経が細い、繊細」とか「神経が図太い」と言うが、これは交感神経を表現した言葉に他ならない。

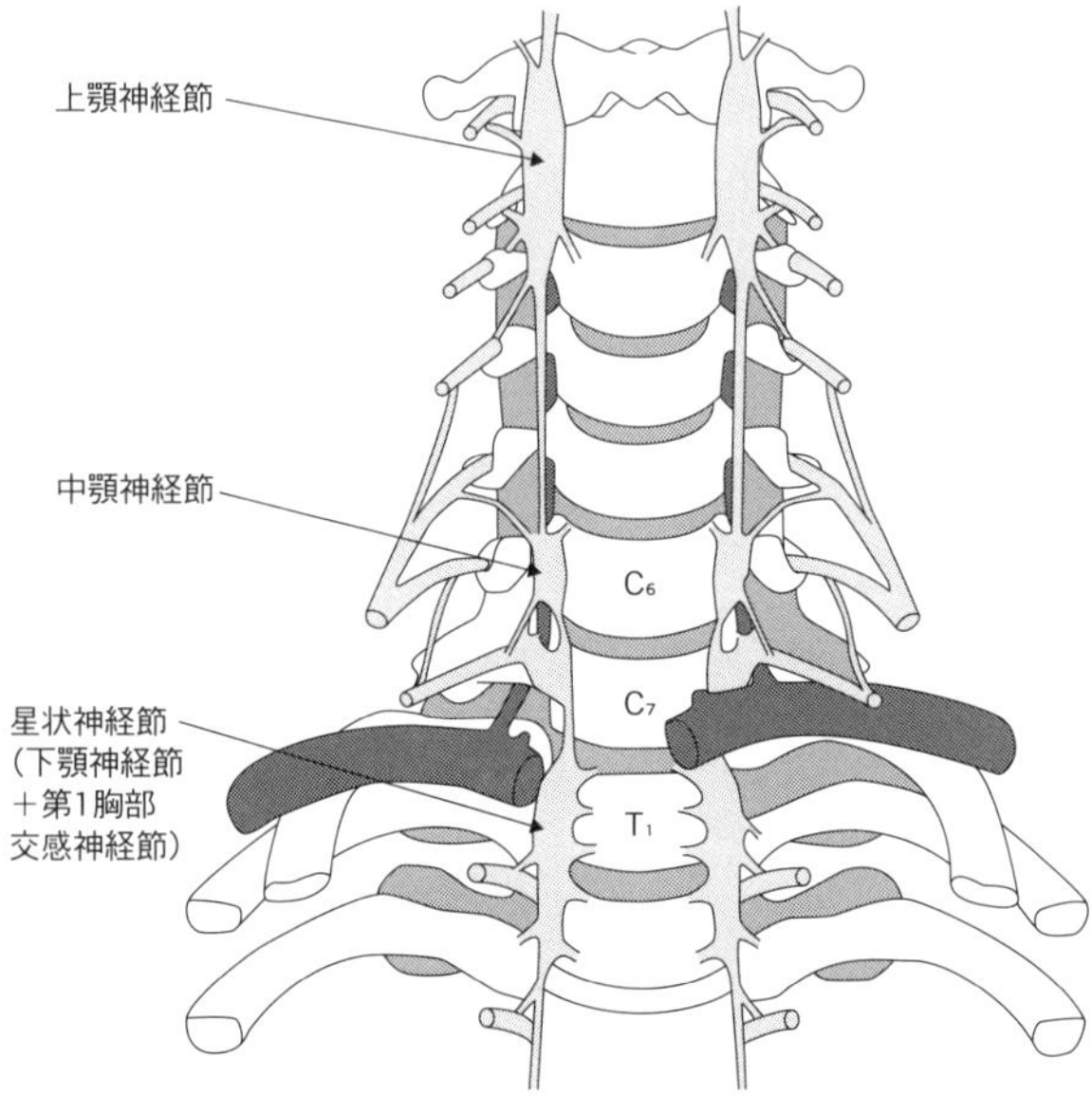

［交感神経］

交感神経は、副交感神経とともに自律神経系を構成し、脊髄から出ておもに平滑筋や腺細胞を支配する遠心性神経。副交感神経とは拮抗的に働き、中枢は間脳の視床下部にある。交感神経の興奮によって瞳孔散大、心臓血管系の促進（顔面蒼白《そうはく》、血圧上昇、脈拍増加、物質代謝の高進、高血糖などが起こるが、胃腸の消化吸収作用は抑制される。その結果、身体活動に適した状態が作られる。

　末梢の交感神経線維は胸髄・腰髄の側角細胞に始まる。胸髄上部から出た交感神経線維は上に向かい頸部交感神経節（上・中・下頸神経節）

でニューロンをかえ、頭頸部や上肢、心臓、肺などに分布する。

一方で、胸髄中・下部の線維は大内臓神経、小内臓神経などとして、交感神経幹を通過し、腹部の腹腔神経節などでニューロンをかえて腹部の臓器に分布する。また、腰髄上部からの交感神経線維は腰内臓神経を伝って下腸間膜神経節に入りニューロンをかえ、腹部から骨盤部の臓器に分布している。

交感神経には内臓に分布する線維のほかに皮膚の末梢血管や立毛筋に分布するものもあるが、これらは交感神経幹神経節でニューロンを交代する。

交感神経の治療は、迷走神経に比べるとはるかに楽で、治療そのものは実にシンプルである。交感神経の治療の要諦は、停滞した熱を抜くことに尽きる。その治療点は、胸椎8番の左二側にある。その詳細や迷走神経、副交感神経については、拙著『音と経穴で開く治癒のゲート』（ヒカルランド）を参考にされたい。

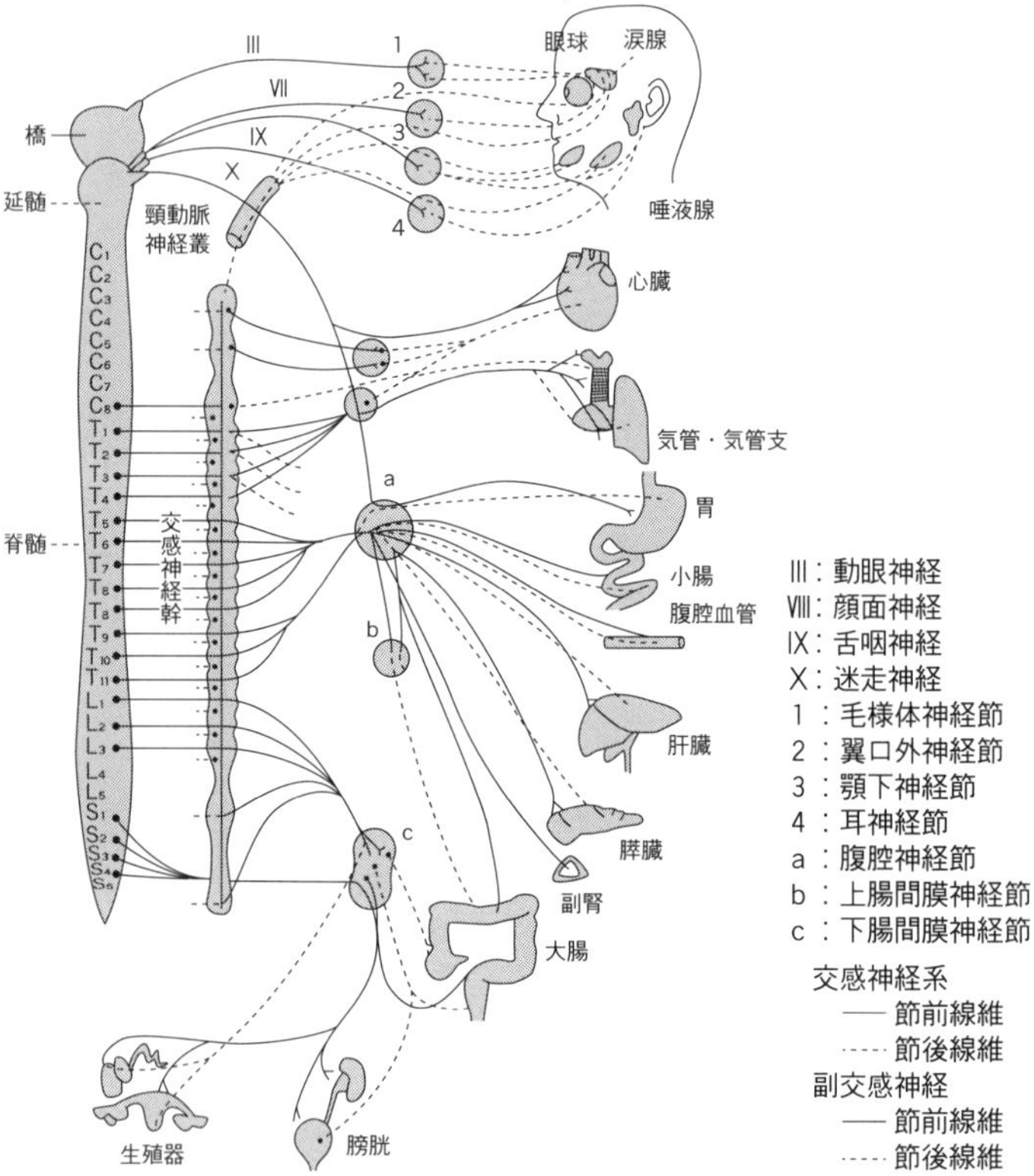

III
VII
IX
X
1
2
3
4
眼球
涙腺
唾液腺
橋
延髄
頸動脈
神経叢
心臓
気管・気管支
a
胃
小腸
腹腔血管
b
肝臓
膵臓
副腎
c
大腸
脊髄
交感神経幹
生殖器
膀胱
III：動眼神経
VIII：顔面神経
IX：舌咽神経
X：迷走神経
1 ：毛様体神経節
2 ：翼口外神経節
3 ：顎下神経節
4 ：耳神経節
a ：腹腔神経節
b ：上腸間膜神経節
c ：下腸間膜神経節
交感神経系
節前線維
節後線維
副交感神経
節前線維
節後線維

［脊髄神経と脳脊髄液］

　脊髄神経は、脊髄から伸び出る末梢神経で、脊柱を構成する上下の椎骨の間にできる椎間孔を通って脊柱管を出てくるので、関連する椎骨に対応して名づけられている。ヒトでは左右31対（第１頸神経〜第８頸神経、第１胸神経〜第12胸神経、第１腰神経〜第５腰神経、第１仙骨神経〜第５仙骨神経、尾骨神経）ある。

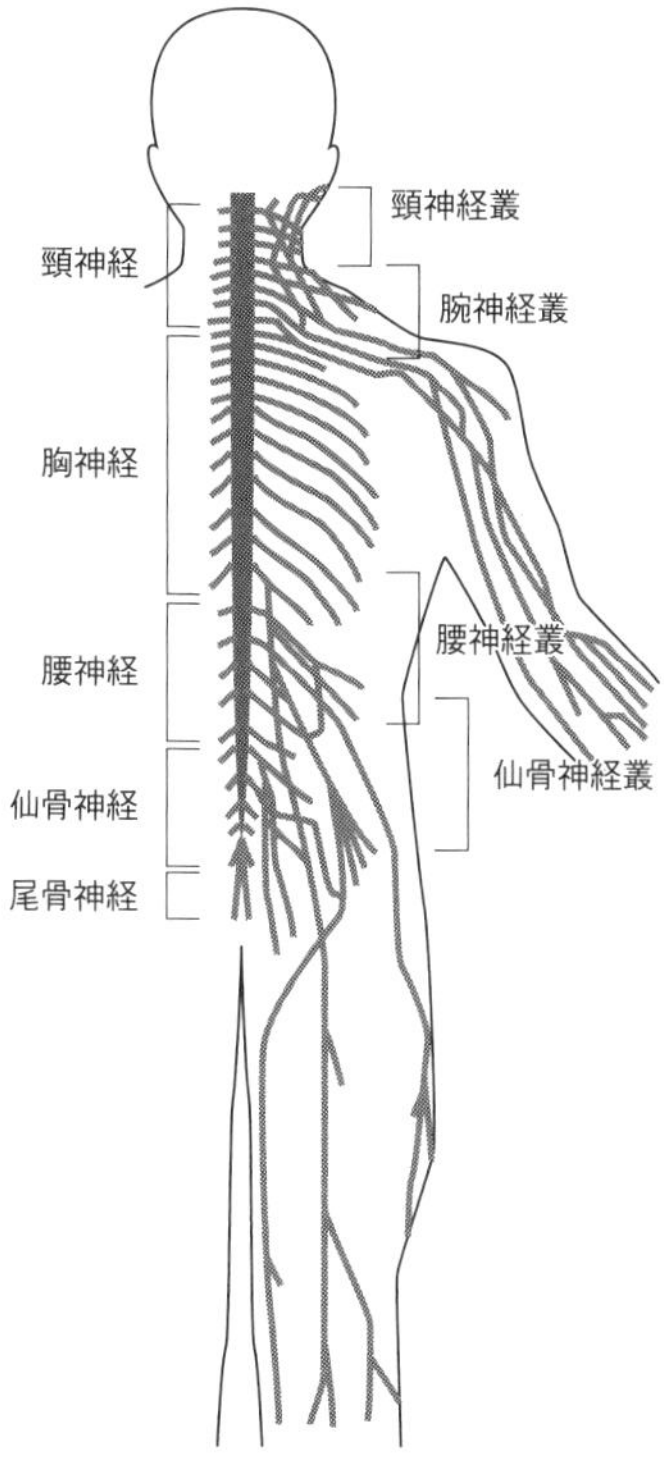

　その解剖学的構造から、神経根を圧迫されて痛みが起こりやすい。椎間板ヘルニアなど

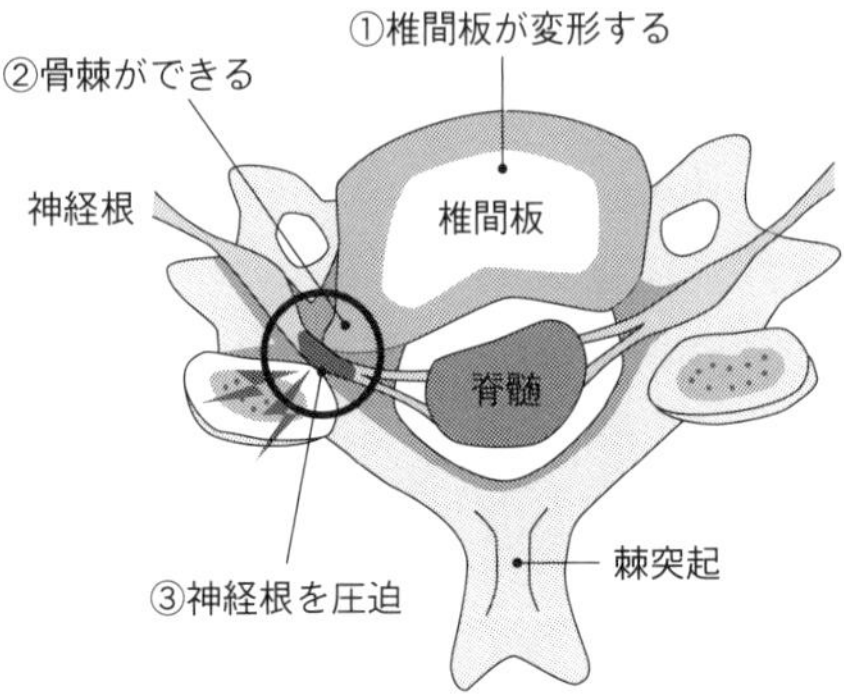

はその典型のひとつであろう。

　末梢神経の脊髄神経を植物の根として捉えると、すぐに思い浮かんでくるのが水である。では、脊髄神経にとっての水とはいったい何であろうか？　それは、脳脊髄液である。脳脊髄液は重力によってゆっくり移動し、末梢神経（とくに下方にある坐骨神経）の神経束の隙間から、細胞外腔にじんわりと漏れ出て、末梢へと長く伸びている神経線維をコーティングしながら最終的には近傍のリンパ管に取り込まれる。しかし、椎間板ヘルニアみたいな病態によって神経根が圧迫されると、脳脊髄液の流れが途絶えてしまう。もしくは、減少する。その結果、局所にプラスの電荷が停滞し痛みを発症する、と推測される。

　それゆえ、局所に停滞したプラスの電荷を放電し、神経線維に沿って固まっている脳脊髄液の流れを改善することによって、腰痛をはじめ、坐骨神経痛、脊柱管狭窄症などの痛みが改善されると筆者は考えている。

［背骨］

背骨には脊椎動物の進化の足跡が刻み込まれている。ちなみに、脊椎動物の椎骨の極限数はマンモスの55個の椎骨である。55は1から10の総和（Σ10）である。それはロシアの極寒の地より、マンモスの完全化石が発見されたことにより確認されている。ヒトは、頸椎7個、胸椎12個、腰椎5個、仙椎5個、尾骨3～6個である。脊髄神経は31対ある。

まずは東洋医学の古典を紐解いて、先人たちの背骨についての考え方を論じてみる。先人たちは、首を除いた背骨を21椎で捉えた。胸椎の12椎と腰椎の5椎それに仙椎の4椎の合計である。解剖学的には、仙椎は5椎あるのになぜ4椎にしたのか、計算を間違ったのか？

否、その背景には7の数理がある。7＋7＋7＝21。21椎を二分するとその中点はＴｈ11である。そのＴｈ11直下のツボが「脊中《せきちゅう》」である。7椎に分けると、Ｔｈ7、Ｌ2、Ｓ4となる。その直下には「至陽《しよう》」、「命門《めいもん》」、「腰兪《ようゆ》」という臨床上の

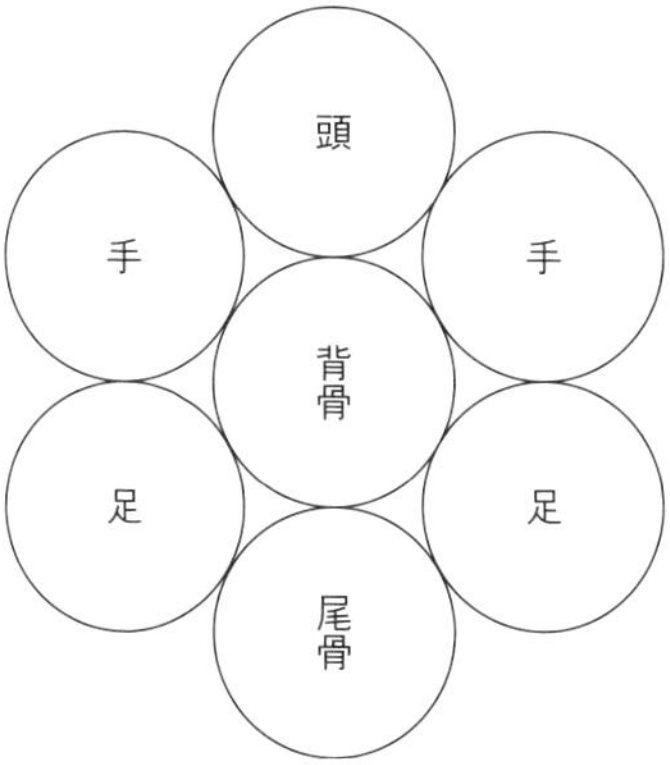

７区分した身体構造

大変重要なツボがある。

先人たちは首を背骨とは認めなかった。そして、首以外の手関節と足関節を手首、足首という言葉があるように同様に首と見なした。つまり、私たちの身体には5つの首があることになる。しかし、背骨と首の関係を7数理で捉えると、もうひとつの首の存在が浮かび上がってくる。

それが、仙骨と尾骨の接合部である。ツボ名は「腰兪」である。舞踊などの習い事で、「6つ首の大事」という教えがある。当然、両手首・足首そして首……後ひとつはどこ？側腹と言う人もいるが、実際はこの仙骨と尾骨の接合部である。この部位には大変重大な秘密が隠されている。

大脳と天之御中主神（動物系）

さあ、いよいよ、脳の花形の大脳の登場である。神々の最高神として称えられている天之御中主神は、『古事記』では神々の中で最初に登場する神である。『日本書紀』の正伝には記述がなく、異伝（第一段の第四の一書）に天御中主《アメノミナカヌシノミコト》尊として記述されている。『古事記』『日本書紀』共にその事績は何も記されていない。天之御中主神は、『古事記』で最初に出てくるので日本の最高神と言われるが、その詳細な記述は一切ない。

高御産巣日神を巨大な樹木（植物系）とするならば、天之御中主神は動物系となる。樹木ならば、天に向かって大きく枝を広げて太陽を浴びて光合成している葉である（前頭葉、側頭葉、頭頂葉、後頭葉の４つの脳葉に葉という漢字を当てた先人たちを見事と称賛したい）。

大脳は、ヒトの脳で大きく発達した部分で、脳の総重量の80％を占める。大脳の表面にある大脳皮質はしわに覆われている。しわの凹んだ部分を脳溝といい、前頭葉、側頭葉、頭頂葉、後頭葉の４つの脳葉という領域に分かれている。それぞれの脳葉は専門とする機能をもち、さらに各脳葉でも領域ごとに機能を分担している。

ここでは、右脳と左脳、それに前頭前野の働きを、３つの症例を交えながらの説明にとどめる。詳細を知りたい方は、脳の専門書を読まれることをお勧めする。

一人は脳神経学者なら誰でも知っている有名な患者フィネアス・ゲイジである。彼は、

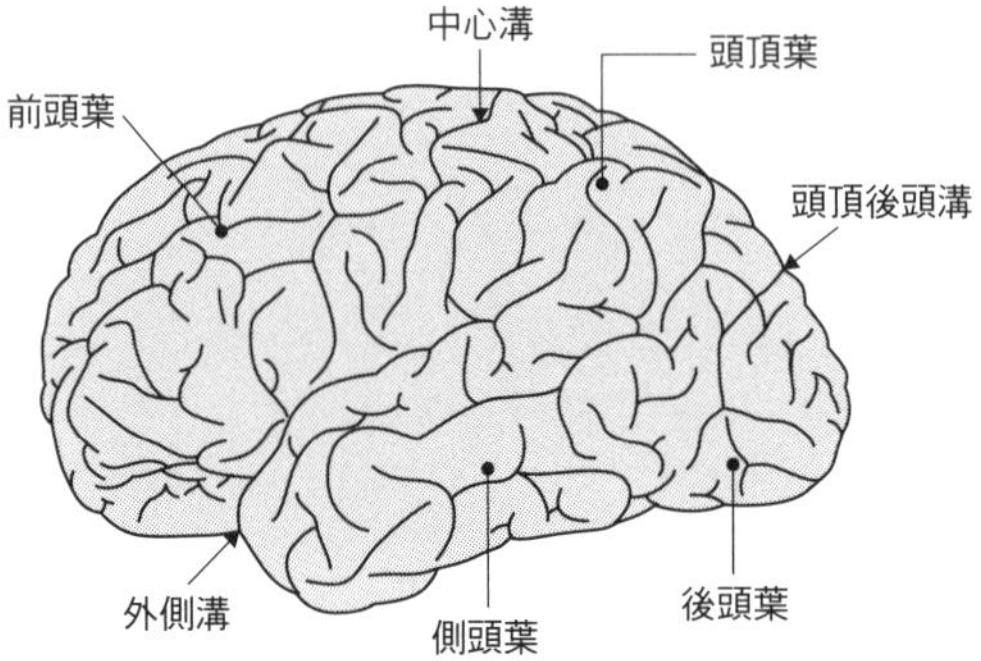

【大脳の上面】

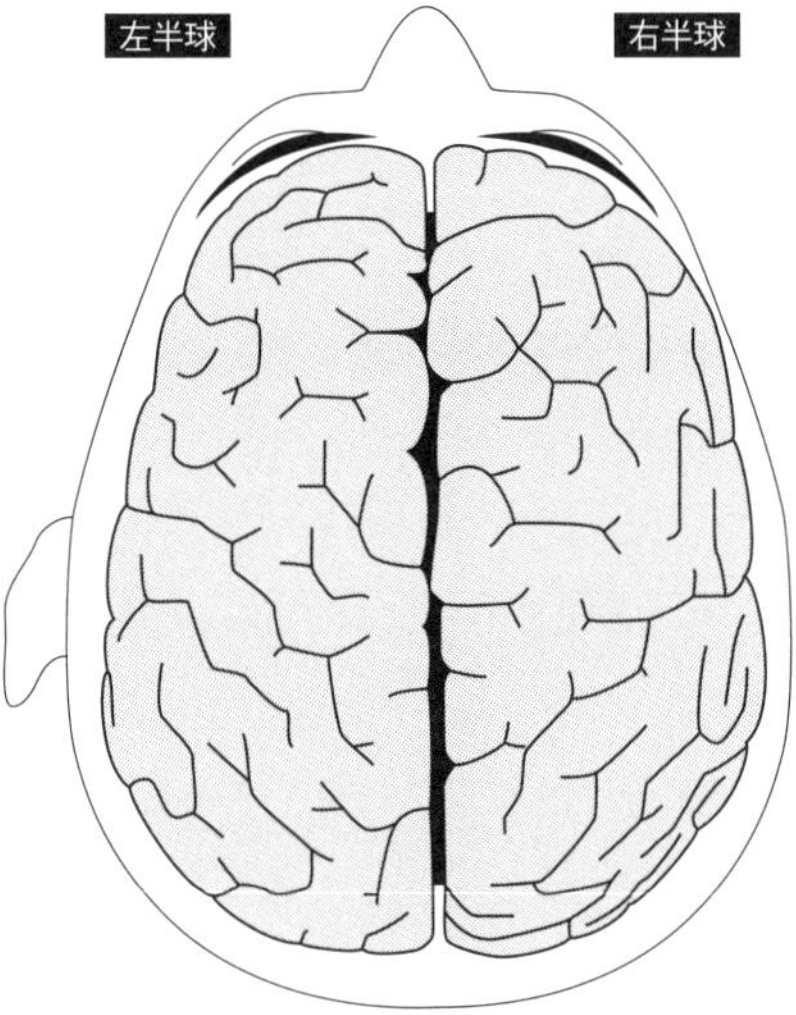

前頭前野がヒトという種の存在理由を決める機能を担うことを、はっきりと教えてくれた患者である。

二人目は神経解剖学者ジル・ボルト・テイラー博士である。テイラー博士は、37歳のときに先天性の脳動静脈奇形によって引き起こされた脳内出血による高度の脳機能障害（とくに左脳）に陥ったが、奇跡的に回復した。この全過程を神経解剖学者の目線で冷静に詳細な解説を行っている。とくに右脳と左脳についての体験に基づいた分析には特記すべきものがある。

残る一人は、３度の脳出血による高次脳機能障害を今も抱えながら執筆や講演活動を行っていた我が国の山田規畝子医師である。高度に壊れた脳の中に生存する知や学習力について、既成概念とは一味も二味も違う体験者だけが知り得る世界を医者の目線で解説している。

［フィネアス・ゲイジ　前頭前野］

事件は１８４８年9月13日、ゲイジが25歳のときに起こった。鉄道工事に携わっていたゲイジは、とてつもない事故に遭遇した。爆破で飛ばされてきた長さ１１０センチの鉄棒がゲイジの左の頬から入り、前頭葉を貫通したのである。

ゲイジは一瞬にして前頭前野を失ってしまった。しかし、生き残ったゲイジには、これといった機能障害が見られなかった。麻痺も感覚障害もなく、普通の人とまったく変わらない「正常な人間」だったのである。ただ、その性格だけは一変してしまった。

事故前のゲイジは、責任感の強い優秀な働き手として上司からの信頼も厚く、多くの人たちから慕われるリーダー的存在であった。しかし、事故後のゲイジはまったく別人であった。つまらない冗談ばかりを言い、卑猥で、周りの人間にまったく気を使う様子もない。頑固で、すぐに切れる。決断がつけられず、やることが悪意に満ちていた。

ゲイジの症例は、前頭前野がどのような役割を果たしているかを、我々に如実に教えてくれた。明らかに、ヒトは前頭前野がなくても普通の生活を送れる。言葉にも不自由はなく、高度な運動機能も発揮できる。つまり、前頭前野は人間が存在するために必須の脳ではないのである。

[ジル・ボルト・テイラー博士　右脳]

テイラー博士は右脳と左脳の違いについて非常に興味深い分析をしている。テイラー博士が体験した右脳の世界を、『奇跡の脳』（ジル・ボルト・テイラー　竹内薫訳　新潮社）より抜粋する。

まずは左脳の機能が次第に失調していく描写から。

「心とからだのしっかりとした結びつきが、どんどん脆くなっていく」

「わたしは自分を囲んでいる三次元の現実感覚を失っていました。なんとも奇妙な感覚。からだが、固体ではなくて流体であるかのような感じ。まわりの空間や空気の流れに溶け込んでしまい、もう、からだと他のものの区別がつかない。

でも、傷ついた脳の中で広がる虚空に、うっとり魅せられてしまいました。脳の中に静寂が訪れ、絶え間ないおしゃべりからひと時解放されたことが嬉しかった。

わたしは生まれて初めて、生を謳歌する、複雑な有機体の構造物である自分のからだと、本当の一体になった気がしました。

現在の瞬間にだけしか焦点が合わない。心の中の関係性の概念、つまり、自分自身の位置を決めて、前に進むのを助けてくれた脳の働きがなくなってしまったので、まるで、とびとびの瞬間の間を漂っているような感じです」

「エネルギーが、この脆弱な現世の『容器』から漏れ出していきます。そしてエネルギーが底をついたと感じたときに、意識は身体機能との結びつきも指令を出すことも放棄したのでした。静かな心と平穏な気持ちで、聖なる繭の内部に深く囚われて、切り離されてゆくエネルギーの大きさを実感しました。

からだは弱りはて、意識のうねりも小さくなってゆきます。わたしはもはや、自分の人生の振付師ではありません。視覚、聴覚、触覚、嗅覚、味覚、そして恐怖心もなくなり、心はこのからだに対する愛着を捨てたんだ、そんなふうに感じました。そして、苦痛から解放されたのです」

「『自分であること』は変化しました。周囲と自分を隔てる境界を持つ固体のような存在としては、自己を認識できません。ようするに、もっとも基本的なレベルで、自分が流体のように感じるのです。

存在する全てと結ばれている感覚は幸せなものでしたが、自分がもはや正常な人間ではないということに、わたしは身震いしました。

左脳の時計係りが店じまいしたことで、生活の時間的なリズムはゆっくりになり、カタツムリのペースに変わりました。時間の感覚が変わったので、周囲の蜂の巣のように騒がしい音と映像が、同期しなくなっています。意識はタイムワープのなかで漂っていき、その結果、慣れ親しんだ、まともなペースでの社会とのコミュニケーションや、社会の中で自分の役割を果たすことも、不可能になりました」

＊　＊　＊　＊

次に、治療によって失われた意識が次第に戻ってくる描写を以下に紹介する。


「放っておいて！

わたしはもう、ここにはいないはずなの。エネルギーも、わたしもどこかにいっちゃったの。

いかなくちゃ！　いかなくちゃ！

混乱と苦痛をもたらすこの肉体という名の容器から、逃げ出したかったのです。この瞬間、わたしは、自分が生き延びたことに激しい失望を感じていたのです。

わたしは廃物のかたまりで、抜け殻でしたが、まだ意識はありました」


「左脳の神経学的なネットワークの機能を失ったとき、その機能だけではなく、適性の回路に関連した多様な人格的特徴も失ってしまいました。過去にもっていた、感情的な反発やマイナス思考と解剖学的につながる機能細胞を回復させる段になり、わたしは思わずハッとしました。基本的には、左脳の機能を取り戻したいと思っています。でもそこには、今のわたしが右脳の観点から「こうなりたい」と考えている性格とは正反対の性格が、まるで左脳の遺灰から復活しようとばかり、待ち受けていたのです。

たとえば自己中心的な性格、度を過ぎた理屈っぽさ、なんでも正しくないと我慢できない性格、別れや死に対する恐れなど」

＊＊＊＊＊

テイラー博士は、脳卒中によってひらめいたこととして、次のように述べている。

「それは、右脳の意識の中核には、心の奥深くにある、静かで豊かな感覚と直接結びつく性質が存在しているんだ、という思い。右脳は世界に対して、平和、愛、歓び、そして同情を健気に表現し続けているのです。

脳卒中を体験する前のわたしは、左脳の細胞が右脳の細胞を支配していました。左脳が司る判断や分析といった特性が、わたしの人格を支配していたのです。脳内出血によって、自己を決めていた左脳の言語中枢の細胞が失われたとき、左脳は右脳の細胞を抑制できなくなりました。その結果、頭蓋の中に共存する二つの半球の独特な『キャラクター』のあいだに、はっきり線引きできるようになったのです。
神経解剖学的な見地からは、左脳の言語中枢および方向定位連合野が機能しなくなったとき、わたしは右脳意識のなかにある、深い内なる安らぎを体験することができたのです」

そして、右脳マインドを表すキーワードとして、「思いやり」を挙げている。人間は、本質的に他を思いやる心があるのだ。

「内なる安らぎを体験するためにわたしが最初にするのは、自分がより大きな構造の一部であることを思い出すこと。言い換えると、決して自分と切り離すことのできないエネルギーと分子の、永遠の流れの一部であることを思い出すこと。自分が宇宙の流れの一部だと気づくことによって、わたしは生まれながらに安全だと感じ、地上の天国としての人生を体験できるのです。自分を包み込む全体と一心同体なのですから、自分が脆いなんて感じるはずがありません」

＊　＊　＊　＊　＊

テイラー博士が体験した右脳の世界は、まさに高僧や武道の達人の説く境地そのものではないか。「いま、ここ」に生きることができなくて、過去を悔やみ、未来に不安を抱いて止まない凡夫の苦悩は左脳が作りだした世界だったのだ！

［山田規畝子医師　左脳］

3度目の脳出血で、大脳基底核および視床、前頭葉、頭頂葉、後頭葉、側頭葉の右半球の広範囲に損傷を受けた山田規畝子医師は、そのときの心境や身体状態を『壊れた脳　生存する知』（山田規子著　講談社）の中で以下のように記している。

異様なまでの判断力の低下。目で見たものを、脳は見たままに正しく分析できない。見えれど見えない。机の上に置いた白い紙と、その下の机の境界線が見えない。全部、ひとつの平面に見える。油性のペンが画用紙をはみ出し、机の上にも線を書きなぐる。画用紙と机の境界線がまったく理解できない。

ふわふわした思考の断片に囲まれて、どれをつかめばよいのか、ただあたふたするだけ。建設的な思考ができない。たとえば、トイレで用を足す時、便器に座れない。便器の中に足を突っ込んだりする。

遠近感がない。二次元の世界の住人。目がとらえているのは、そこに物があるかないかであって、どれだけ先にあるかは正確にはわからない。立体感がつかめない。色や形がはっきり区別されて目に入ってこず、ひとかたまりの色やトーンのパターンとして見えている。

数分前のことが覚えられない。いわゆる短期記憶ができない。建設的思考ができない。思考がまとまらない。正しい思考ができない。言葉であっても、心の思考がない。言葉はある種の「合図」に過ぎない。

高次脳機能障害になった山田医師は、普通の人なら「日常において、わざわざ自分で立ち上げようと思わなくても無意識にスイッチが入る機能」、条件反射的に自動化されている行動ができない。

例えば、小学校で習った九九や簡単な足し算などは、数学の組み合わせさえ思い浮かべれば「反射的に」答えは出る。また、歩くことや座ること、人に会ったら挨拶をするなど。ほとんど考えずにリリースされる行動とはいえ、これは大脳の機能によるものである。反射的に出る行動は、すべて脳にしまわれた、これまで生きてきて経験したことの記憶がベースになっている。日常生活動作のほとんどは、無意識に大脳の支配を受け、記憶をもとに成り立っている。

しかし幸い、右利きの山田医師は左脳が優位半球となるので、右脳のほとんどが障害（文中では右脳は空っぽ）されても言葉は話す機能は残っていた（一般的に言語中枢がある方を優位半球、ない方を劣位半球という）。そのため、言語─記憶─思考のラインが色濃く、強く繋がることによって、山田医師はその障害を乗り越えていった。

その象徴的存在が、「前子ちゃん」の登場である。脳の中に「前子ちゃん」が登場したときのことを次のように記している。『壊れた脳　生存する知』（山田規畝子著　講談社）より抜粋する。


「そのうち私は、私を助けに出てくる『もうひとりの私』が脳の中に息づいていることを感じるようになった。

たとえば、突き指を予防するのは『不用意に手を突き出さない』ことを意識する注意力で、これは理性に通じるもの、いわゆる前頭葉の働きではないかと私は解釈している。前子ちゃんが『ほら、急に手を出さないで。まずそっと手探りしてごらんなさい』と私に注意を喚起してくれるから、突き指を防げる。

私にとって大きな足かせである視覚の問題は、記憶障害や注意障害とグルになっているので、まったくタチが悪い。生活のあらゆる場面で私を困らせる。しかし前子ちゃんの存在に気付いてからは、おろおろすることが少なくなった。彼女の声に耳を傾け、落ち着いて問題に向き合えるようになった。

結論から言うと、『私流の思い出し方』に気付いたのは彼女である。私が自分で呼んだような気もするが、たぶん違う。いつの間にかそこに立っていて、その問題に顔を突っ込んでいる。

『あのね、どうしようか。答えが出ないよ』

彼女への言葉は、私の独り言のようでもあるし、向こうから一方的に話しかけてくれている声のようでもある。『彼女』と『私』の境界線は明らかではない。

頭の中に私の記憶を収めた小さな部屋が無数にあって、ひとつひとつドアを開け、明かりで照らしていく。この部屋じゃない、次。ここも違う、次。そうやってぐるぐる探している。主導権は彼女にあるように思う。

ときどき、私はどこかの部屋の片隅に落ちている『記憶』のかけらに気を取られて立ち止まったりする。かけらは、ずっと忘れていた遠い記憶だ。何年も頭に思い浮かぶこともなかった出来事。しばし、ああ、あのときはそうだった、と立ち止まっていると、そんなことしに来たんじゃないでしょ、と彼女が言う。そうだね、とまた探しはじめる。

彼女が出てくることをはっきりと意識しはじめてから、いろいろなことが解決しやすくなった。困ると、まず彼女に聞いた。彼女がどこにいるのかと聞かれればわからないが、ここにいるというある種の確信を持って。

『ねえ、これってどうしよう』

すると、彼女は説明を始める。

『待って。あわててやりはじめないで。いい？　これはこうでしょ。だからこうなってるはずなの。だからそれじゃまずいから、こうしてみるのが得策よ』

私は妙に納得する。じゃ、こうしよう、と行動に移る。その行動に誤りはなく、滞りなくことは進む」

［言葉］

山田医師は、「言葉」についても実に興味深いことを述べている。

「術後、濃い霧に包まれたように、私の意識はボーッとしていた。その霧が最高に濃かったころは、どんな会話をしていたのであろう。

断片的に、ほんのわずかしか覚えていない。聞かれたことにだけやっと答えていたような気がする。言われたことに適切に返していたようだから、私は失語症には該当しない。だがそれは、高等動物である人間の、本当の意味の『発語』ではなかっただろうと思う。言葉ではあっても、心の思考がない。ある種の『合図』のやりとりにすぎなかった。

脳が壊れて、聞いたことを自動的に言葉として記憶できない私に、いつからか言葉にして問いかけてくれるもうひとりの自分が、私の中に現れるようになった。何をするにしても、その『もうひとりの自分』が『これはこうでいいの？』『そうじゃないんじゃないの？』『あのとき頼まれたことにこう反応したじゃない』などと話しかけてくれる。もちろん、このやりとりは私の頭の中での出来事である。

そのもうひとりの私と話し合ううちに、私の思考は整理される。つまり、私の頭の奥底にしまわれた、脳が壊れる前三十数年間の経験に基づく記憶や知識や判断力が動員され、私にもまともなことを言うことができる。

比較的自由に言葉を操って、ぐだぐだと話ができるようになるには、発症から二年以上の時間経過が必要だった。それまでの期間、感情に起伏はあった。感じることもたくさんあった。だが、それを表現する満足のいく言葉にはならなかった。

私には、自分で言っていることを耳を澄まして聞いているという実感がない。どちらかというと、声はそのままどこかへ消えてしまう気がする。むしろ『言葉として声に出した』こと、口から出力した行動の記憶のほうが、強く作用しているのではないだろうか。

人類が言葉をもったことが、人間の脳の進化を進めた要因であると、実感としてわかる。脳の総合力をいかんなく発揮するために、言葉が重要なのだ

私個人の考えでは、言語化すると、その声をだしたという行動と言葉がいっしょになって記憶に残るからではないかと思う。それも若干、長期記憶に近い、しっかりとした記憶である。そうすると、比較的ゆっくり、安心して自分の行動を分析できる。だから頭も整理されやすいし、深く考えることもできる。

考えれば考えるほど、言葉を発するという作業がいかに複雑で、脳のいろいろな機能に絡み合っているかがわかる」

テイラー博士もまた山田医師同様に言葉について実に興味深いことを述べている。

「わたしは左脳を利用し、言葉を通じて自分の脳に直接話しかけ、自分がしたいこととしたくないことを伝えられるようになったのです」

異端の解剖学者三木成夫は、言葉は露出した腸管の蠕動《ぜんどう》運動というより、もはや「響きと化した内臓表情」「はらわたの声」そのものであると言った。「内臓の感受性」が「言葉の形成」と切っても切れない間柄にある。「心で感じること」と「ものを話すこと」の両者が双極の関係にある。

人間は言葉で考え、また、考えを伝える。言葉を伝えるのではなく、心を伝える。心を伝えようとする心が、言葉を産んだ。しかし、心が通らなければ、言葉は通らない。

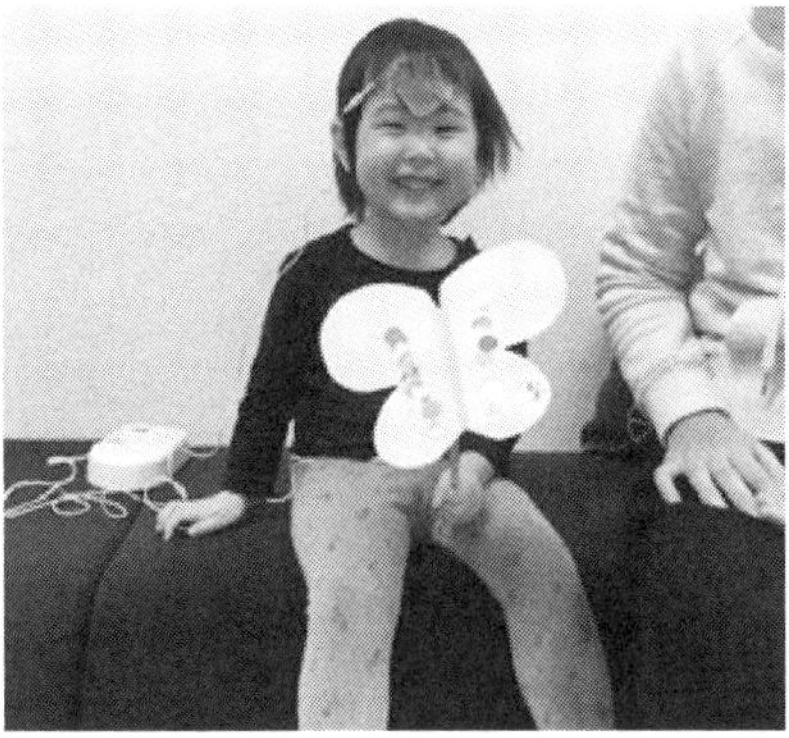
心音セラピーで、眉間から気を通しているところ

筆者が独自に開発した心音セラピーでは、母親と子供の心を通すために使うツボは眉間である。眉間に母親の心音を通すと、母親の言葉が子供に伝わる。そして、母子の絆が強くなっていく。

子供に説教している母親を時折、スターバックスの店内や道すがら見かけるが、母親の言葉は子供にはまったく伝わっていない。伝わらないから、子供は母親の言うことを聞かない。そんな子供の態度に母親はますます語気を強める。当たり前のことだ。母子の間に気が通っていないのだから、母親の言葉が子供に伝わるわけがない。なぜこんな当たり前のことが、子育ての現場で見失われたのであろうか？「気を通す」という言葉すら、何か怪しいと思われる今日このごろである。

［記憶］

脳の機能は大きく認知・行為・記憶・思考・感情に分けることができる。外界の変化は、視覚・聴覚・体性感覚（触覚など）刺激として認知され、思考または感情で処理され、外界の変化に即した行為がなされる。これらの過程には記憶が大きく関与する。記憶障害になった場合、脳の中ではどのような感覚に陥るのであろうか？

テイラー博士のケースでは、

「言語と記憶を並べる機能がまったくなくなり、これまでの人生から切り離されてしまった感じ」

「心の中のファイルを開くのは、とてもデリケートな仕事でした。脳にしまわれている、これまでの人生が詰まったファイルを思い出すにはどうすればいいの？　全部、頭の中にあることはわかっていました。再びその情報にアクセスする方法さえ見つかればいいのです」

「記憶のファイルが消えてしまったのなら、新しいファイルをつくればいい」

一方、山田医師は「記憶のしくみ」について以下のような興味深いことを述べている。

「記憶の中枢がどこにあるか、本当のところ誰も知らない。知っているつもりの人は多いが。

『海馬』であるとよく言われる。もちろん海馬が記憶にとって大きな役割を果たしていることは、いろいろな研究で証明されている。私の海馬は、画像診断上、まったく無傷であると、何人かの脳外科医から説明された。しかし私の記憶はまったく正常というわけではない。これはどう説明すればいいのか。

海馬は、ある種の記憶中枢ではあっても、すべてではない。あるいは、記憶の『形成』『維持』『再生』は、それぞれ別の中枢を持っているのだろうか。

私の物忘れの中で、もっとも起こりやすいのは自分の思考に関するものだ。油断していると『あれ、何を考えていたんだっけ』という具合に、数秒でふわふわと消えてしまう。しかも、これはメモや形で残しにくく、手を打ちにくいのでいちばん失敗が多い。

私の記憶は、恐ろしいほどきれいに消えて何もないと感じることも多く、その日一日キツネにつままれたようで、もう二度と思い出せない気がするけども、それが何日か経つと、あっという間に隅々まで思い出すことがある。これはどうしてなのか。

人間はまず、記憶をとりあえずちょっとそのへんに引っ掛けておいて、あとでじっくり見直すという、二段階の作業をしているのではないだろうか。

忘れっぽくなってから、やたらと短期記憶が消えるわりに、何年も前のことは覚えていることに気付いた。しかも中途半端に古い記憶より、徹底的に古いものほどしっかりした記憶がある。二年前よりは二十年前のほうが覚えている。

つまり熟成の度合いが違うということだろう。何回も反芻した記憶は消えない。つい最近の出来事でも、たいして使わない記憶は、早晩消える運命にあるのではないか。短期記憶と長期記憶では責任中枢がそもそも違うのではないだろうか。前の担当者からだんだん次の担当者に移っていく過程があるように思う」

＊　＊　＊　＊　＊

記憶は脳の中のファイルにしまい込まれている。そして、その記憶を思い出すときはそのファイルにアクセスすること。記憶障害の多くは、ファイルへのアクセスができないことにあるようだ。たとえるならば、大地震によって道路が寸断されて物資や人間が被災地へ入るのがたいへん困難になるようなものであろうか。

物資や救済活動をする人間を運ぶ緊急時の対策、即ち通常とは別ルートの確保である。それによって、緊急時をしのぐわけである。空輸みたいな普段は使われていないファイルへのアクセスは脳の中では？　山田医師の壊れた脳の中に登場した「前子ちゃん」はそのようなものではないだろうか。自分のことを、高いところから俯瞰するように見る客観的で理性的な脳の機能を、山田医師は「前子ちゃん」と命名した。「前子ちゃん」の「前」は「前頭前野」の「前」である。未来への展望といった意にかかわる「前子ちゃん」は、感情や知識の助けを受けてひとり立ちし、もう一回医師として活動することを山田医師に命じた。

また、山田医師は、運動神経で書くと文中で述べている。大脳は忘れていても、小脳は覚えている。記憶は何も脳だけにファイルされているのではなく、手を通しても記憶されている。体が覚えているということは、体の細胞ひとつひとつにも記憶されていると考えるのは早計だろうか？

脳は一度壊れたら決して再生できない器官ではない。専門家が想像する以上に修復再生する機能をもち、かつ代償機能も備わっている。このことを、テイラー博士と山田医師は私たちに教えてくれる。

【感情】

人間は感情の生き物とよく言われる。日常の私たちの言動の多くはこの感情によって支配されている。無意識にとった行動の背景にすら好き嫌いの感情が隠れていることがよくある。この感情について、テイラー博士は実に面白い発見をしている。

「わたしがすごく大切だと思ったのは、感情がからだにどのような影響を与えるか、ということ。喜びというのは、からだの中の感覚だったのです。平和も、からだの中の感覚でした。

新しい感情が引き起こされるのを感じる、興味深い体験をしました。新しい感情がわたしを通って溢れ出し、わたしを解放するのを感じるのです。こうした『感じる』体験に名称をつけるための新しい言葉を学ばなければなりませんでした。そして最も注目すべきことは、『ある感じ』をつなぎ留めてからだの中に長く残しておくか、あるいはすぐに追い出してしまうかを選ぶ力を持っていることに、自分自身が気づいたこと。

何かを決めなくちゃいけないときは、自分の中でどう感じたかを大切にしました。怒りや苛立ちや恐怖といった不快な感情がからだの中に押し寄せたときには、不快な感じは嫌だから、そういった神経ループにつなぎたくないと伝える。わたしは左脳を利用し、言葉を通じて自分の脳に直接話しかけ、自分がしたいこととしたくないことを伝えられるようになったのです。

からだの中でどんなふうに感情を『感じる』のかに注意深くなると、完全な回復の兆しが見えてきました」


感情は、頭の中で意識が作りあげたものではなく純粋に身体の中の感覚であった、とテイラー博士は驚きの声で語っている。そして、感情と神経ループ、意識はそれぞれ独立した存在であることを明確にしている。

そう言えば、感情は東洋医学では五臓と関連づけられている。例えば、肝臓と怒り、心臓と喜び、肺と悲しみ、脾臓と憂鬱、腎臓は恐れといった具合に。感情は純粋な身体感覚である。記憶に感情が伴うのは、記憶と感情が一緒になって脳の中に記憶されるからである。このことを、私たちは感情に結びついた記憶だと比較的簡単に思い出すことができることからも容易に想像することができる。

さらに、テイラー博士は述べている。

「左脳の神経学的なネットワークの機能を失ったとき、その機能だけではなく、適性の回路に関連した多様な人格的特徴も失ってしまいました。過去にもっていた、感情的な反発やマイナス思考と解剖学的につながる機能細胞を回復させる段になり、わたしは思わずハッとしました。基本的には、左脳の機能を取り戻したいと思っています。でもそこには、今のわたしが右脳の観点から「こうなりたい」と考えている性格とは正反対の性格が、まるで左脳の遺灰から復活しようとばかり、待ち受けていたのです。たとえば自己中心的な性格、度を過ぎた理屈っぽさ、なんでも正しくないと我慢できない性格、別れや死に対する恐れなど」

テイラー博士は感情と性格の密接な関係を指摘している。一方、山田医師は感情について以下のように述べている。

「日常生活に必要な記憶はたどたどしいのに、感情の動いた出来事は新しいものでもよく記憶が保たれている。

古くて必要のない、そして自分の感情にもよくない記憶を、脳は自分を守るためにきちんと忘れていくのではないかと思っていたが、そうではないようだ。脳のなかにいすわっている？

嫌な記憶はいつまでも残っており、それが嫌な感情や回想を呼び出してくる」

＊＊＊＊

喜怒哀楽といった感情と似たものに情緒、情操、情動などがある。これらはどのような違いがあるのであろうか。テイラー博士が指摘しているように感情は身体の中に起こる身体感覚である。この感情の根っこに相当するのが情緒である。情緒もまた感情のひとつであるから、身体の波の影響を強く受ける。情緒は性格を規定するものであり、人格を上げるものではない。人格を上げるのは情操である。情操は身体ではなく、精神性に影響を及ぼす。情操教育とは、子供の人格形成を目的とした教育である。情緒、感情を横次元とすると、情操は縦次元となるであろう。

整体創始者・野口晴哉は、潜在している感情を以下のように述べている。

「人間は、自分でも、自分の心の中に何が潜在しているのか判らない。何もないつもりでいると、ひょっくり意外なものが飛び出してくる。『これ似合うよ』と言うと、『安物だからでしょう』と言う。また、ネックレスなどを買ってもらっても、『これ安いでしょう』と言ってしまってから『あんなこと言わなければ』と思う。そう思うと、『これ、色がわるいわ』とか、『野暮ったいわ』とか、一層余分な嫌味を言ってしまう。言った本人すら何を言ったか判らないのだから、言われた方はなお判らない。そんなことでゴタゴタするのだから厄介である。

この人間同士の心の交流を一番邪魔しているものは、お互いの心の中に何かがしまわれているということにある。

いつもふくれている女、ああいえばこういう女、ツンツンしている女の子、すぐ怒る母親というように、波の表面だけを見て、その下に流れている潮の流れを見逃していたら、何時までたっても教育ということはできない。

だから感覚を敏感にして心の底にある心の方向を感じられるようにならなければならない」

次に、情動について述べてみる。情動は大脳辺縁系で作り出される心である。情動脳と言われる所以である。従って、ネズミやネコにも、赤ん坊にも見られる。情動の心は、快感、不快感、怒り、恐れなどがある。性的衝動を突き動かす情感や情念でもある。

例えば、日本の古典芸能のひとつの「能」は情動の世界を表現したものでる。生命の根幹にある心情を突き動かす作法であり、神々の前で神懸かって舞う舞でもある。情動に関しては、日本と西洋ではその捉え方に大きな違いがある。我が国では、顔を能面で覆って情動を隠し無に入った。一方、西洋では、仮面舞踏会において仮面で顔を隠すが情動の赴くまま、艶やかな衣裳を身に纏い男女でダンスに興じる。その行き着く先は……。

人間の感情や心情がこのように複雑になったのは、動物ではほとんど開かれていなかった「心の窓」が、人間に至ってはじめて大きく開け放たれたからである。その理由について、解剖学者・三木成夫は次のように述べている。

「動物性器官が、次第に発達して、これが植物性器官に介入したとき心情が目覚めた。次いで、動物性器官の止むところのない発達は、さらに精神の働きを生み出した。しかし、過剰な動物性器官による植物性器官の支配によって、精神と心情とが激しく対立するようになった。このようにヒトのからだでは、植物性器官に対する動物性器官の介入が、二つの段階に分かれておこなわれていたことが分かる。

遅れて現れた精神の世界が、いわば先輩格に当たる心情の世界を、ついには、取り返しのつかないまでに侵略し尽くそうとしている。

精神の働きが、その本来の姿に留まったとき、そこには人間にしか見られない理知的な性能が現れ、心情とみごとな調和を保つ」

情動とは、内臓（とくに腸）由来の心情でもある。それはさらに、生命記憶へと繋がる、と三木氏は指摘する。

「記憶は、臍の緒の切れる以前から、つまり生まれながらにして備わっているのです。それは、30億年も前の〝原初の生命体〟の誕生した太古の昔から、そのからだの中に次から次へ取り込まれ蓄えながら連綿と受け継がれてきたものです」

アメーバから人間に至るすべての生物は、体制と環境の無数の生活条件から同化しつつ適した「原形」を体得（＝憶）し、自らの体制に刻み（＝記）つける。こういう根源的な原形体得機能を三木氏は「記憶」と呼び、さらにその生命的推移をさして「生命記憶」と命名した。

［時間］

時間の捉え方が、テイラー博士と山田医師ではまったく異なっている。それは、左脳と右脳で時間の捉え方が異なることを意味する。まずは、左脳の時計係が店じまいしたテイラー博士が垣間見た時間について述べてみる。

「時間は静止したまま。左脳の後ろにあった時を刻む時計、筋の通った思考を助けてくれたあの時計が、今は止まっていたから」

「過去・現在・未来を振り分けてくれる体内時計も働かず、わたしは、自分が『流れている』ように感じました」

「生活の時間的なリズムはゆっくりになり、カタツムリのペースに変わりました。時間の感覚が変わったので、周囲の蜂の巣のように騒がしい音と映像が、同期しなくなっています」

「時系列や順番に沿って考えるということができないわたしの脳のなかでは、情報の断片はつながらない」

「現在の瞬間にだけしか焦点が合わない。まるで、とびとびの瞬間の間を漂っているような感じです。

ひとつの瞬間を次の瞬間につなげられないこと、つまり時系列で考えられないこと。あらゆる瞬間が孤立して存在している限り、概念や言葉をひとつにまとめることができないのです」

次に、右脳機能のほとんどを損なった山田医師の時間の捉え方を述べる。

「私はアナログの時計が読みにくい。普通、時計を長年見ていれば、針の位置のパターンが絵として頭に焼き付いていて、見ただけで瞬時に時間がわかるものだが、私にはそれができない。視覚では確かに文字盤を見ているのだが、それを形として認識する力が落ちているのだ。

倒れた直後は、まったく時計が読めなかった。文字盤に針のついたものが『時計』であることはどうにかわかっていた。だがその針が、どういう約束で動いているかを忘れた。

確か、短いほうの針が『時間』だ。しかし、私には、時針は短すぎた。あんなに離れたところから数字を指されてもよくわからない。時針が指す方向は、じつに微妙な角度である。数字の前を指しているのか後を指しているのか、理解しにくかった。

長針が『分』を示していることもわかっていた。しかし、長針は、大きく書かれた数字を指しているだけで、実際に何十何分と教えてくれるわけではない。当たり前だが、十分なら2、四十五分なら9を指す。

それがわからない。10を指せば十時だろうと混同する。いやいや、それは短針のことでね、といちいち自分に説明しなくてはならない。そうしてしばし、私は時計の前でフリーズした」

「今」という瞬間の時間は右脳にあり、「刻」という時間は左脳で認識する。右脳優位なテイラー博士が今という瞬間についての記述が目立つのに対して、左脳優位な山田規畝子氏が時計に対する記述が目立つのはそのためであろう。ちなみに、時計は時を刻む装置であり、我々に時刻を教えてくれる。

そして、記憶でもって未来・現在・過去は繫がる。ある病気の後遺症で7秒しか記憶が保てない人は、次第に人格を崩壊していった。「自分にはもはや朝も夜もない。生ける屍だ」と嘆くが、それは人間が時間の連続性の中で生きてこそ存在していることを如実に示している。

また、ある一定の期間だけの記憶を失う場合は健忘という。例えば3年間の記憶を失ってしまうと、失われた3年間の記憶を新しい過去によって置き換えなければならない。そうしないと、過去・現在・未来に連続性をもたせることができないからである。

現実に生きるためには、この瞬間の現在が時間によって繫がっていないといけない。人間にとって時間に繫がれた過去と未来がないと、現在に生きているとはいえない。

[時間とは何か？]

アリストテレスは、燃えているロウソクの目盛りが減るのを見て、「時間は運動前後における数である」と言った。

古代エジプトでは、繰り返す天体の運行から、「時間は循環する」とされた。

ガリレオによって、振り子の等時性から「振り子時計」が作られた。

ニュートンの絶対時間。宇宙のすべては、等しく時を刻む。時間は、物体であろうがなかろうが時間は外部から影響を受けることなく、宇宙全域で一様に流れる。

アインシュタインによって、時間革命が起こる。時間の進み方は一定ではなく、伸び縮みする。運動の速度が光の速さに近づくほど時間の遅れは強まり、光の速度に達すると時間は止まる。一般相対性理論は、重力によっても時間が遅れることを明らかにした。原子時計を使えば運動速度や高度の違いによって、時間が遅れたり進んだりすることを確認できる。

時間には、内なる時間と外なる時間がある。内なる時間は、心的時間である意識時間や生命の持続における過去を背負った時間。ベルグソンは、内なる時間と外なる時間を対立分離として把握しようとした。

時間には「体内時計」がある。体内時計といっても、目に見えるメカニズムが時を刻んでいるわけではない。脳の中心部にある視交叉上核と呼ばれる神経細胞の集合体などが、遺伝子レベルで一定のリズムを刻んでいる。

この体内時計のリズムが正確に刻まれることで、昼間に活動し、夜に眠るという人間の生活サイクルが、約24時間周期で繰り返される。人の睡眠や血圧、体温の変動、ホルモン分泌なども、体内時計の「時刻」に沿って制御されている。

人がほぼ決まった時間に目が覚め、空腹になり、そして眠くなるのは、体内時計が正常に働いているからである。このリズムや時刻に狂いが生じれば、身体がだるくなったり、眠る時間ではないのに眠くなったりする。分かりやすい事例は時差ボケだが、うつ病や登校拒否のような心因性の病気も、体内時計の狂いが一因になっていると考えられる。体内時計は私たち人間にとって、「生きる」ことと密接に関わる、極めて重要なシステムである。

体内の時刻を把握できれば、体温や血圧、分泌されるホルモンの量に合わせて、薬を投与するタイミングや量を決めたりもできる。薬剤の中には、患者の体内のリズムを基に投与量を調整することで副作用を減らせたり、その効果を最大限に発揮できたりするものもある。

数霊理論では、不可分離的に時間即空間として生命を把握しようとする。時空合体の統一体としての生命は、時間とともに生体変化がなされている。筆者の数霊理論の師・上原真幸先生は、時間について次のような詩を作っている。

「いまに生き

いまに巡りて
いまに死す。
時の間の命　霊（火）と萌（燃）ゆる」

「いま」という言葉を3回続けているのは、時間には「今」、「刻」、「時」の3種類あることを意味する。また、時の間に生まれた生命は、時間とともに流れ、無に還るとも言った。

常人を超えた高度な身体能力をもつ空手の達人・宇城憲治氏は、時間について以下のように述べている。その一部を、『人間の潜在能力　気の開発メソッド』（どう出版）より抜粋してみる。

「武術における間とか先は、この今という限りなくゼロに近い時間・空間を、さらなるゼロに向かって極めようとするものです。同時にそこに真の時空を見つけようとするものです。

間を学ぶプロセスとして、まず時間と空間を融合した『時空の間』を認識する必要があります。次に相手の『時空の間』にも入り込む稽古をします」

「時間が一緒だと相手と衝突する。時間はスピードを生み、スピードは気を生み、気は空間を変え、間を制する。

自分自身の今には肉体に存在している時間と、魂や心に存在している時間があります。肉体に存在している時間は、生命の源である心臓が1秒に1回という時をもち、さらにその心臓を動かしている神経は、1000分の1秒という時をもち、その神経を動かしている細胞の弛緩は100万分の1秒という時をもっています。限りなくゼロに近くなるのです。

地球上の生命体で人間は主導権をとっているように見えますが、宇宙は地球、人間の世界を、わずか1秒のなかに連鎖システムをつくり上げ、時を刻み続けています。こうして考えるとすべては時間で連鎖し、時間の調和で生きていると言えます。

さらに、人間にとって大事な時間があります。それは、魂や心のもつ時間です。ハードとしての肉体に対してソフトとしての魂や心があり、その両方があって人間の今はあります」

テイラー博士が感じた、存在するすべてと結ばれている右脳マインド。宇城氏の言う宇宙と繋がる時間の連鎖システム。「ここ」以外にさまざまな場所が存在するのと同じように、「今」以外にもさまざまな時刻がリアルに存在する。

身体的には、現在の身体に過去が刻まれ、また未来も刻まれている。例えば、右足首を捻挫する場合には、前もって身体にはそのような前兆が刻まれている。死に至っては、4日前に心窩部《しんかぶ》に硬結が出ている。現在という瞬間において、過去と未来は切り離されているのではなく混在している。未来はまだ実現されず、過去は過ぎ去ったのだから、どちらもリアルでなく、ただ現在だけがリアルだ——こうした常識的見方を支持する物理学的根拠はない。身体から観ても同様である。

小脳・大脳基底核と宇摩志阿斯訶備比古遅神・天之常立神

『古事記』では、造化三神が現れた後、地上世界ができたばかりの天と地はまだはっきりとした形にはなっておらず、国土はまだ固まらず、水に浮いている脂のようにドロドロしてクラゲのように漂っていた。そんな泥の台地から生まれたのが、宇摩志阿斯訶備比古遅神である。また、旺盛に伸びる葦の芽のような強い生命力を象徴する神である。

そして、宇摩志阿斯訶備比古遅神の次には、「天の礎」が定まったことを示す天之常立神が登場する。別天つ神5柱の最後に現れた神である。

宇摩志阿斯訶備比古遅神と天之常立神の働きを理解しやすくするために、造化三神（天之御中主神・高御産巣日神・神産巣日神）に再び登場してもらうことにする。造化三神は縦軸、宇摩志阿斯訶備比古遅神と天之常立神は横軸である。編み物でも、縦と横をつなぐことで布は強固なものになる。この5柱の神（別天つ神）は陰陽五行の五行と相似である。

宇摩志阿斯訶備比古遅神と天之常立神の働きから、小脳と大脳基底核は、著しく発達を遂げた大脳の働きを安定させる機能があることが推測される。不安定な大脳の働きを、安定させ、鎮める働きである。

［小脳］

小脳は、大脳の10分の1しかないのに、大脳の神経細胞よりもはるかに多くの神経細胞がある。脳の神経細胞の大部分は、小脳にあり、その数は1000億個以上である。小脳の主要な機能は知覚と運動機能の統合であり、平衡・筋緊張・随意筋運動の調節などを司る。

小脳は脳の下部に位置し、その複雑な神経回路の構成は脊椎動物の進化の過程でほとんど変わらずに保たれてきた。ヒトの場合、小脳は中脳よりも大きく、重要な機能を数多く

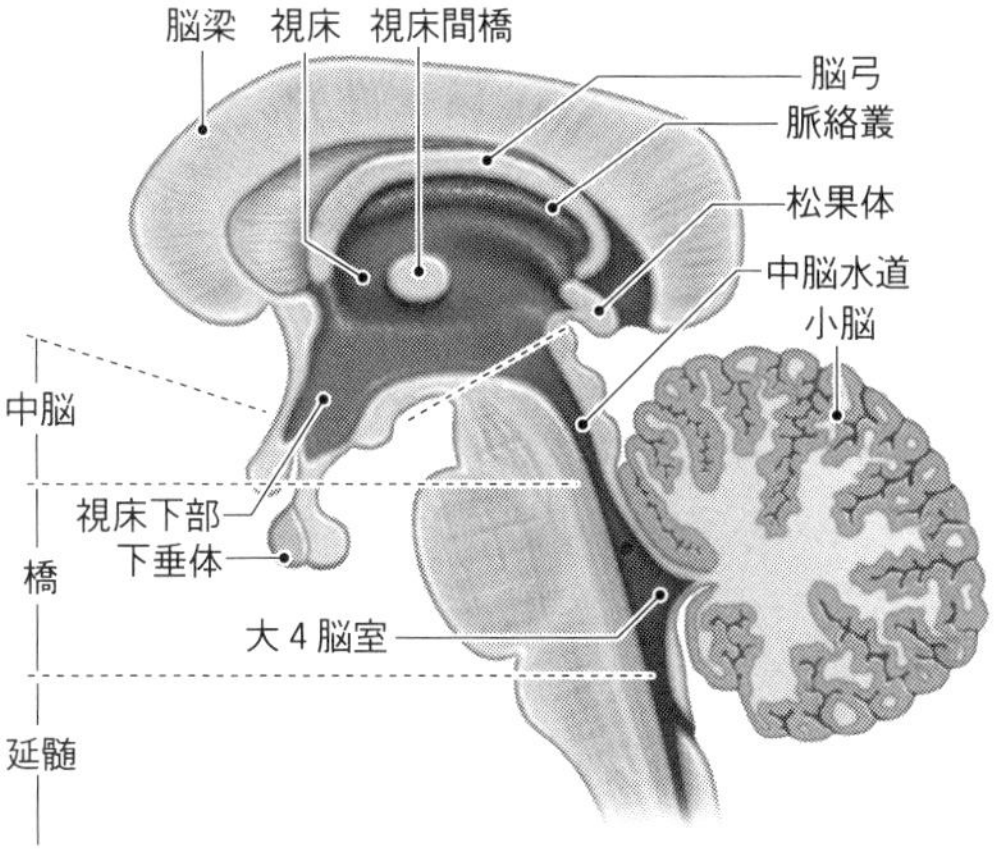

間脳・小脳・脳幹の断面

担っている大脳に次いで2番目に大きな脳である。大脳皮質と同様に、小脳も幾重にも折りたたまれており、表面にできたひだの数は大脳皮質よりも多い。多くの哺乳類では、ひだのある脳組織は小脳だけだ。ヒトの小脳を平たく延ばすと、その面積は大脳皮質を延ばした面積の半分以上になる。

小脳の主な働きは運動の制御だと考えられてきた。しかし最近の研究から、それは過去の常識となりつつある。知覚情報の統合や情動の制御など、その名に反して小脳が受け持つ役割は大きい。短期記憶や注意力、情動の制御、感情、高度な認識力、計画を立案する能力のほか、統合失調症（分裂病）や自閉症といった精神疾患と関係している可能性も示された。小脳は筋肉に動きの指令を出すというよりも、入ってきた感覚信号を統合する役目を果たしているようだ。

［小脳と前頭前野］

ヒトは重力場で2本の足で立って歩くことによって、手が抗重力作業から解放された。その結果、身体内に空白地帯が誕生した。この空白地帯の出現によって、新たなる可能性が芽生え、大いなる飛躍のチャンスが到来した。

その第一歩は、小脳から始まった。不安定極まりない二足歩行を保持させるため、また自由になった手が複雑かつ繊細な動きをするようになったため、小脳機能は次第に発達していった。小脳機能の発達はさらに手の精妙な動きを促進させた。原因が結果を作り、その結果がさらに新たなる原因となるといった相互の連鎖反応によって、小脳は機能の高度化に成功した。

ヒトは小脳の機能を高度化させることによって、運動機能を飛躍的に発達させた。事実、ヒトの脳が相対量として最も増加させた脳は小脳である。ちなみに、脊椎動物のなかで小脳を最も進化させたのは鳥である。

つまり、脳の中ではまず2本の足で直立して歩行するために小脳が発達した。小脳機能の高度化は脳の中にさまざまな影響を与えた。脳内でさざ波が起こったのだ。やがて言語機能が生まれ、必然的に優位半球を生んだ。そして徐々に、前頭前野を獲得するに至った。やがて、ヒトは、高い思考能力と知性とを得ることとなった。

ヒト特有の前頭前野の発達は、小脳が引き起こしたものである。小脳によって引き起こされた脳内の小さなさざ波が、やがて大きな脳内革命を起こしたのである。そのキッカケは、重力場で2本の足で立って歩くことによってもたらされた。

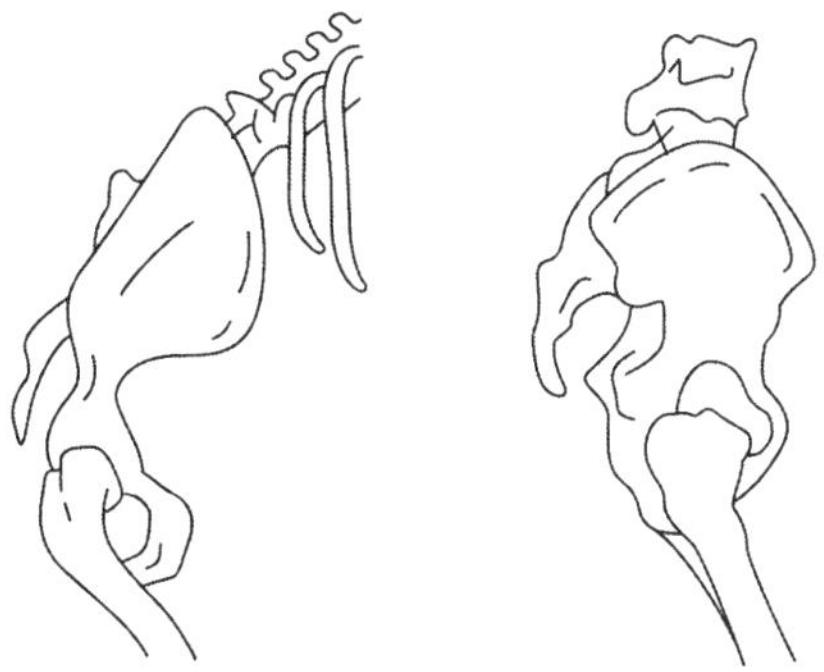

仙骨の球状構造

頭蓋内には大小の2つの球がある。小さい球が小脳、大きい球が大脳である。人体にはもうひとつの球がある。どこかご存知であろうか？　仙骨である。その昔、ヒトは尻尾を断ち切ることによって、球状の仙骨を獲得した。他の方法もあったが尻尾を切ることを選択した。サルは尻尾を丸めて木の枝に巻きついてぶら下がるのを見ても分かるように、尻尾もまた球である。この尻尾のもつ球構造を仙骨は内在させたのだ。

二足直立姿勢という重力場の身体構造は、仙骨と頭蓋骨という上下に大きな2つの球があり、その間に背骨という小さな球が24個ある。頸椎の7つ、胸椎の12個、腰椎の5個、合計24個である。この構造は、アコーディオンオルガンに似ている。左右の2つの鍵盤が仙骨と頭蓋骨、真ん中にある伸び縮みさせるジャバラの部分が背骨である。

つまり、背骨を微妙に動かしながら仙骨と頭蓋骨は音を奏でている。宇宙というオーケストラをバックにして身体は歌っているのだ。宇宙のバイブレーションと共鳴し、共振している。脳は閉鎖された空間に閉じ込められているのではなく、身体とも、宇宙へと開かれた存在である。

小脳の研究によって、シナプスの可塑性が情報処理装置としての脳の基本要素であることが証明され、ニューロンが学習することとその機能構造が明確に示された。しかし、小脳チップがニューラルネットの基本単位となる機能単位が実際に脳に存在することを証明したにもかかわらず、大脳の働きである意識をはっきりと説明するには至らなかった。

小脳と大脳皮質の違いについて、新潟大学統合脳機能研究センターの前センター長・故中田力氏は次のように指摘している。

「コラム構造が球の表面を覆うようにして並べられた大脳皮質構造は、面としてのユニット構造をもてるのである。折りたたまれたような構造をもつ小脳の構造は、その表面をコラムで覆ったとしても、面として等価のユニットはもてないのである。

言い換えれば、小脳皮質は一次元的機能ユニットの集合体でしかありえない構造をしているのに対し、大脳皮質は二次元的機能ユニットを形成可能な構造をしているのである。

脳が球形であることを利用できる機能構造をもっていれば、小脳で開発された学習するニューロンという機能ユニットを更に発展させることができる。小脳の一次元的な機能ユニットを二次元に拡大したような高度な装置を作ることが可能となるのである。

いわば、小脳が現代社会で使われているコンピュータであるとするならば、大脳は、さらに進化をとげた情報処理装置、コンピュータの父、ノイマンが晩年にはまっていた、セル・オートマトンのような自動情報処理装置が完成するのである。

ただし、大脳皮質の機能ユニットは、熱を利用した機能ユニットでなければならない。それが、機能として球形であるための条件である」（『脳のなかの水分子』中田力著　紀伊国屋書店）

古事記17神から、小脳と大脳基底核には大脳、脳幹、脊髄をより強固に結びつける働きがあることが推測される。つまり、大脳、脳幹、脊髄だとその繋がりは緩いが、小脳と大脳基底核がこれら3つをより強固に結び付けている。

＊＊＊＊＊

［大脳基底核］

鳥類以下の動物にとって重要であった運動の中枢が、大脳の皮質が非常に発達したヒトでは、大脳の奥深く、つまり、髄質に、追いやられた。これが、大脳基底核である。大脳基底核は大脳の基底部に存在する一連の神経核群で、小脳とともに視床を介して大脳皮質の活動に影響を与え、随意運動やその他の高次脳機能を制御している。

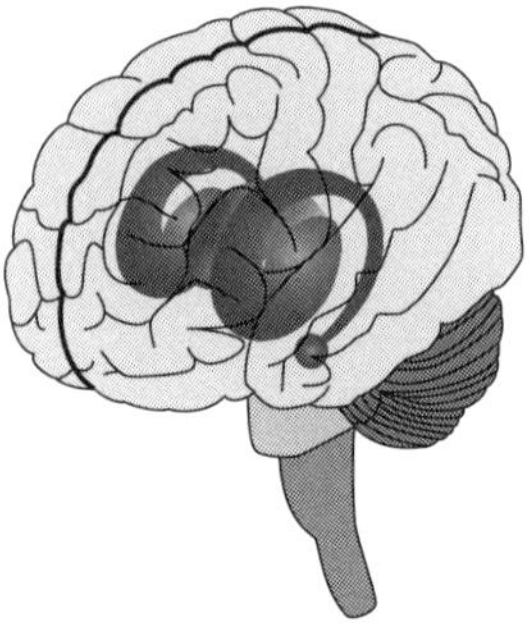

大脳基底核の外観

大脳基底核は、線条体や淡蒼球、視床下核、黒

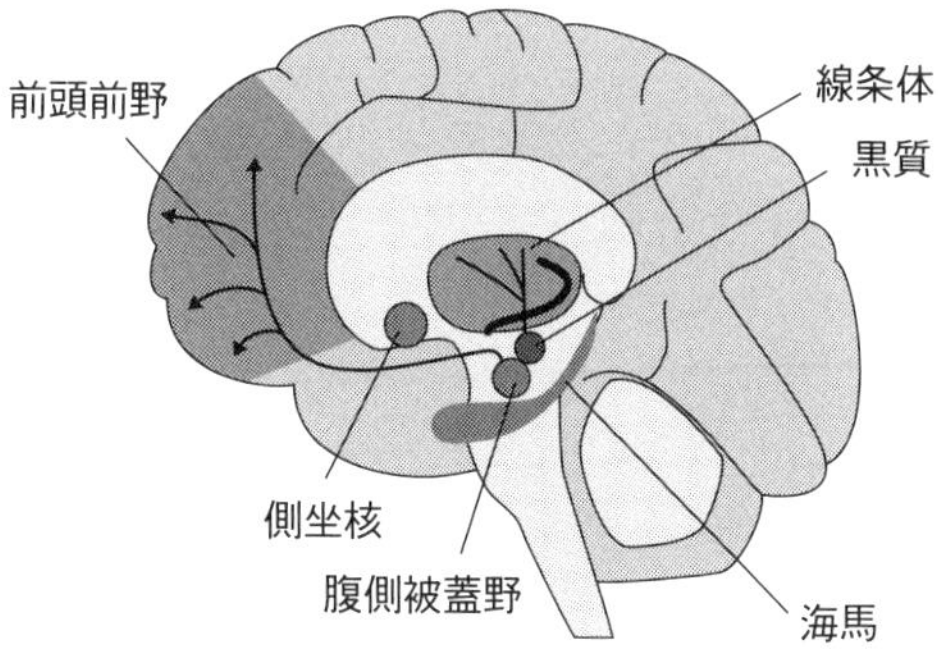

質、側坐核などの部位で構成されている。

大脳基底核は、表情の動きや、運動を始めたり中断したりする機能を担うと考えられている。脳の深部にある大脳基底核が障害されると、「運動」に異常が生じる。大脳基底核疾患は、運動の多寡によって、パーキンソン病のように無動・寡動をきたす運動減少症と、ヘミバリスム、ハンチントン病、ジストニアなどのように不随意運動を伴う運動過多症とに大別される。

歴史的に大脳基底核は、錐体外路性運動の中枢と考えられてきたが、近年では解剖学的に錐体外路という神経路が実在しない（大脳基底核から脊髄へ直接の出力はない）ことから、誤解を避けるために錐体外路という用語は次第に使われないようになってきている。

大脳基底核は、外界の手がかりに応じた適切な運動を、経験を通じて選択している。条件つき運動学習である。一方、小脳は課題を繰り返すうちに感覚情報における誤差を検出して、長期抑圧に基づいてその誤差を減少させる。誤差学習である。条件つき運動学習をする大脳基底核は、その特性から向精神薬やコカインやモルヒネなどの薬物中毒の影響を受けやすい。それゆえ、薬物中毒の患者は運動と大脳基底核へのアプローチが有効な治療となってくる。大脳基底核は次に述べる大脳辺縁系とともに心に大きな影響を及ぼす。

間脳・大脳辺縁系と国之常立神・豊雲野神

国之常立神と豊雲野神は実に不思議な神である。神世七代の中で国之常立神と豊雲野神の2神だけが、別天つ神の5神同様に獨神で身を隠している。神世七代の残りの10神はペアで、その身を顕わにしているのにもかかわらず……。そして、別天つ神の5神とともに7形象の縦ベンゼンを形成している。

また、明治25年、大本教の開祖である出口なおの口を借りてある神が怒鳴った。その第一声を以下に記す。

「三千世界一度に開く梅の花、艮の金神の世になりたぞよ。梅で開いて松で治める神国になりたぞよ。日本は神国。この世は神がかまわなゆけぬ世であるぞよ。竹は外国であるぞよ」

開祖出口なおの口からは一度たりとも艮の金神の正体については語られていないが、その婿養子である出口王仁三郎は、艮の金神を国之常立神と審神者《さにわ》した。艮《うしとら》とは、東北の方位で、これを表鬼門という。ちなみに、南西の方位が裏鬼門である。９数盤において、２・５・８が表鬼門、裏鬼門の方位になる。国之常立神は、たいへん興味深い神である。筆者の好奇心を駆り立てて止まない。

［大脳辺縁系］

大脳辺縁系は、大脳の表面からは見えない大脳の辺縁皮質（または辺縁葉）とその下の核、そしてそれらを繋いでいる線維連絡から成り立っている。脳梁に沿って、かつ大脳の奥深くにある尾状核、被殻からなる大脳基底核を取り巻くように存在する古い皮質の総称である。

大脳辺縁系を構成するものは、眼窩回、中隔、帯状回、海馬傍回、内嗅皮質、海馬体、扁桃体、乳頭体など。海馬と扁桃体は大脳辺縁系、側坐核と扁桃体が大脳基底核に属する。扁桃体は両方にまたがる要所である。

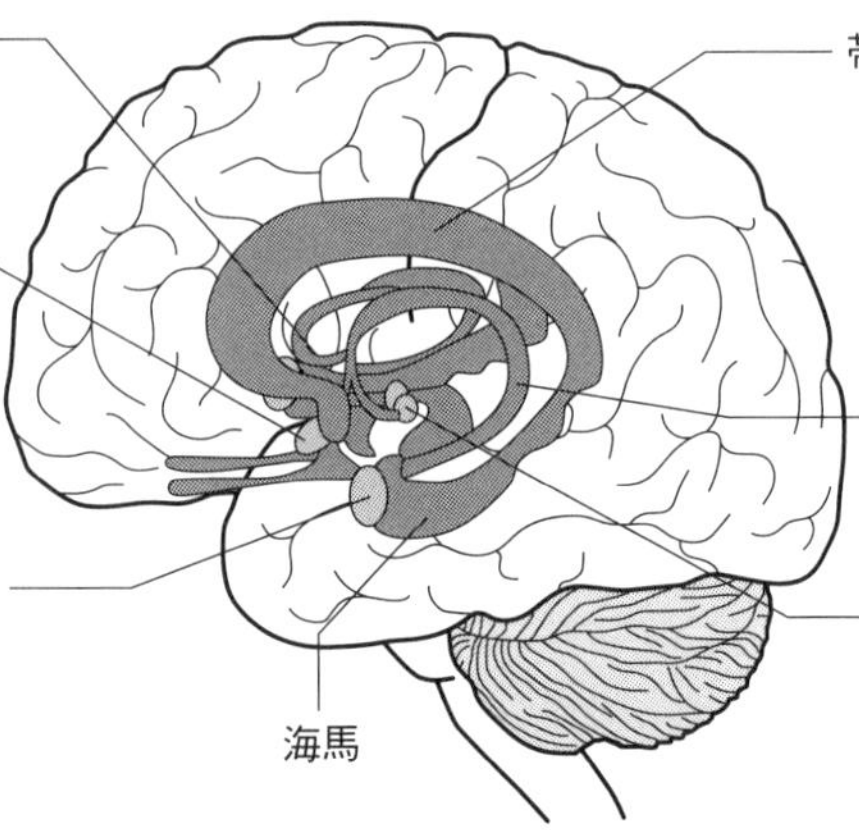

大脳辺縁系

大脳辺縁系は、食欲や性欲などの生存本能、好ききらい、怒り、恐怖などの本能的な情動を司る。従って、ネズミやネコにも、赤ん坊にも見られる。情動の心は、快感、不快感、怒り、恐れなどがある。性的衝動を突き動かす情感や情念でもある。例えば、日本の古典芸能のひとつの「能」は情動の世界を表現したものである。生命の根幹にある情動を突き動かす作法であり、神々の前で神懸かって舞う舞でもある。

情動は、ヒト特有の豊かな複雑な心情とは異なる。ヒトの感情や心情がこのように複雑になったのは、動物ではほとんど開かれていなかった「心の窓」が、人間に至ってはじめて大きく開け放たれたからである。その理由について、三木成夫は次のように述べている。

「動物性器官が、次第に発達して、これが植物性器官に介入したとき心情が目覚めた。次いで、動物性器官の止むところのない発達は、さらに精神の働きを生み出した。しかし、過剰な動物性器官による植物性器官の支配によって、精神と心情とが激しく対立するようになった。このようにヒトのからだでは、植物性器官に対する動物性器官の介入が、二つの段階に分かれておこなわれていたことが分かる。
遅れた現れた精神の世界が、いわば先輩格に当たる心情の世界を、ついには、取り返しのつかないまでに侵略し尽くそうとしている。
精神の働きが、その本来の姿に留まったとき、そこには人間にしか見られない理知的な性能が現れ、心情とみごとな調和を保つ」

進化論的には、最も古い部位のひとつであり、魚類ではすでに大脳辺縁系を見ることができる。動物が高等になるほど新皮質の占める割合が大きくなるのに対して、大脳辺縁系の発達にはあまり差がない。これは大脳辺縁系が動物に共通な機能に関係しているからである。

大脳辺縁系と大脳との関係をシイタケにたとえてみると、シイタケの幹の部分が脳幹、上の大きく開いた傘の部分が大脳、そしてその両者の境界部分が大脳辺縁系となる。

視床下部は、食欲、性欲に関する。大脳辺縁系の「扁桃体」は、情動（怒り、嫌悪、恐怖、喜び、悲しみ、驚き）の中枢。幸福感・喜びは、情動と結びつき「側坐核」が関与している。そして、「扁桃体」の横には、記憶を司る「海馬」がある。

何やら、間脳には、変幻自在なカオスのような空間をイメージできないだろうか？ 甘い香水を匂わす魔性の女性が登場したり、光と闇が交錯し、妖怪が闊歩するアニメ映画のような……。

間脳の詳細は、第二章で詳しく述べることにする。たいへん興味深いがゆえに。

第二章

脳は複素数空間［神々の棲まう場所］

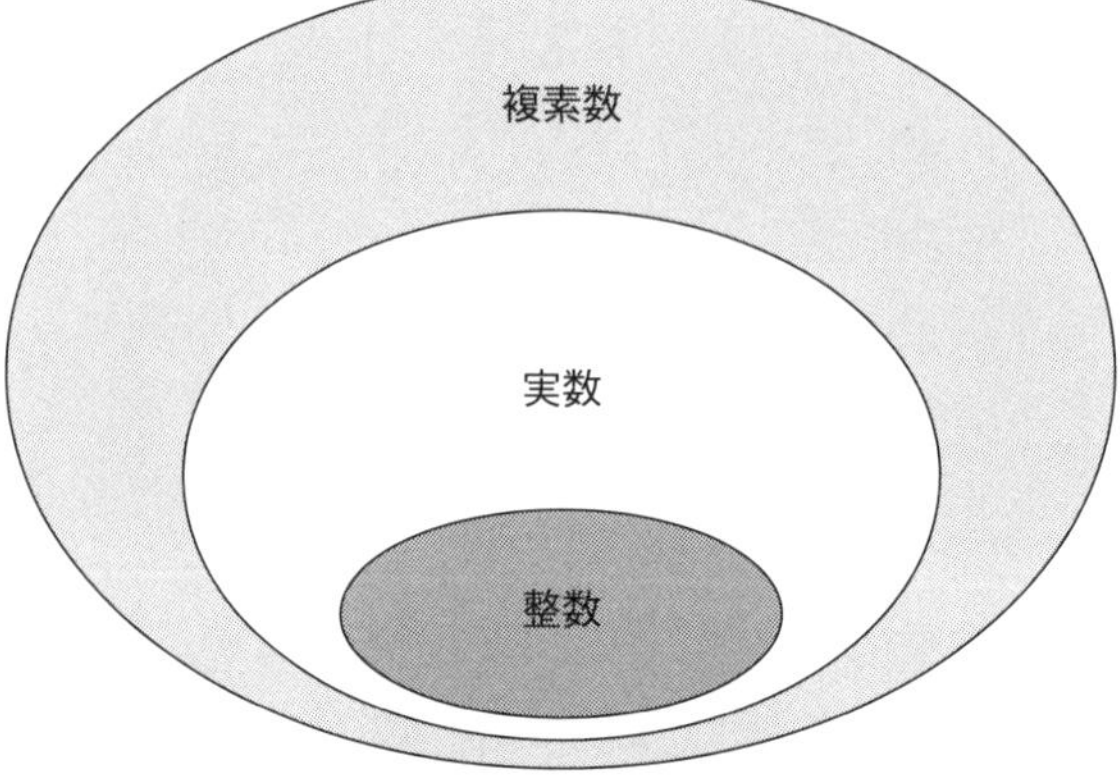

複素数と数のグローバル化

複素数は数の一般化（グローバリゼーション）

数学において、整数の無限の和が、マイナス12分の1となるのをご存知であろうか？「いち・たす・いち　脳の方程式」（田中力　紀伊国屋書店）から引用。

「数という概念を実数だけで考えると、無限大に発散するとしか考えられない。しかし、複素数空間で計算すると、整数の無限の和はマイナス12分の1を実体としてもつのである。それが、限られた空間である実数空間だけで計算すると無限大に発散してしまうように見えるのである。

数の世界には、整数、実数、複素数の3つがある。複素数は数の一般化であり、いわば、数えることのグローバリゼーションである。

整数だけの世界から見ると無限大に発散するとしか見えない、考えられない整数の無限の和が、より高次元の複素数空間で捉えると収束してマイナス12分の1という実体をもつ」

天円地方（古代中国の宇宙観）と12脳神経

「天円地方」と言う言葉をご存知であろうか？　天は円《まる》く、地は方形であるという古代中国の宇宙観である。中華文化圏の建築物や装飾のモチーフとして用いられている。天が円で表される所以は、星の運行が円運動で表されるためである。

世界遺産にも登録された北京市にある史跡「天壇」は、1420年に明の永楽帝が祭祀を行う場として建立した建造物、天円地方をモチーフとした円形の構造を特徴としている。

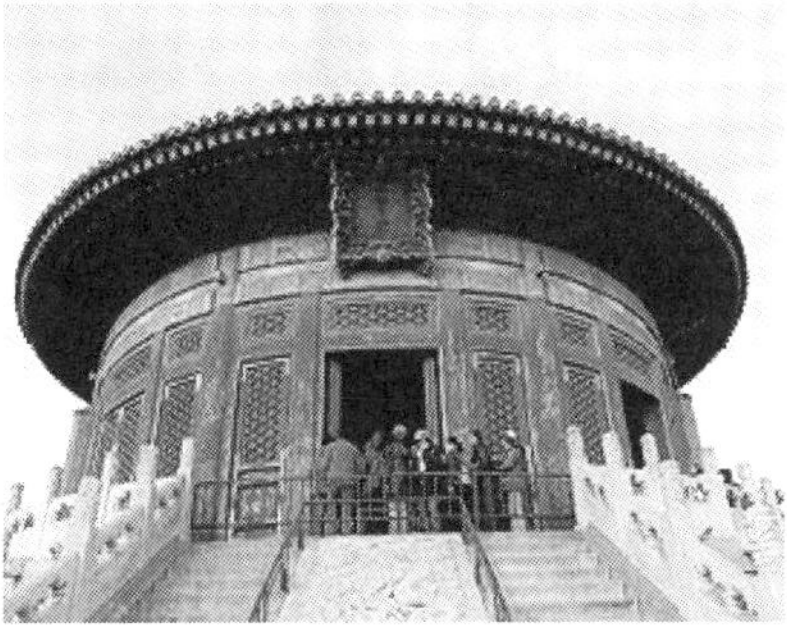

天壇

ちなみに、この「天円地方」の宇宙観は日本にももたらされており、その痕跡は「前方後円墳」と呼ばれる古墳の形状に見ることができる。

数霊理論では、「天円」は12数で表記する。円運動であり、複素数空間を意味する。「地方」は10数で表記される。12と言えば、脳にも12脳神経がある。先に述べた整数の無限の和は複素数空間で捉えると収束してマイナス12分の1となる。ここにも12という数がなぜか顔を出している。

複素数空間と12という数は、脳の実相を解明するキーワードである！　目に見えるものがすべてではない。そのまま実体を言い表しているのではない。

神経管から脳への移行（3から5への変化）

ヒトの発生では第3週の初めに背側正中外胚葉の肥厚として神経板が出現する。神経板の正中部は陥凹して神経溝となり、その両側は羊膜腔側に隆起して、やがてその突端で融合し管状（神経管）となる。

胎生3、4週ころになると、神経管前方は後方に比べて膨大してふくらみとして観察さ

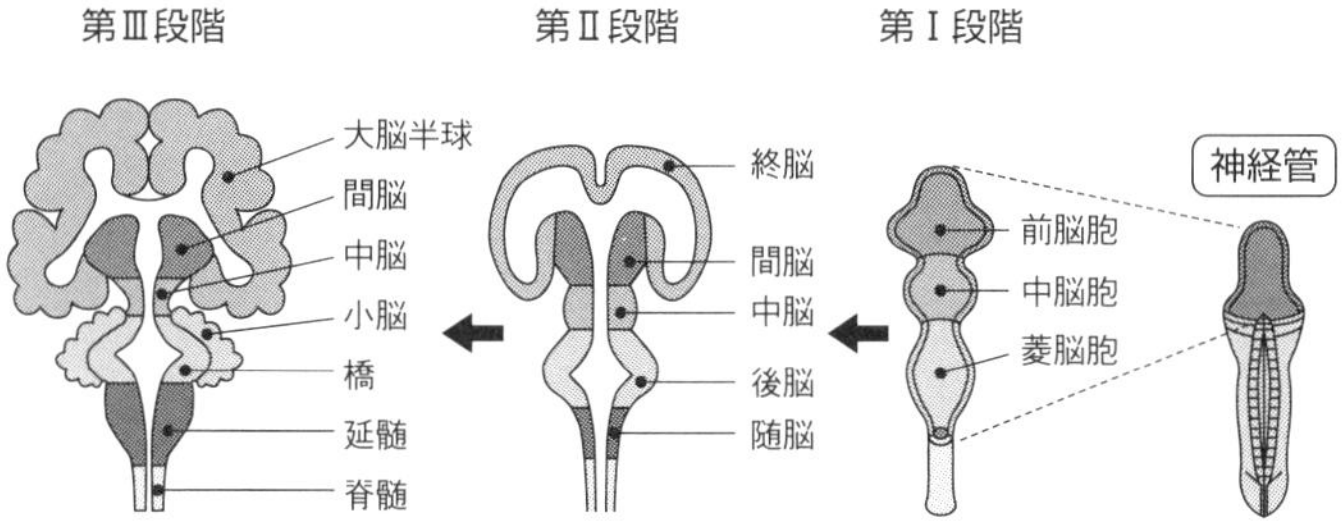

受精後約22日目で神経管が形成され、その後３個の一次脳胞ができ、それぞれの脳胞が脳の各部位に分化していく。

神経管から脳への移行

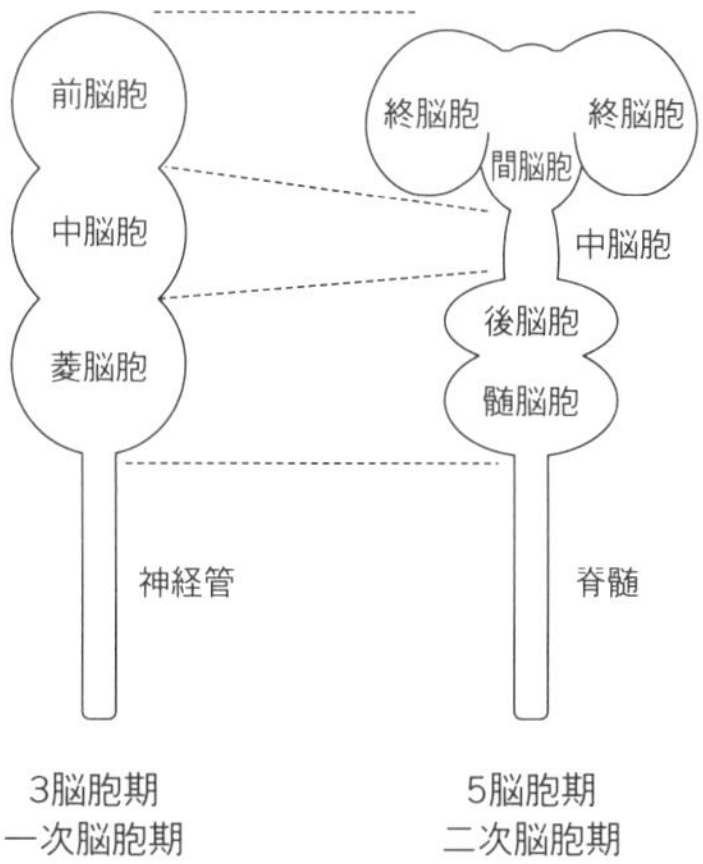

れる。このふくらみは脳胞（一次脳胞）と呼ばれ、3つの膨隆部をもつことからこの発生段階を三脳胞期（一次脳胞期）と言う。膨隆は前方より前脳胞、中脳胞、菱脳胞（もしくは後脳胞）からなる。

受精後5週目に二次脳胞形成期に入る。3脳胞はさらに分化し、前脳胞からは終脳胞と間脳胞、中脳胞からは中脳胞、菱脳胞から後脳胞と髄脳胞が形成される。この5つの脳胞からなる構造を5脳胞と言い、またこの時期を二次脳胞形成期と呼ぶ。

二次脳胞期に、前脳胞から間脳胞が現れる。左右の終脳胞に挟まれた形になっている。終脳胞は大脳皮質に、間脳胞は視床、視床下部などを形成する。中脳胞はこれ以後分割されずに中脳のままで、中脳胞と菱脳胞の境界部は狭くなり菱脳峡が形成される。菱脳胞は長く伸び、中央部が左右に広がって全体が吻尾方向に伸びた菱形となり、後脳胞と髄脳胞に分割される。後脳胞と髄脳胞の境界部では背側から腹側に向かって屈曲が生じ、橋屈が生じる。後脳胞からは小脳および橋が、髄脳胞からは延髄が形成される。

受精後5週目になってから現れる間脳。同時期の受精後28日目に、原始心臓が形成される。ちなみに、受精後19日目ころに心臓の原基が形成されてやがて拍動を始める。

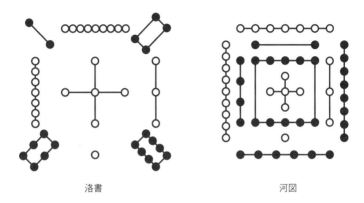

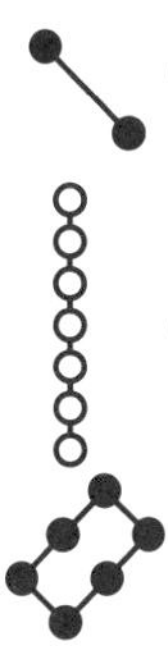

洛書

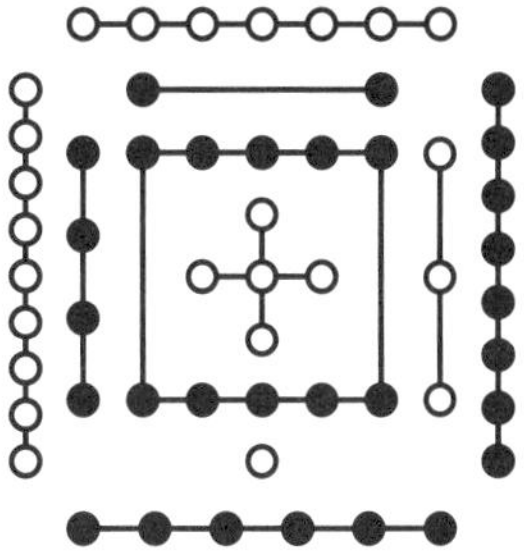

河図

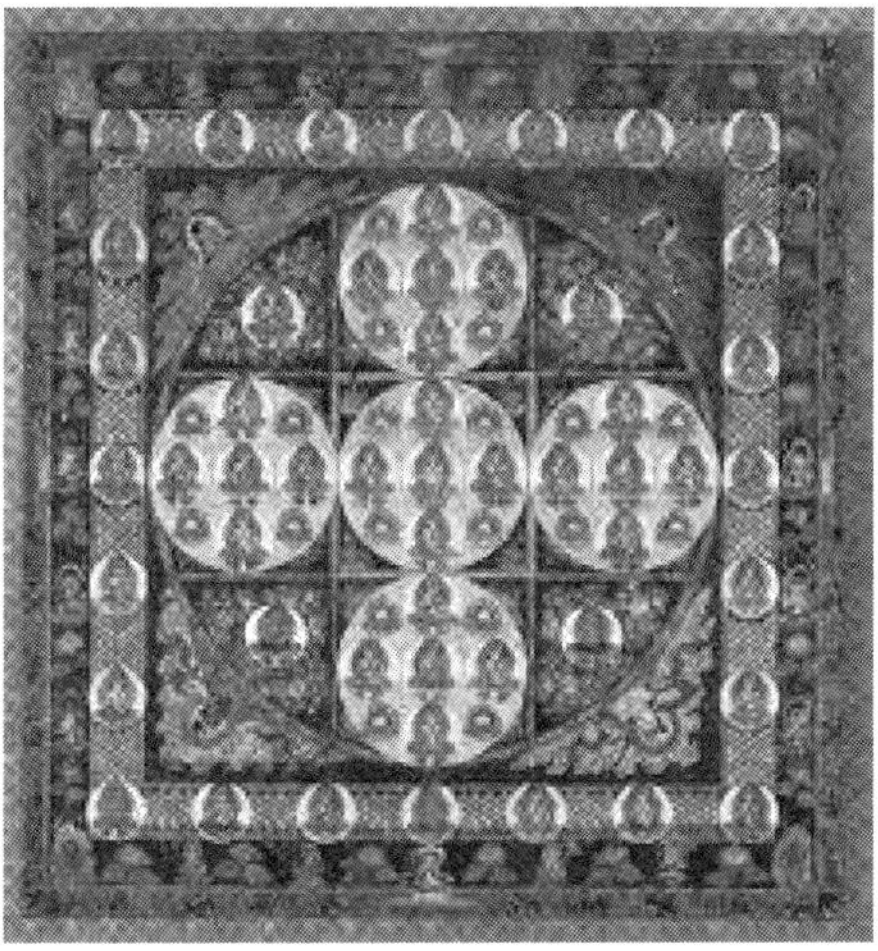

金剛界曼荼羅

原始心臓が形成される同時期にその面影を現す間脳。間脳と心臓には何か密接な関連性があるのだろうか？

3脳胞から5脳胞になると現れる間脳、数が3から5へ変化する意味は？『易経繫辞傳』に、『参伍は以て変じ、其の数を錯綜す』とある。ここを理解するには、「河図」「洛書」を理解する必要がある。

「河図」に記されている中央の十字結びの5つの〇と、その上下にある5つの●。●5・〇5・●5の配列に、『参伍は以て変じ、其の数を錯綜す』の秘密が隠されている。また、5・5・5の図象化が密教における金剛界曼荼羅である。その詳細は省略する。

一次脳胞期の3つの脳胞は、●前脳胞・〇中脳胞・●菱脳胞となる。次の二次脳胞期は、●前脳胞は終脳胞・間脳胞、●菱脳胞は後脳胞・髄脳胞の2つに分割され合計5つの脳胞になるが、〇中脳胞だけは分割されない。なぜか？

「河図」「洛書」の中央の十字形象には大変な秘密が隠されている。一柱十一玉結びの原理、一即十、1＋10＝11、不二と鳴門の仕組み等々。

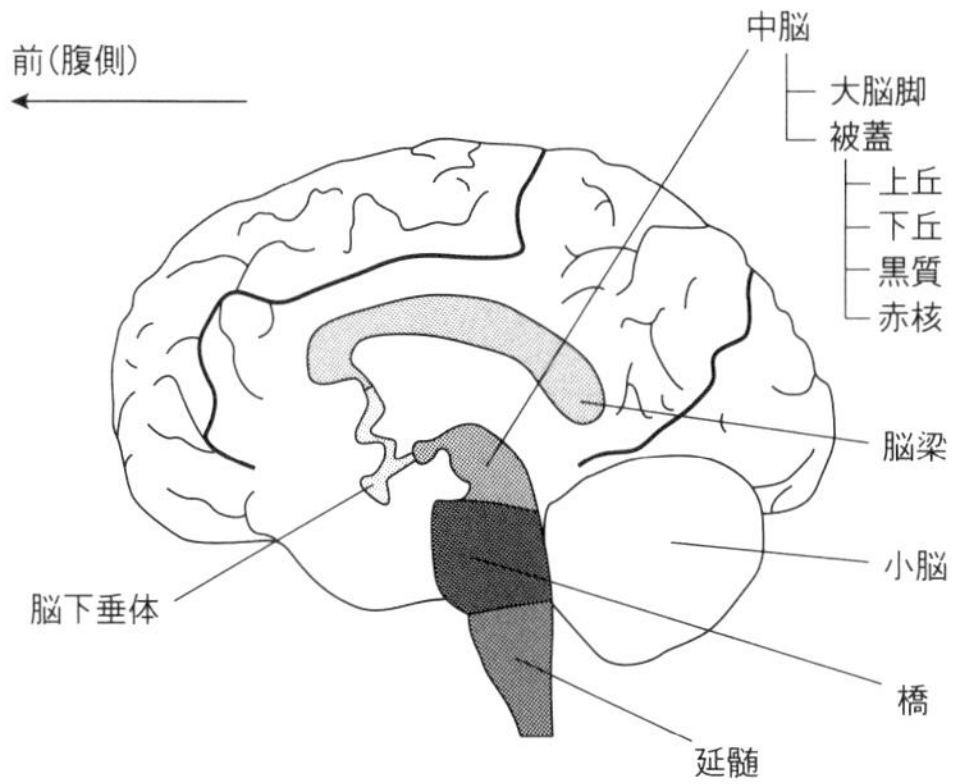

脳幹（中脳・橋・延髄）と7から9への変換

二次脳胞期では中脳胞は分割されないが、その後、中脳・橋・延髄へと変貌を遂げる。脳の7形象の中心に位置する脳幹が中脳・橋・延髄の3つに分かれる理は、7から9への変換である。中心の7が煮詰まって2が取り込まれ、9が出てくる。9数理盤が形成される。

例えば、頸椎には7つの椎骨がある。なぜ、7椎骨なのか？　それは、太極の原理が首にあるからである。生命を賭けるとき首を賭けると言い、相手の生命の断つとき首をとると言うのは訳があるのだ。また、首の語源は「九霊《くひ》」にある。

つまり、首には7と9の数理がある。7の中心

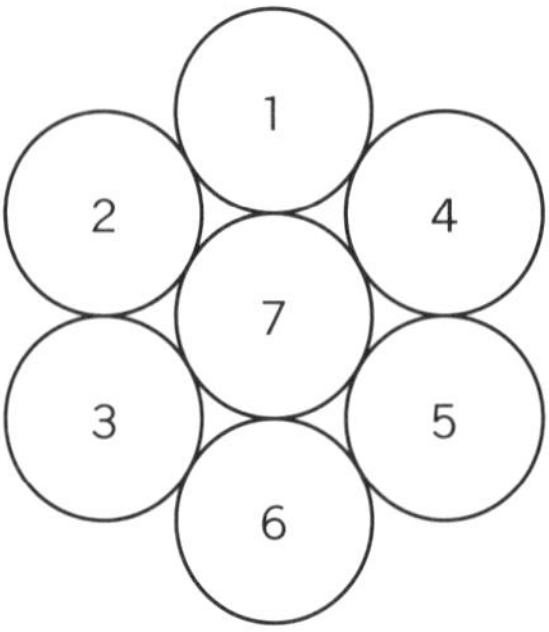

7数

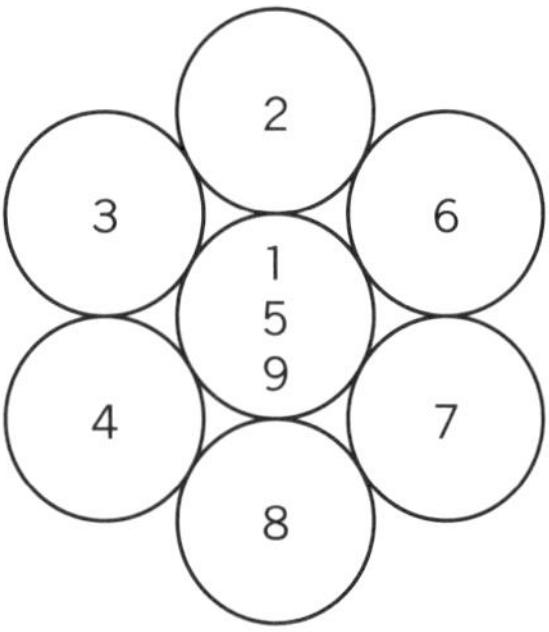

9数

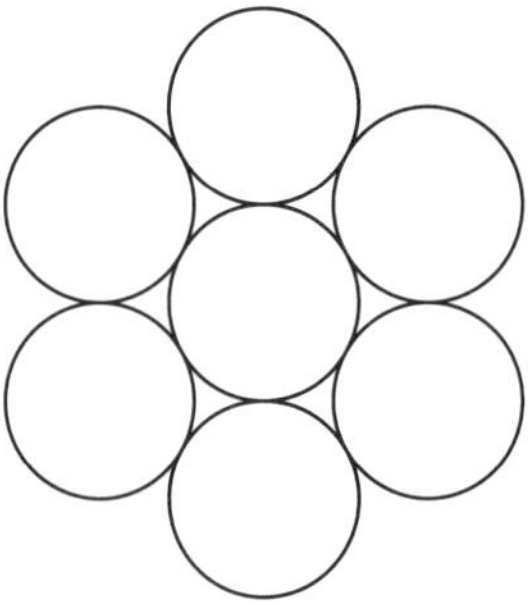

4	9	2
3	5	7
8	1	6

9数盤

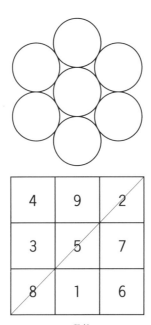

は水火合一している。頚椎の治療が難しく、多くの治療家を悩ませるのは、この7と9の数理にある。

ちなみに、イルカの頚椎は、7椎が融合して仙骨のようにひとつになっている。水中を猛スピードで泳ぐために進化したものと考えられる。9数理盤において、7は9を破壊する。9数は頭とか精神を意味するので、頚椎の変位、例えば重症のむち打ち症は精神に異常をきたすことが分かる。

7から9への変換、逆に、9から7への変換。そして、9数理盤の2・5・8の斜めの軸が表鬼門と裏鬼門、「艮の金神」が封じ込められた方位である。このあたりに、中脳・間脳と国之常立神・豊雲野神の関係、および秘密が垣間見えてくる。

間脳と脳脊髄液接触ニューロン（未知なる機能）

間脳は、中枢神経系で最大の神経核のかたまりで、視床、視床上部、視床下部、視床後部、脳下垂体に区別され、自律神経の働きを調節、意識・神経活動の中枢をなしている。

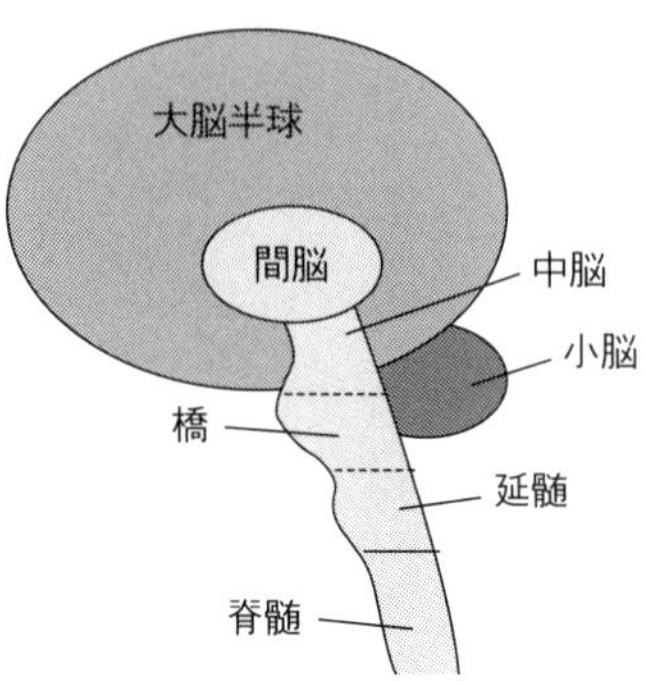

視床は、嗅覚系以外の感覚神経が大脳皮質の感覚中枢に到達する中継場所である。全身の感覚、視覚、聴覚などの感覚入力知覚刺激情報を認識し、大脳皮質、大脳基底核に伝達する。また、大脳と連携して私たちの意識状態を保っている。これらの部位は低酸素には弱く、低酸素状態になると意識を保てなくなり、昏睡状態に陥る。

視床下部は自律神経や内分泌の中枢として機能している。全身からの感覚情報、自律神経の情報、ホメオスタシス（恒常性）の情報などが集中し、生体のすべての細胞が最適な環境に置かれるように、自律神経やホルモンを介してコントロールしている。また、食欲、性欲、疼痛、口渇《こうかつ》などの中枢もここにある。

脳下垂体は、成長ホルモンや副腎皮質刺激ホルモン、性腺刺激ホルモンなど、さまざまなホルモンを分泌している器官。「ホルモンの指令塔」とも言われている。脳下垂体は小指の先ほどの小さな器官で、鼻の奥のほうにある。

間脳が障害されると、例えば視床の障害では感覚低下、運動失調などが現れる。視床下部の障害では、体温調節異常、摂食障害（拒食と過食）、睡眠障害、電解質異常、精神症状などが現れる。その他に、性欲の抑制と亢進、思春期早発と思春期遅発症など。

間脳は、脳幹の中で第三脳室を囲む脳部位を言う。つまり、その表面が脳脊髄液に接している。このことはいくら強調しても強調しすぎることはないほど重要な解剖学的構造で

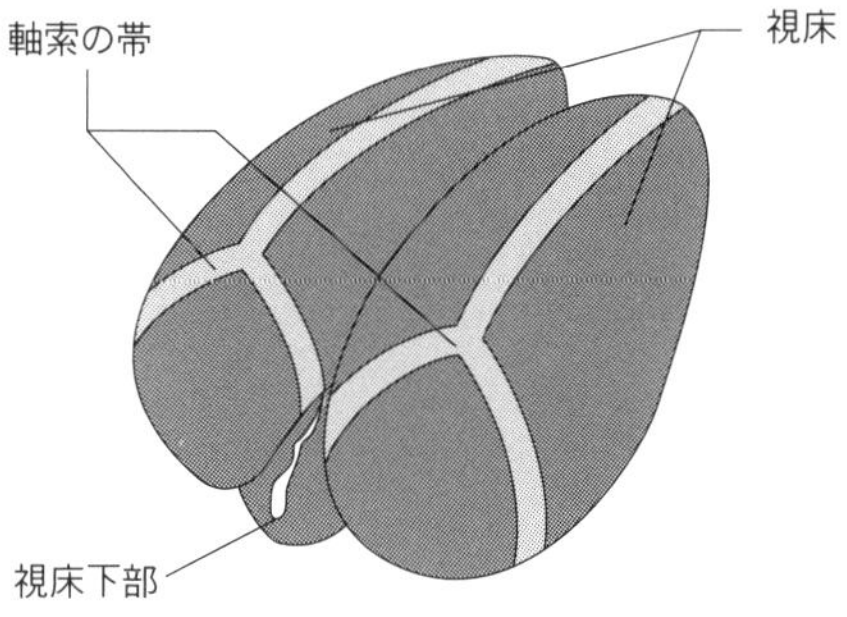

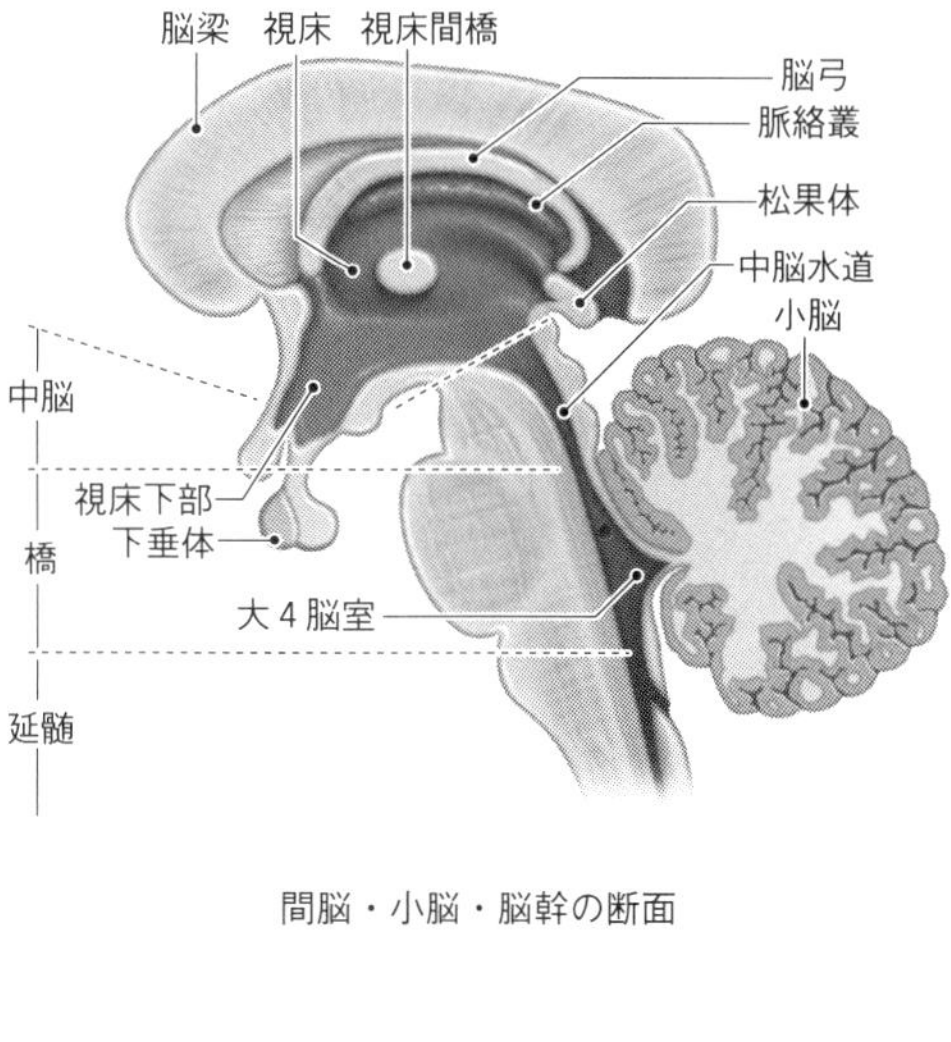

間脳・小脳・脳幹の断面

ある。最近の間脳と脳脊髄液の研究に、以下のようなものがある。

「哺乳類以外の脊椎動物には脳脊髄液接触ニューロンの集団が視床下部に存在することが知られている。また最近、視床下部幹細胞が分泌するエキソソームｍｉＲＮＡは、脳脊髄液中を循環し老化とともに減少するｍｉＲＮＡプールに寄与している。これらの分泌型エキソソームは、老化減速の少なくとも一因となっている」

「脳における概日リズムを体系的に調べると、脈絡叢が中枢時計よりも堅固な概日リズムを刻むことを発見した。また、組織培養系や遺伝子組換えマウスを用いた実験により、脈絡叢時計は脳脊髄液の循環を介して中枢時計に作用し、概日行動リズムを制御していることが明らかになった」

脳脊髄液接触ニューロンの存在からも分かるように、脳脊髄液と間脳との間には未だ解明されていない未知なる重要な機能が隠されているものと思われる。物資を運搬するのに好都合な運河のような機能以外に、筆者は脳脊髄液の冷却機能に注目している。脳は熱が停滞しやすい器官であるが、その中でも特に中枢神経系で最大の神経核のかたまりである間脳は大量の熱が発生する。間脳の表面が脳脊髄液に接しているのは、間脳に発生した熱を冷却するのには好都合である。

間脳（変幻自在なカオス空間）と複素数空間

視床下部は、食欲、性欲に関する。大脳辺縁系の「扁桃体」は、情動（怒り、嫌悪、恐怖、喜び、悲しみ、驚き）の中枢。幸福感・喜びは、情動と結びつき「側坐核」が関与している。「扁桃体」の横には、記憶を司る「海馬」がある。そして、少し距離は離れているが、後ろの方に「松果体」がある。

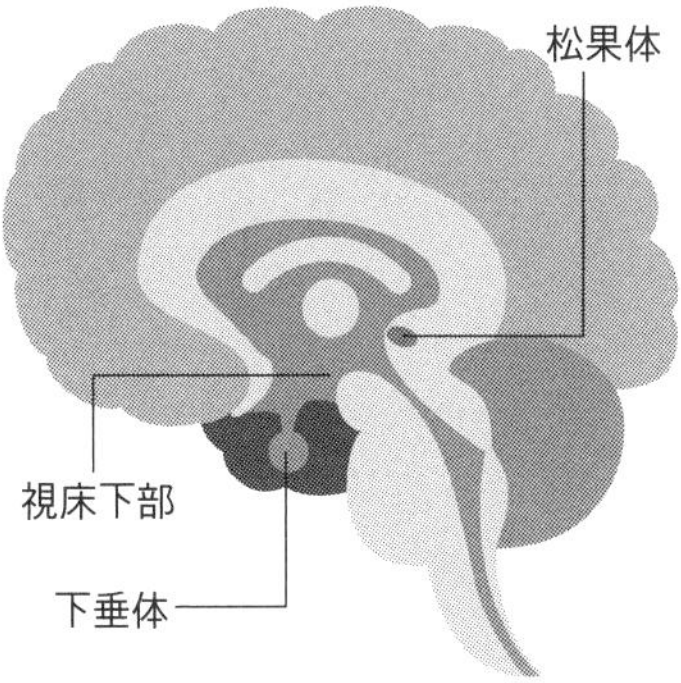

ともかくにも、間脳は怪しく、妖しい。脳の他の部位とは一味も二味もどこかが違う。それは、人通りの多い大通りから細い裏道を通り抜けると現れる路地裏の雑居ビルに立ち並ぶ、どこかいかがわしい店が乱立したような……。酔っ払いの男たちの怒鳴り声、客引きの女、甘い香水を匂わす魔性の女、光と闇が交錯し、妖怪が闊

歩しそうな……。

何やら、間脳には、変幻自在なカオスのような空間をイメージできないだろうか？

間脳は複素数空間である。それゆえ、怪しく、妖しいのだ。位置や大きさなど自由自在に変化させる。大男かと思えば、瞬時に蟻のように小さく縮む。後ろにいるかと思えば、瞬時にその姿をくらまし股間から顔を覗かせる。変幻自在なカオスの空間である。

間脳が複素数空間であるなら、どうしても12という数が出てくる。「天円地方」の天円を表記する数である。それはまた、12脳神経であり、左右の肩甲骨の間にある「7の観音開き」の原理でもある。

7の観音開き

「7の観音開き」の原理については、第一章ですでに述べているが、たいへん重要な原理なので今一度おさらいをしておく。7つの玉の、上下の2つが基点となって、その間の5つの玉が左右に開く原理である。合計すると12個の玉になる。身近では時計を見て分かるように、1から12の数が表記され、円を描いている。

肩甲骨の間にある胸椎1番から胸椎7番の7つの椎体は、上の胸椎1番と下の胸椎7番を基点として、その間にある5つの椎骨が左右に開く。この肩甲骨の間にある「7の観音開き」の原理は、臨床上で非常に大事な原理である。ここを知らずして脳へのアプローチはできない。

神世七代もまた「7の観音開き」の原理で説明される。上下の基点が国之常立神と豊雲野神、左右に分かれた合計10の玉に10柱の双神が対応している。「国之常立神」と「豊雲野神」の2柱だけは獨神で、他の10柱は双神として対になっている理由である。

そして、この神世七代は、末梢神経である12脳神経に対応している。12脳神経は、嗅神経、視神経、動眼神経、滑車神経、三叉神経、外転神経、顔面神経、内耳神経、舌咽神経、迷走神経、副神経、舌下神経の合計12ある。2つの脳神経（嗅神経と視神経）は間脳から出て、残り10の脳神経は脳幹（延髄、橋、中脳）から出ている。

12脳神経のなかで嗅神経と視神経の2つの脳神経だけが間脳から出ている。

なぜか？　12脳神経において、嗅神経と視神経は別格である。嗅神経と視神経は、歴史的に末梢神経に含まれているが、間脳由来の中枢神経系とも考えられている。また、間脳の住人である国之常立神と豊雲野神が嗅神経と視神経にそれぞれ対応している。間脳は本宅で、中脳は別宅もしくは別荘といったところか……。

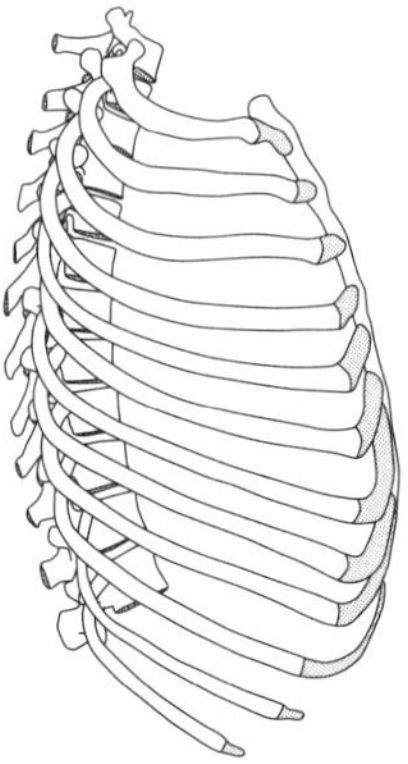

第11肋骨と第12肋骨の先端が遊離している

国之常立神が嗅神経、豊雲野神が視神経である。さらに、豊雲野神は、精神世界愛好家たちの間で今話題沸騰の松果体とも密接に繫がっている。

［嗅神経］

嗅神経は12対ある脳神経のひとつであり、最も頭側から分岐していることより第1脳神経とも呼ばれる。嗅覚を司っており、運動機能をもたない純知覚性の脳神経である。

12脳神経のなかで、なぜ嗅神経と視神経だけが脳幹からではなく間脳から出ているのであろうか？　嗅神経と視神経が脳幹から出ていないのには何か特別な意味があるのであろうか？

よく似た身体構造に12対の肋骨の形態がある。第1肋骨から第10肋骨までは前方の胸骨に付着

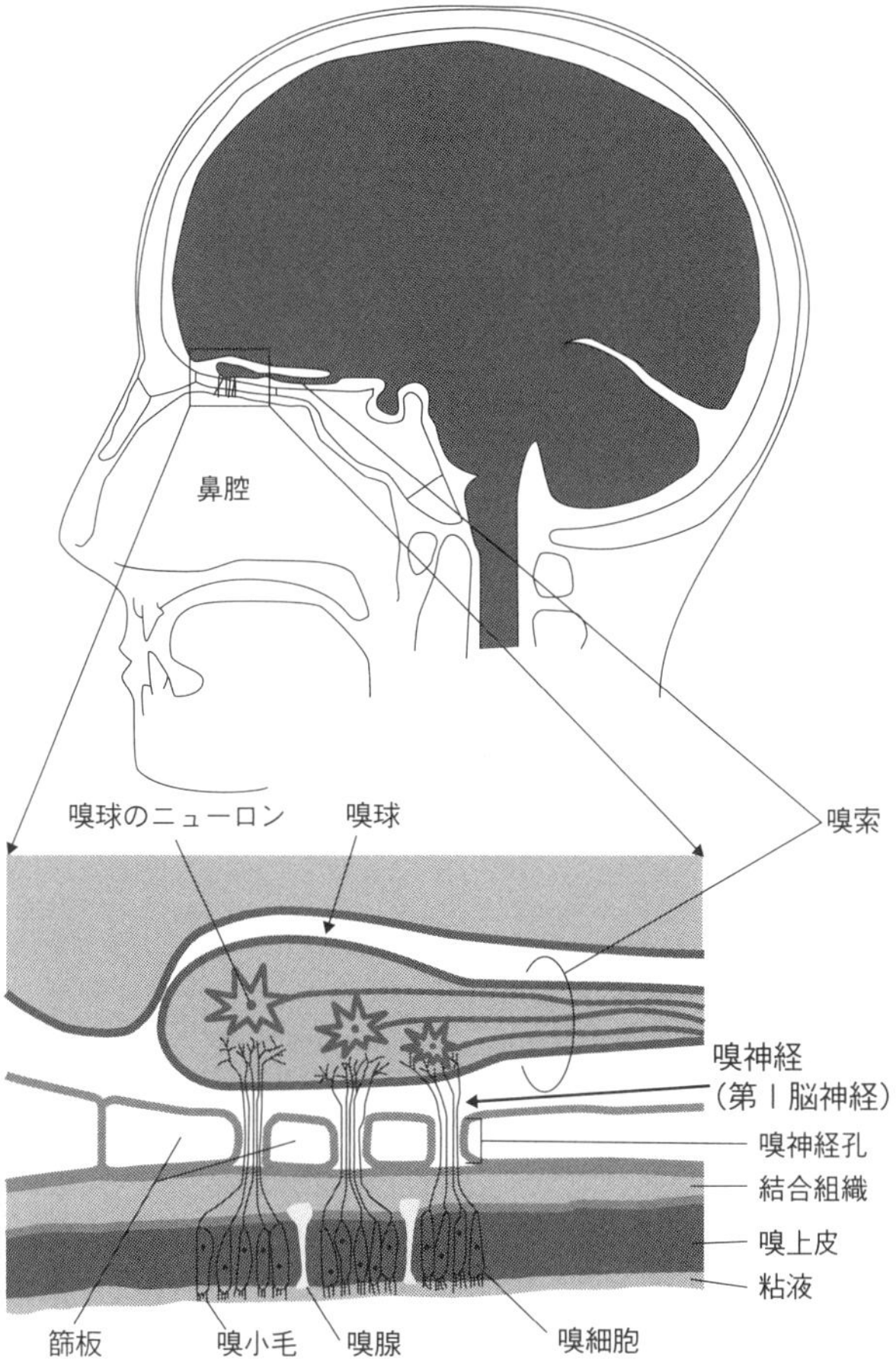
鼻腔
嗅球のニューロン
嗅球
嗅索
嗅神経
(第Ⅰ脳神経)
嗅神経孔
結合組織
嗅上皮
粘液
篩板
嗅小毛
嗅腺
嗅細胞

しているが、第11肋骨と第12肋骨はその先端が胸骨に付いていなくて遊離している。

また、身近の馴染みあるものとして十干十二支がある。十干は甲・乙・丙・丁・戊・己・庚・辛・壬・癸の10種類からなり、十二支は子・丑・寅・卯・辰・巳・午・未・申・酉・戌・亥の12種類からなっており、これらを合わせて干支と呼ぶ。

嗅神経と視神経は末梢神経なのか、それとも中枢神経なのだろうか？　厳密な意味では末梢神経ではなく中枢神経の突起であるという説もあるが……？　筆者は末梢神経と考える。その理由は、十干十二支は切り離せないからである。10と12の数の最小公倍数として60歳の還暦が出てくるのはそのためである。

鼻腔の嗅部粘膜の嗅細胞の神経突起である嗅神経は、篩骨の篩板を通って嗅球に入る。ここの神経から発した線維は、嗅索、嗅三角を経て大脳皮質の嗅覚領に達する。

嗅脳は、大脳半球の底の部分から側頭葉にかけて存在し、嗅覚に関係する領域である。嗅球、嗅索、嗅三角などからなる前部と、前有孔質と終板傍回からなる後部に分けられる。古皮質に属し、下等な動物や爬虫類や両生類ではよく発達し広く占める。鳥類や哺乳類で

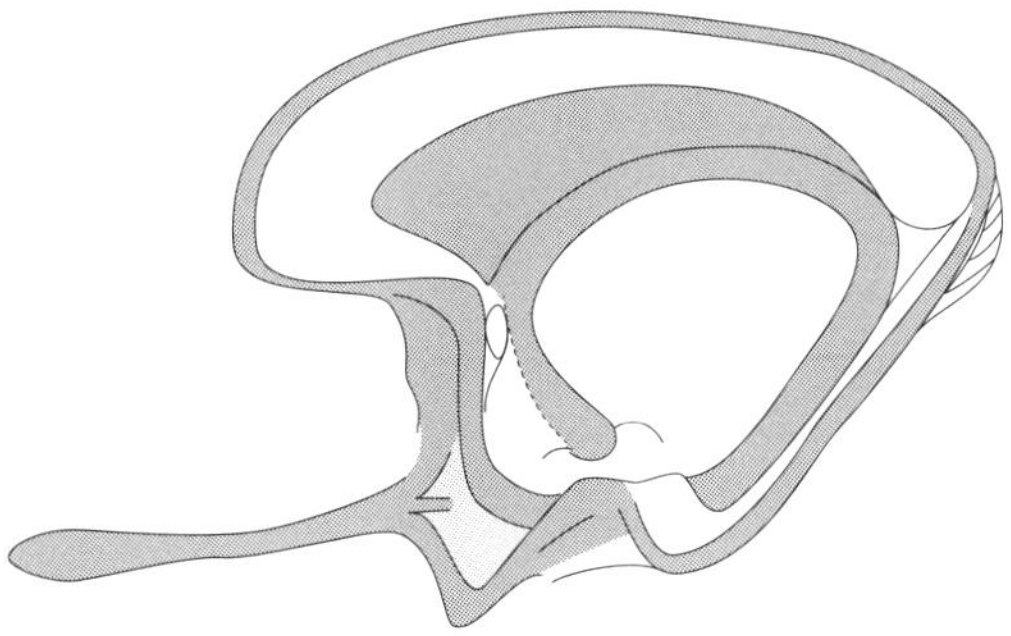

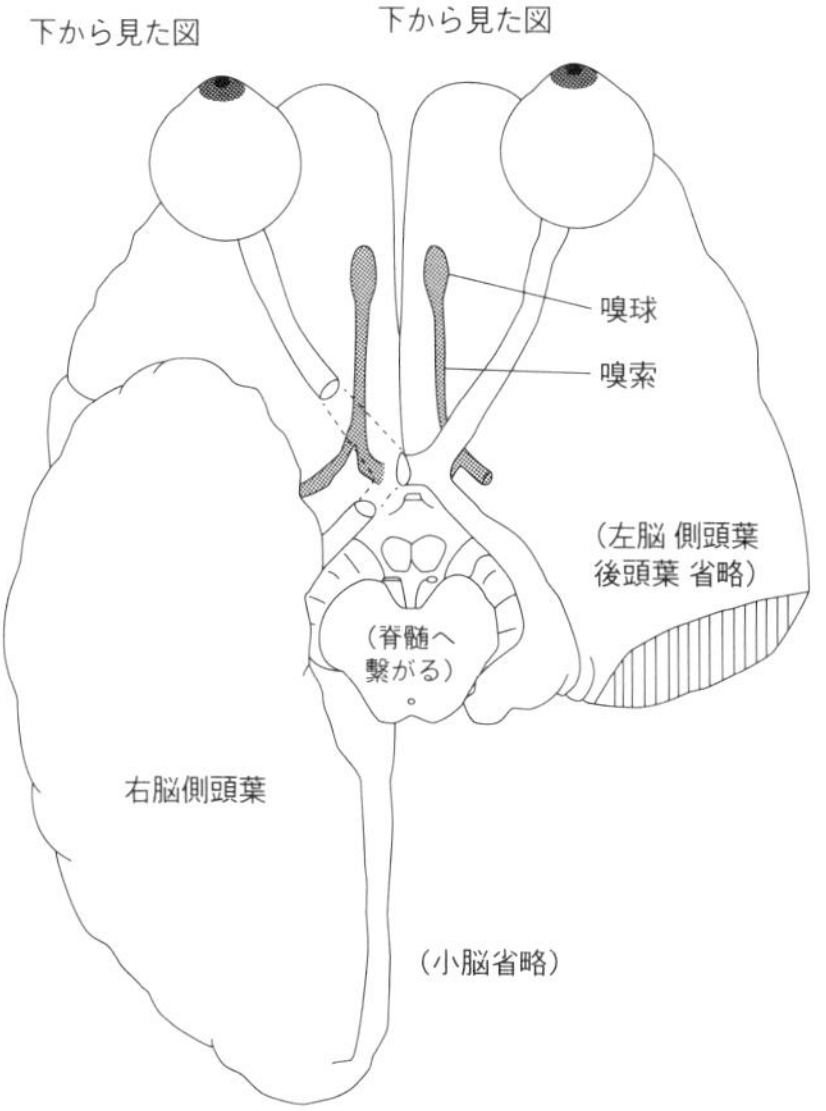
下から見た図
下から見た図
嗅球
嗅索
(左脳 側頭葉
後頭葉 省略)
(脊髄へ
繋がる)
右脳側頭葉
(小脳省略)

は他の皮質に被われ、ヒトでは著しく退化している。広義の嗅脳は大脳辺縁系の大部分を含み、嗅覚に限らず、本能や情動行動にも関係している。

嗅覚以外の感覚は間脳の視床を経由して脳の中のそれぞれの場所へと伝達されて処理されるが、嗅覚だけは視床を経由せずにダイレクトに大脳皮質の前頭葉（眼窩前頭皮質）の嗅覚野と側頭葉の大脳辺縁系に伝達される。嗅覚神経は、嗅脳という脳の一部が末梢に延びたもののようで、視床を通る必要がないと考えられる。

匂いは、情動脳と言われる大脳辺縁系と密接に繋がっている。また、嗅神経を国之常立神の支配下とするならば、視神経は豊雲野神となるであろうか。嗅神経と視神経は前ページ下図のように親しげに上下に重なって交差しているではないか。

［鼻呼吸と匂い］

息を吸ったとき、吸気に混じっている匂い物質の分子が、嗅上皮を覆う粘液に溶け込む。匂いの分子が嗅小毛を刺激すると、嗅細胞が興奮し電気的刺激が発生する。電気的刺激は嗅神経を伝わり、嗅球、嗅索を通り大脳皮質の嗅覚野に達し、匂いを知覚する。

鼻腔は、上鼻甲介、中鼻甲介、下鼻甲介の三層になっていて、嗅細胞のある嗅上皮は、

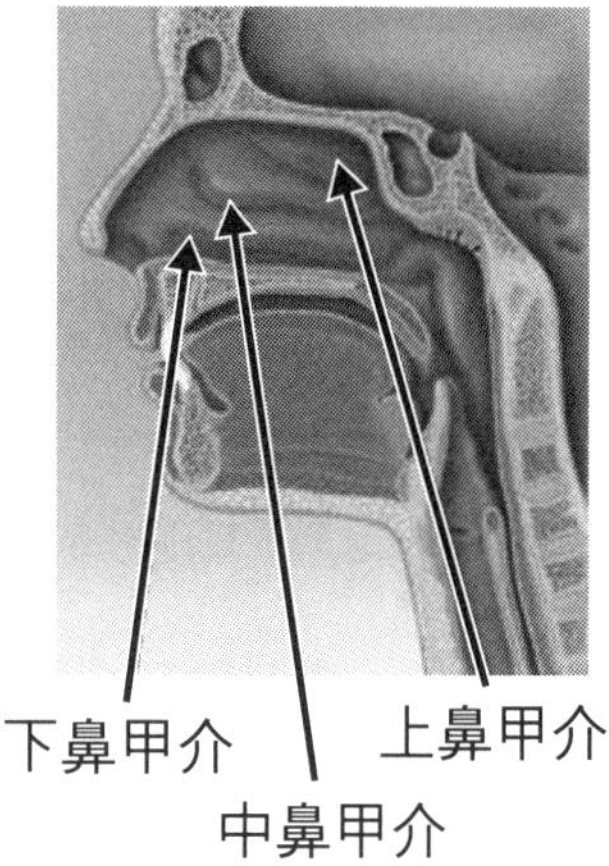

鼻腔の上部にある。息を吸い込んだときに、取り込まれた外部の冷たい空気は上部を通り、息を吐いたときは鼻腔の中部と下部を通る。こんな大事なことを指摘している脳科学者は誰一人といない。

なぜ大事かというと、鼻呼吸すると吸い込まれた外部の冷たい空気と鼻腔内の空気の流れによって、口蓋上部が冷やされるからである。理屈がどうのこうのではなく、誰でも体感できる事実そのものである。口蓋上部には蝶形骨があり、そのくぼみには脳下垂体がスッポリと収まっている。脳下垂体の腫瘍は、鼻に内視鏡を挿入して外科的処置が行われることからも、蝶形骨は鼻腔を介して体外とも繋がっていることが分かるであろう。

鼻呼吸によって、脳下垂体は常に冷却（クーリング）されている。

匂いは大脳辺縁系に直結するので、情動や本能、記憶などと密接な関連がある。認知症

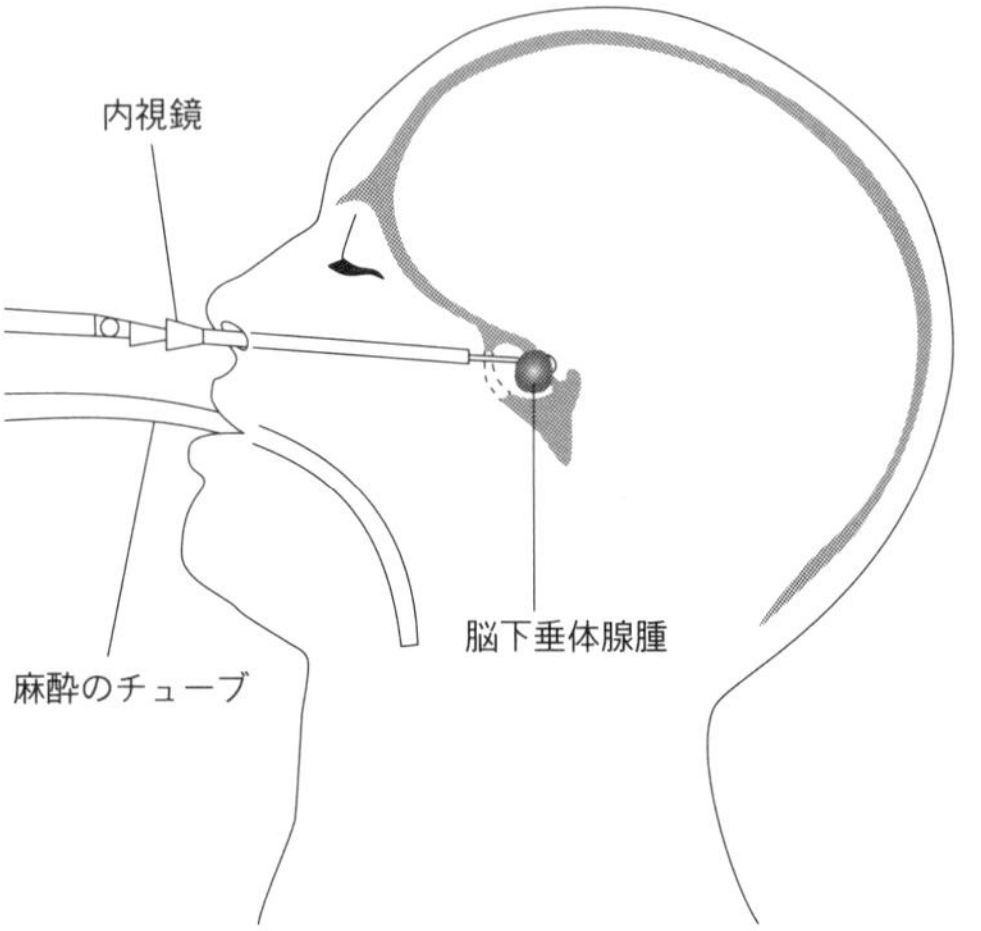

になる前の高齢者、もしくは認知症に既になっている高齢者は、口をポカーンと開け、口呼吸をしている。それゆえ、認知症やうつ病などの患者は、日々の生活で匂いを敏感に感じ取る習慣を身に着けるとよいことは想像に難くない。香りを楽しむ香道などを生活に取り入れることを勧めたい。

嗅覚には臭《くさ》い、匂い、香りの3つがある。臭いというものは、体にくっついている、大脳辺縁系に直結する体を守る本能の働きである。しかし、香りとか、匂いとかは、生殖器が悪くなると感じない。臭みのほうは、体というより生命の保存作用であるから、これがなくなるということは非常に少ない。けれども臭みしか分からない人が、料理を作っても、ちっともうまくない。匂いがなくなってしまうからで、胃袋の働きは臭みにも、匂いにも、香りにも連動する。

ちなみに、筆者は臭みに対して非常に敏感である。たとえばペテン師などは特有な臭みをもっており、この種の人間は嗅覚でもってすぐにわかる。また、臭みに敏感であるために食中毒から免れたこともある。一度、こういうことがあった。熊本のある居酒屋で馬刺しが出た。馬刺しは筆者の好物のひとつであり、常日頃は率先して食するが、このときばかりはなぜか箸が進まなかった。一切れ、二切れ口にしただけであった。翌朝になると、馬刺しによる食中毒で残りの2人はひどい腹痛と下痢でたいへん苦しんだが、筆者は何ともなかった。

［視神経］

視神経は第2脳神経とも呼ばれ、視覚を司る。眼球後部の内側を覆っている網膜にある小さな視細胞は、光を感じ取り、それを電気信号として視神経に送る。両側の視神経が交わる所を視交差と呼び、視交差からまた左右に分かれて，視索になる。視索は外側膝状体というところで脳の中に入る。そこからは内包後脚、視放線を伝わって、後頭葉まで行く。

光は、角膜↓瞳孔↓水晶体↓硝子体↓網膜の順に進み、網膜に達した光は視細胞で電気信号に変換され、その信号は次に、網膜（視細胞）↓視神経乳頭↓視神経↓脳（視覚中枢）へと伝わる。

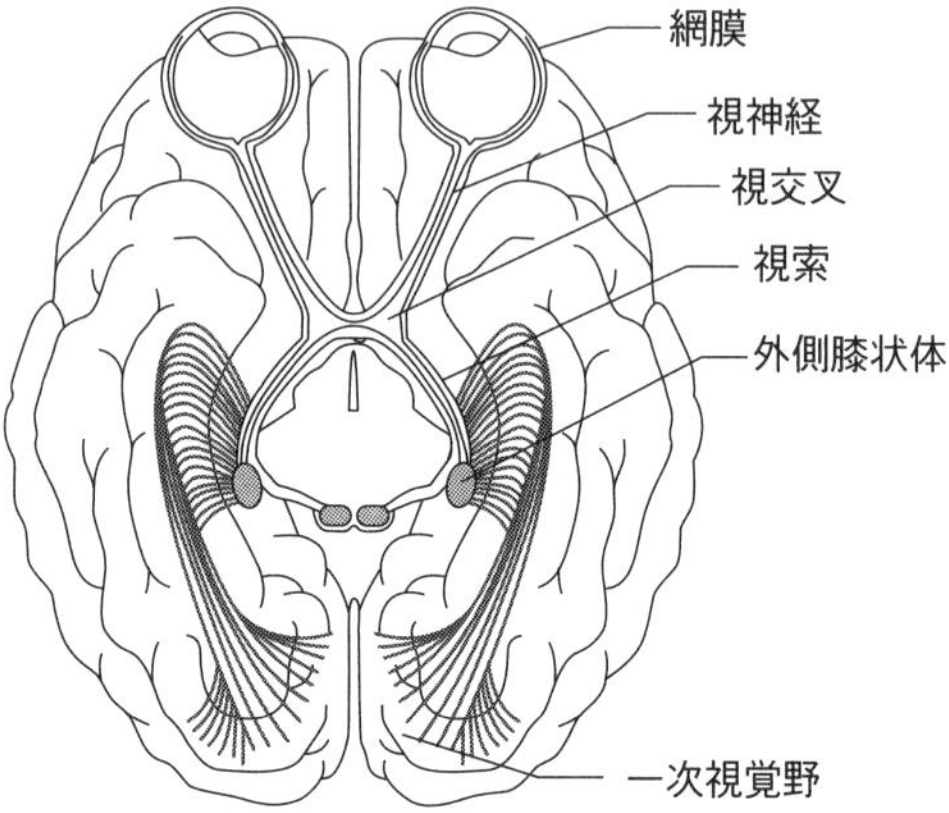

視覚の経路：
視神経→視交叉→視索→外側膝状体（視床）
→第17野（一次視覚野）

視神経を介する「見る」という行為に対して、武道ではこの「見る」という行為は否定される。重要視されるのは、「観る」である。「見る」と「観る」は、何がどのように違うのであろうか？このような捉え方、考え方は、現代脳科学には一切ない。実際に間に合わない机上の学問の域を未だ出ていない、という批判を受けても致し方ないのでは……。

両者の違いを一言で言うならば、動く速度の違いである。「見る」という行為は、視神経から出た電気信号が大脳の視覚野に伝達するまでの時間を要する。わずか0・数秒であろうが、武道ではこのわずか0・数秒が命取りになってしまう。

一方、「観る」という行為は視神経を介さない。では、視神経を介さないでどうやって目の前の相手の動きを捉えるのか？　相手を額に映すのである。これを、「観の眼」という。

網膜に映して動くのと、網膜に移った映像が視神経で電気信号に変換されて脳の視覚中枢に達して初めて動くのでは動きの初動がまったく違ってくる。

1980年に発表されたベンジャミン・リベット博士の「マインド・タイム理論＝0・5秒の遅れ」をご存知であろうか。それは、我々が例えば腕を上げる場合、実際に腕が上がる0・5秒前に脳はそのことを決定しているというような内容である。

武道家宇城憲治氏は、このベンジャミン・リベット博士の実験の無意識の世界のうち、最初の無意識0・2秒（無意識に行動を起こそうとしている準備の時間）を「深層無意識の世界」、次の0・3秒を「表層無意識の世界」と呼んでいる。

「人は、何か刺激を受けて行動するのに約0・2秒かかる。さらに、自分が行動（反応）したと自覚するのに約0・3かかる。合わせて0・5秒経ってから、（ああ、いま自分は反応した）と意識する。つまり、人間は自分で行動しているにもかかわらず、0・5秒もの無意識な時間を持っている。無意識なのに身体は先に動いている」

「武術は、無意識の世界に入れるから強い。

武術は、行動を起こす『0・2秒のトリガー』を抑えることができる。

脳は身体に遅れている。

『気』を伴うような動きは、頭の命令では絶対にできない。『できる』ということは、その人の脳を目覚めさせ、進化させるということである。

赤ちゃんが自然に脳を発達させながら覚えていくように、大人も脳を発達させながら進歩、成長していかなければならない」

第三の眼　眉間（松果体の関与）

知っている人は知っている。心から心へ気を通す気のコミュニケーションは「眉間」からやると通るということを。眉間に気を通すと、言葉を理解する。眉間に気が通らないと、話しかけた言葉は相手に通じない。このような理由から、筆者は独自に開発した心音セラピーで粘着パッドを貼るツボに子供の眉間をよく使う。

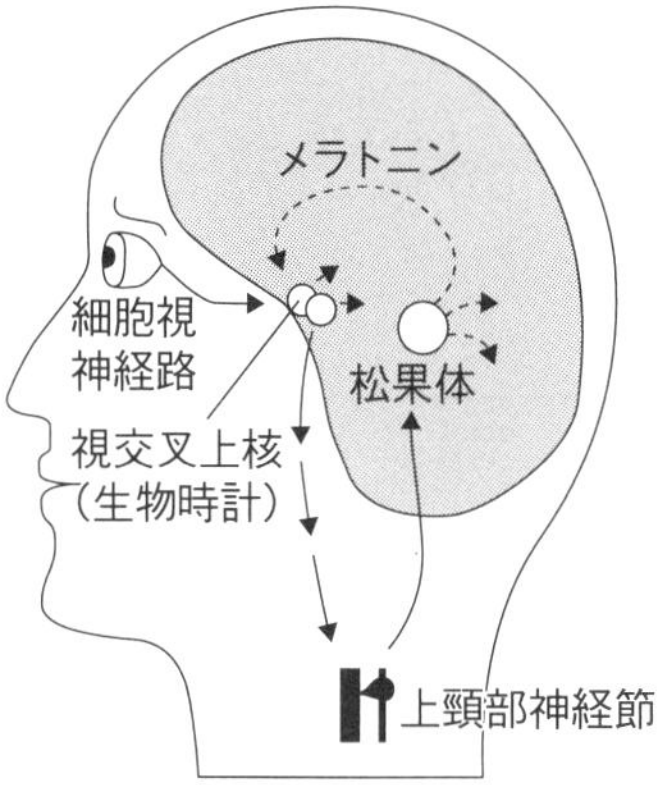

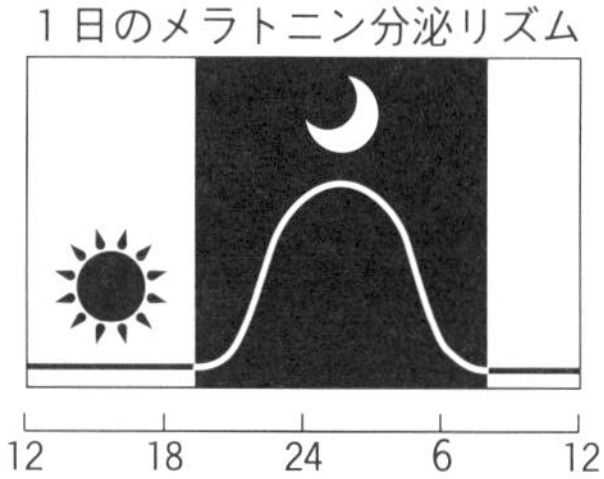

「眉間で観る」を第三の眼とも言う。この行為は松果体が関与している。脊椎動物の中（魚類、両生類、爬虫類）には、松果体に視細胞があって、光や色を受容している。視交叉上核からの神経伝達経路に、眼から入った光の信号が視神経を経て視交叉上核へ伝えられ、上頸神経節を経て、松果体に達する神経系路は存在する。

以上から、眉間に頸椎の治療を加えることによって、松果体を活性化する治療が筆者には観えてくる。治療結果は、頭がスッキリして熟睡できるようになる。中脳の上丘と下丘と松果体は一霊四魂の形象である。この形象の中心に鎮座する一霊が豊雲野神である。豊雲野神は〝人は食べなくても生きていける〟という新しい栄養学の立役者となる。

＊　＊　＊　＊　＊

神世七代でありながら、別天つ神の5柱とともに7形象を形成する国之常立神と豊雲野神は、別天つ神とは何かが違う。「顕」と「幽」に跨り、2つの世界を行き来して、二つの世界を仲介しているのではないだろうか。

ということは、身体から間脳へアプローチすることによって、脳全体や意識、心に関与できるのでは？

例えば、頸椎と肩甲骨間にある「7の観音開き」の治療や脳脊髄液を冷却する治療、それに腎臓の治療などによって、パーキンソン病、うつ病、認知症などが改善される。今現在、NAM治療にて検証中である。

脳下垂体　蝶形骨（国之常立神の封印）

本来、国之常立神と豊雲野神が統治する間脳は、天之御中主神が統治する大脳とは特に密接な関係にある。脳形成段階において、3脳胞から5脳胞に分化する際に、前脳胞から終脳胞（大脳）と間脳胞（間脳）に分かれる。つまり、大脳と間脳は同じ前脳胞から分かれている。

しかるになぜ、国之常立神は鬼門の方位に封じ込められたのであろうか？

封じ込められたと言えば、蝶形骨のトルコ鞍というくぼみにスッポリとはまりこんでいる脳下垂体は見ようによっては封じ込められていると見えなくもない。

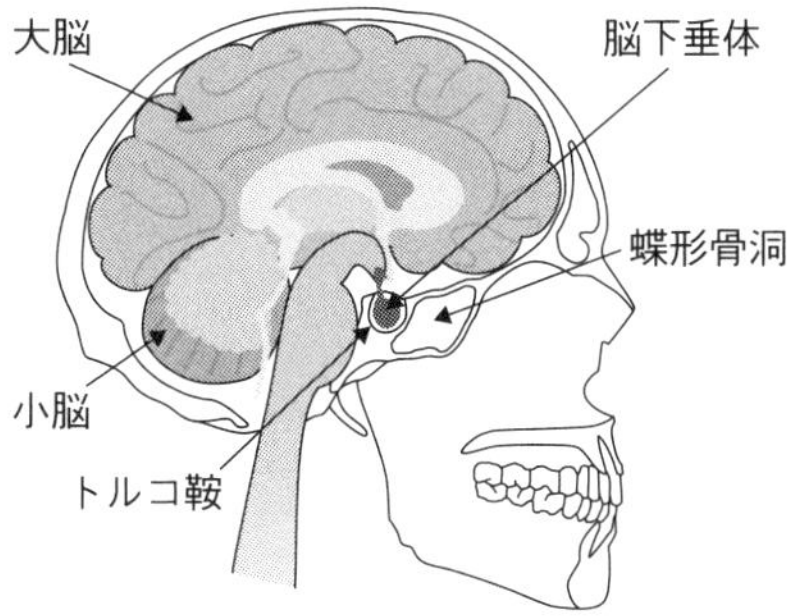

脳下垂体は、発生過程で口蓋の上皮が増殖してできたラトケ嚢と呼ばれる袋状のくぼみに由来する上皮性細胞塊であり、鰓腸由来の器官である。つまり、脳下垂体は魚のエラと同郷なのである。鰓腸由来の器官は他には甲状腺、胸腺、口腔内の扁桃腺、顔の表情筋、咀しゃく筋などがある。

脳下垂体は、さまざまなホルモンを分泌している器官、「ホルモンの指令塔」とも言われているが、鰓腸由来の甲状腺や胸腺、それに心情とも密接に繋がっている。

蝶形骨は頭蓋底のほぼ中央部にあり、羽を広げた蝶のように見えることからこの名がついたと言われている。ヒトの成人の蝶形骨は、１つの体と３対の突起（大翼、小翼、

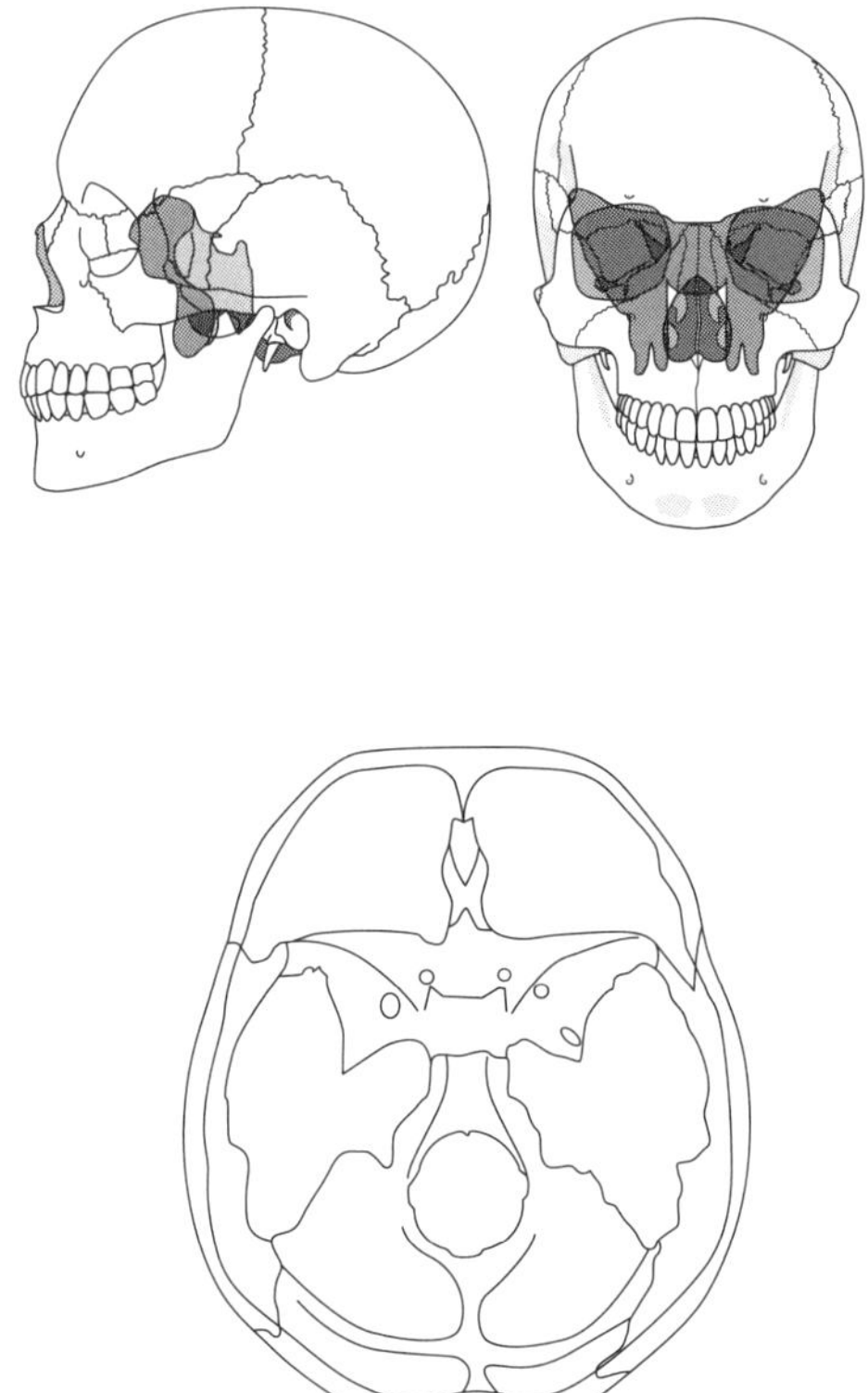

羽を広げた蝶のように見える蝶形骨

翼状突起）よりなる。蝶形骨は頭蓋骨の他のパーツとのつなぎ目が多く、9種の周囲の骨と相接しており、それらは後頭骨、側頭骨、頭頂骨、前頭骨、篩骨、鋤骨、上顎骨、口蓋骨、頬骨である。

・蝶形骨は後頭骨、側頭骨、頭頂骨、前頭骨とダイレクトに接している唯一の骨である。
・蝶形骨は鼻腔を介して外部と接しており、鼻呼吸によって冷却されている。
・蝶形骨のくぼみに脳下垂体がスッポリとはまっている。

これらの蝶形骨の形状や特性から判断して、もし蝶形骨が振動していたらどうであろうか？　蝶形骨の振動は、ダイレクトに接している後頭骨、側頭骨、頭頂骨、前頭骨に伝わることは明白である。つまり、脳がスッポリとはまりこんでいる頭蓋骨全体が振動している。そして、この振動によって脳が冷却される。現に、「熱音響冷却システム」がある。熱音響現象は、廃熱をエネルギー源としてモノを冷却することができる。一種の共鳴現象で、鳴り釜と呼ばれる「吉備津の釜」もそうである。

つまり脳は、停滞した不要な熱で頭蓋骨を振動させて脳を冷却している。

仙骨もまた振動している。仙骨は、西洋で「聖なる骨」、日本ではその昔「神骨」と呼ばれていた。そして、蝶形骨と仙骨は、共振・共鳴している。蝶形骨の振動は脳を冷却し、性の中枢である仙骨の振動は性エネルギーという熱を産生する。

第三章

臨床の場から捉えた脳
「脳内の水（アクアポリン）、熱、電磁波」

進化型の鍼治療「NAM治療」

筆者が日々の臨床で遭遇する脳・心に関連する疾患としては、不眠症、頭痛、認知症、脳梗塞後遺症、パーキンソン病、うつ病、パニック障害などがある。脳外科の専門医ではなく、漢方薬と鍼治療を主体とした治療を行っているので患者の数と脳疾患の種類も限られている。

筆者が40年の歳月をかけて独自に開発したNAM治療（Neo-Acupuncture Method）によって判明したこと、それは熱・電磁波・水の影響を脳と心が強く受けている。NAM治療とは、ツボに雷や波の音といった自然の音を電気信号に変換した微弱電流を通電する進化型の鍼治療である。最もよく使う音は水に関係した音である。例えば、水滴音、波の音、小川のせせらぎ、地下水など。

脳と電磁波（グリア細胞内の空洞）

脳には、神経細胞（ニューロン）と神経膠細胞（グリア細胞）がある。グリア細胞は神

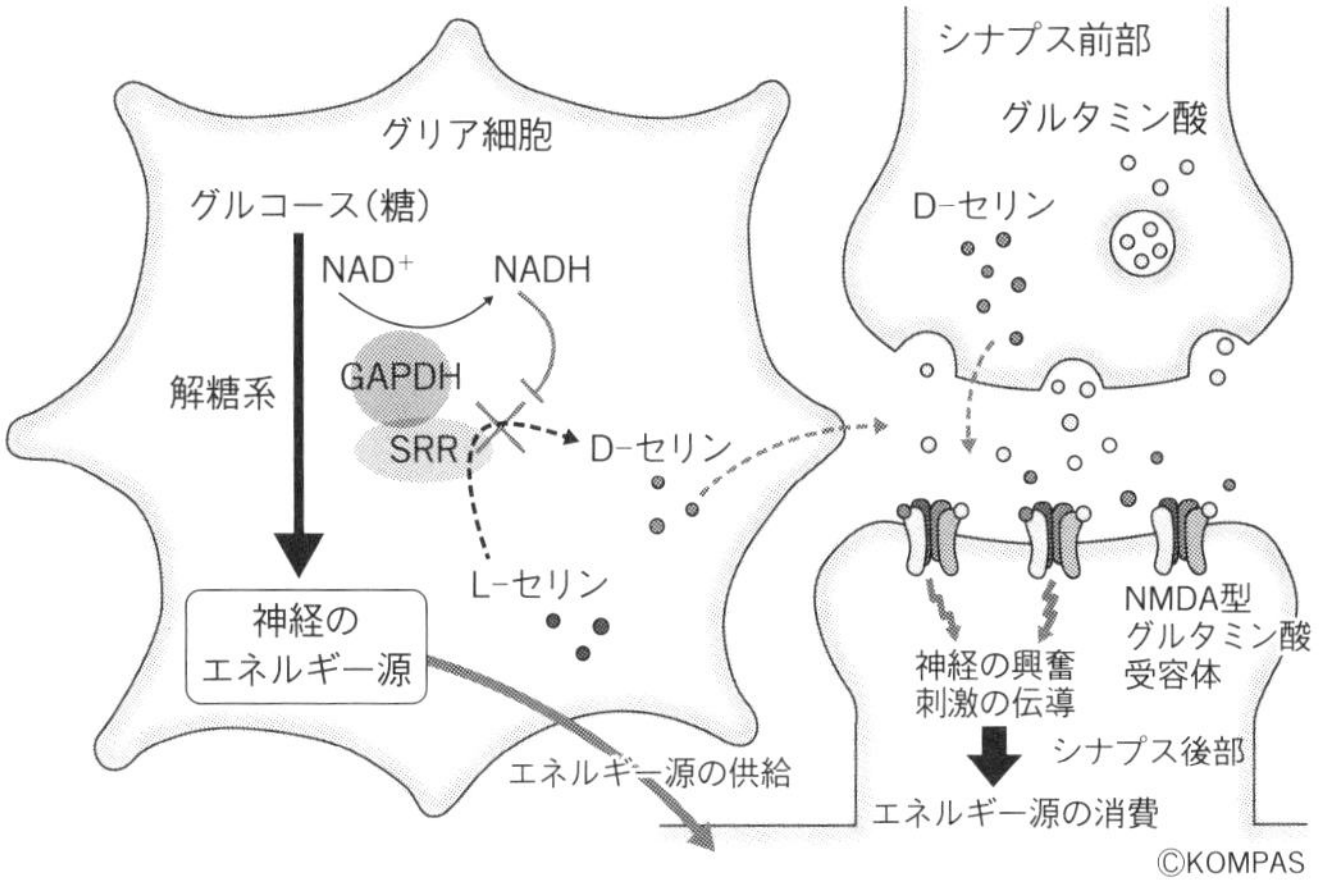

経系を構成する神経細胞ではない細胞の総称であり、神経細胞と神経細胞の間を埋めている膠《にかわ》の役目をしていることから、この名が付いた。しかし、間隙を埋める役割だけを持つ細胞ではない。グリア細胞は、微小突起の形態を変化させることによってシナプス機能を調節していることが明らかになってきた。まるでアメーバみたいにクネクネとその形を変化させて、シナプス間隙の神経伝達物質の行き来を微調整している。

さらに中田力氏によると、グリア細胞の中は空洞になって、その内部には乾いた二酸化炭素ガスが含まれている。脳におけるグリア細胞の数は、神経細胞の10〜50倍もあり、脳内には相当数の空洞があることになる。脳を、外からの

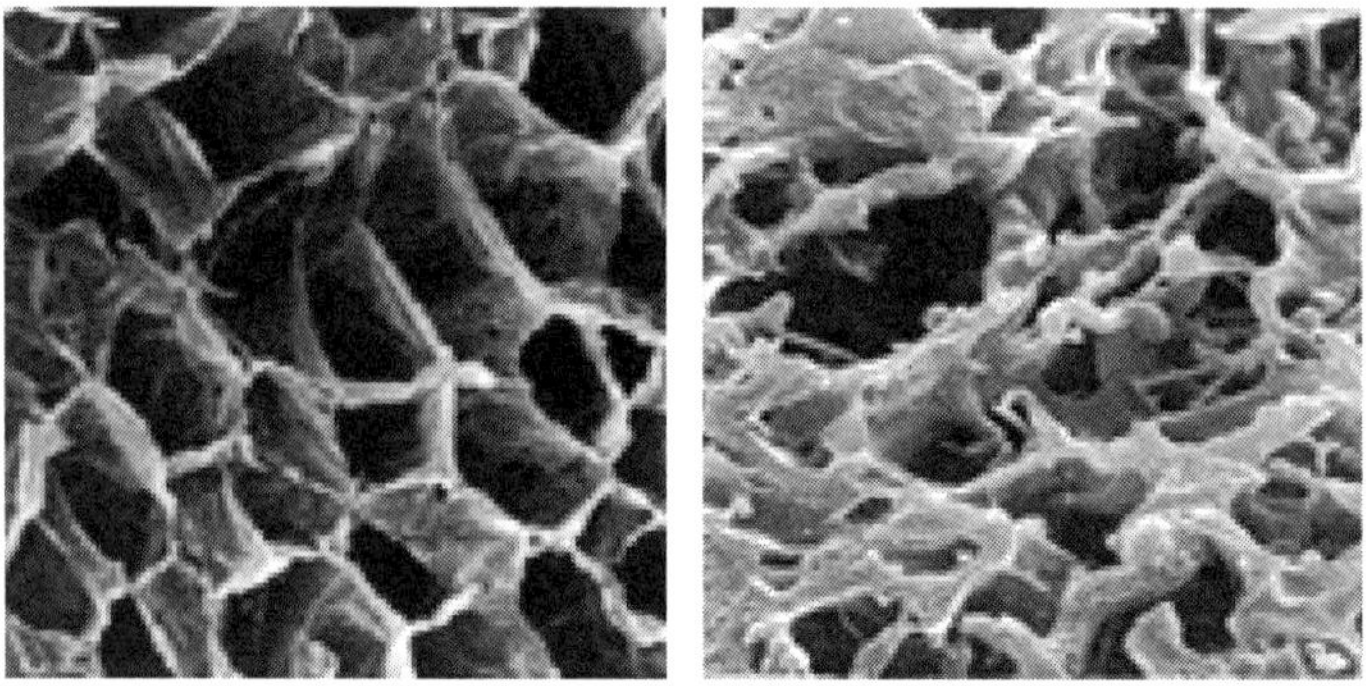

発泡スチロール（左）とグリアのマトリックス（右）

ショックに対して和らげる緩和作用になっていることは間違いない。また、グリア細胞の中の空洞によって、脳の比重が小さくなる。これまで、脳の比重が小さいのは、脳を作る物質の主体が脂質であることで説明されてきたが、これだけでは比重が小さいことの証明にはならない。グリア細胞の中の空洞の存在によって初めて説明が可能となる。脳の比重が小さくなると、脳は脳脊髄液に浮きやすくなる。実際に、脳は内側と外側から脳脊髄液に取り囲まれて、脳脊髄液の中にまるで水中に浮いている豆腐の如くに浮いているのだから。

脳の内側には脳室、外側には脳槽という大きな空間、内部にはグリア細胞の無数の空洞がある。そして、その内部は、脳脊髄液という液体と二酸化炭素ガスの気体で満たされている。

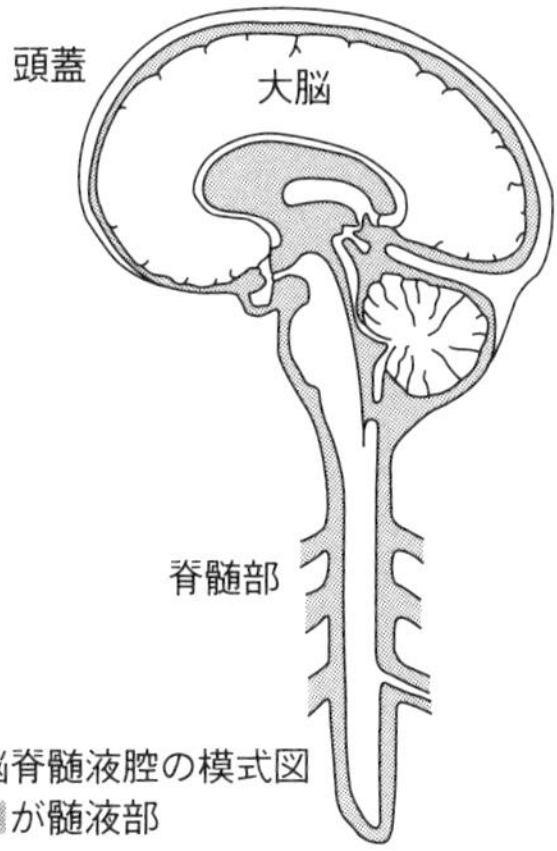

脳脊髄液腔の模式図
▒が髄液部

ニューロンに比べてグリア細胞は、脳の中ではあくまでも一脇役に過ぎない。しかし、この脇役は、その形を変えてまで陰日向で日夜を厭《いと》わずにニューロンの働きが支障をきたさないように働き続けている。しかし、致命的な弱点をもつ。それが電磁波である。今日の短期間で急速に発達を遂げた情報化社会がもたらす電磁波の嵐に、グリア細胞は太刀打ちできずに疲弊困憊している。

身の回りの電子機器から発せられる過剰な電磁波は、グリア細胞内の空洞に溜まる。東洋医学は空洞には邪気が溜まると考えるが、この邪気こそが電磁波である。グリア細胞内の空洞には二酸化炭素ガスがある。この二酸化炭素は赤外線（電磁波の一種）を吸収し、放出する性質がある。当然、グリア細胞内の空洞内の二酸化炭素ガスによって赤外線が吸収されても何ら不思議ではない。と同時に、他の電磁波もまた吸収されるのではないだろうか。

グリア細胞内の空洞に過剰に電磁波が溜まると、脳のもつ機能に支障をきたす。臨床的には、頭痛、肩こり、不眠症、顔面ケイレン、イライラ、目の疲れ等々。実際にＮＡＭ治療で脳に溜まった電磁波を抜くと、これらの症状は改善される。既に、実証済みである。

盲腸（虫垂）に溜まる電磁波、放射能

電磁波は脳だけではなく、お腹の盲腸にも溜まる。盲腸と電磁波の関係を考えるようになったキッカケは、「整体」を創始した野口晴哉師の放射能操法にある。戦後、広島や長崎で被爆した多くの人たちの身体を観て、師は盲腸に放射能が溜まっていることを見出した。指先だけで！　まさに天才の為せる業である。

虫垂はそれ自体生理機能がなく、退化した痕跡の臓器といわれてきた。外科医はかつて虫垂を切除することにあまり抵抗を感じずに、開腹したついでに虫垂炎の予防のためといって異常のない虫垂を切除した例もあった。ところが最近、この虫垂の働きが意外にもとても重要であることがわかってきた。

私たちの体で不必要な組織と考えられていた虫垂に存在するリンパ組織が、粘膜免疫で重要な役割を果たすＩｇＡの産生に重要な場であり、腸内細菌叢の制御に関与していることが分かってきた。つまり、大腸の善玉菌と悪玉菌のバランスをとっている。

筆者は、インフルエンザの流行時やインフルエンザワクチンを接種した高齢者には必ず

盲腸の電磁波を抜く治療を行う。その理由は、免疫力を高めるためである。

数霊理論では、盲腸は8、電磁波は3となる。つまり、盲腸は3・8木局して、電磁波を取り込み、放電していると考えられる。その際に、腸間膜（とくに脂肪）が深く関与していると筆者は推測する。

2012年に、リメリック大学病院のJ Calvin Coffey氏らの研究チームは、腸間膜が他の臓器と分離した構造ではなく、他の臓器と連続した構造をもつ事実を発見した。その後4年間にわたって、研究チームは、腸間膜が臓器のひとつであるエビデンスを蓄積し、2016年末に論文を発表した。Coffey氏によれば、「腸間膜は解剖学がずっと信じていた断片化された組織ではなく、ひとつの連続的な構造である事実が明確になった」と語っている。

腸間膜は、血管、リンパ管、神経と消化管を繋ぐ幹線路であり、内臓脂肪が蓄積する場所でもある。腸間膜に蓄えられた内臓脂肪は、単なる余剰栄養の貯蔵庫としてだけではなく、盲腸との関係性の中で電磁波や身体の中で発生した電気や静電気などを溜める機能をも同時に併せ持っていると考えられる。と言うことは、多量の内臓脂肪を抱えるメタボ患者は、電磁波を多量に溜め込んでおり、かつ電磁波の影響を強く受けていると推測される。

また、盲腸と腸間膜の関係性は、がんの転移にも見受けられる。がん細胞を盲腸に入れるとどういう訳か腸間膜に転移する。その他には、脾臓にがん細胞を入れると脾臓に留まらずに、肝臓に移って肝転移がんになる。大腸がんの半分は肝転移がある。脾臓や心臓には滅多に転移しない。このようながん転移の傾向から、筆者には腹部にある独自な気の交流が観えてくる。

腸間膜の腹膜面の総面積は1・7〜2・0㎡に達する。これは体表の表面積にほぼ等しい。体の中にも皮膚があるようなものか……?

脳に停滞した熱を抜く（脳クーリング）

恒温動物にとって、脳内部の温度低下は非常に危険である。常に一定温度を保持し続けなければならない。とくに、大脳を著しく発達させたヒトにとっては、低温は致命的である。中田力氏は、中核体温を保つための調節機構としてニューロンを伝わってきた電気信号が消失することで発生する微量の熱が起こす渦波（vortex wave）に目をつけた。無数のニューロンが情報処理のたびに発生させる熱量は相当なものとなると考えた。詳細は、

『脳のなかの水分子』『脳の方程式　ぷらす・あるふぁ』『いち・たす・いち　脳の方程式』（紀伊国屋書店）を参考にされたい。

熱を他の器官よりも必要とする脳は、同時に熱が過剰に停滞しやすい器官でもある。その過剰な熱の停滞によって、脳はさまざまな支障をきたす。具体的な症状として、よく眠れない、頭痛、頭重感、心は常にイライラし、落ち着きなくソワソワする等々。

逆に、身体が低体温に見舞われると、体中心温度の段階によってさまざまな症状が発生し、最終的には意識喪失・心肺機能停止による仮死・生理機能停止による死亡に至る。しかし逆に低体温状態には組織の代謝を低下させることによる保護的な作用もあるため、さまざまな応用が試みられている。

例えば、低酸素、外傷、出血などで損傷を受けた脳に対し、脳内の代謝を抑制し、神経細胞の壊死を防ぎながら、回復をめざす目的として、損傷後早期に、一定期間、体温（脳温）を32～34℃まで低下させる低体温療法を脳低温療法という。従来の治療では脳死に至ったと思われる患者が多数蘇生し、近年では心停止患者の治療にも応用されている。

軽度の低体温症（32～35℃）は、体温低下に対する生体反応（交感神経反応）が起こるために、血圧上昇や頻脈、シバリング（全身の震え）が生じる。

しかし、中等症（28～35℃）から重症になるとこのような反応は消失し、血圧が低下し徐脈となり、意識障害が進行する。

重症（28℃以下）では、まるで患者は「死んでいるように」見えることがある。

＊　＊　＊　＊

私たちの地球は昼間に太陽光のエネルギーを受け、そのエネルギーを蓄え、夜に放出する。地球環境はカオスの縁にあって、微妙なバランスを保っている。当然、脳も熱を発生させて、放出する一定に保たれる温度管理システムがあることは想像に難くない。

臨床的には、脳に停滞した熱を抜く治療がたいへん重要となる。とくに現代人のように、電車の中、家の中にかかわらず常にスマホを見て、いじっていると、脳は常に緊張状態にある。脳をクーリングできていないので、脳に熱が籠るのは当然であろう。

過緊張状態の脳に対して、第一にしなければならない治療は停滞した熱を抜くことである。鍼灸治療では、股関節部にある「居髎《きょりょう》」というツボがある。右の「居髎」で肝臓の熱、左の「居髎」で心臓の熱を抜くことができる。「居髎」で間接的ではあるが脳に停滞した熱を抜くことができる。直接的

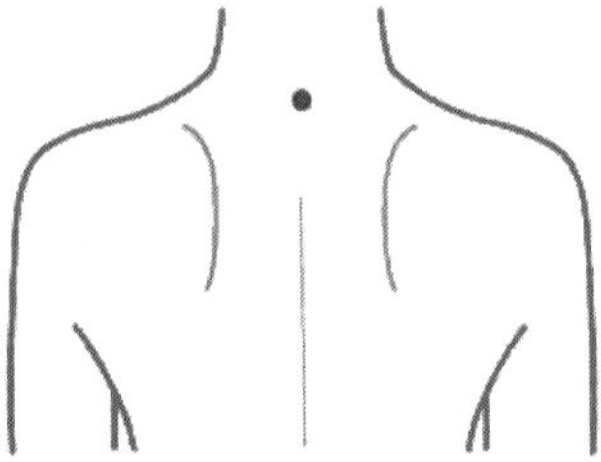

大椎

には、交感神経の過剰緊張を弛めるか、「大椎《だいつい》」で熱を抜くことができる。

脳脊髄液・末梢神経・リンパ（三つ巴となって動的平衡を保つ）

脳と脊髄は無色透明の脳脊髄液に浮かんでいる。脳の硬さから考えると、柔らかい豆腐が水中に浮いている構図となるであろうか。

脳脊髄液は、脳と脊髄を循環する無職透明の液体であり、脳や脊髄を浮かべ、衝撃から守るとともに、栄養補給や不要物質除去の役目をもつ。全量は150㏄ほどであり、一日数回入れ替わる。一日の産生量はおよそ500㎖、一日中休みなく作られるが、とくに寝ているときに多く産生される。

生理的条件下において、脳脊髄液は脳内毛細血管から吸収されて血液循環に戻るのに加え、脳脊髄から枝分かれした神経束（同一方向に走る多数の神経線維が集まって束になっている部分）内に存在する隙間から全身組織の細胞外腔にじんわりと漏れ出し、最終的にリンパ管に取り込まれる。リンパ管に吸い上げられた後、リンパ節を経て静脈角から大静脈へ灌流する。つまり、脳脊髄液の循環は血液循環やリンパ循環と三つ巴に密接に絡み合っているのである。

正常な脳脊髄液は水様で透明、比重は1・005〜1・009、タンパク量10〜40㎎／dl、糖50〜75㎎／dlである。脳室穿刺で得た脳脊髄液より腰椎穿刺で得た脳脊髄液のほうが比重が大きく、タンパク量も腰椎穿刺で得た脳脊髄液のほうが多い。

つまり、重力下において重いものはより下方へ、軽いものより上方へ引っ張られるので、脳脊髄液の循環は重力の影響を強く受けている。裏を返せば、重力を活用して脳脊髄液の循環は営まれている。その大きな役割を担っているのが、重力に最適応して球状になった仙骨である。

血管同様に、末梢の神経線維は網の目のように全身に、その末端にまで張り巡らされている。そして、その隙間から脳脊髄液がじんわりと漏れ出て、傍らのリンパ管に吸収される。もともとリンパは、血管から血液が組織に漏れ出た組織液がリンパ管に吸収されたものであり、リンパ管は漏れ出た液体を最終的に処理するために血液循環の後に作られた循環系である。

脳脊髄液・末梢神経・リンパは三つ巴になって、動的平衡を保っている。

脊髄から出て手足の末端に延びている末梢神経は、筋肉の動きに伴ってムチのようにしなって血液やリンパ、脳脊髄液の流れの停滞を防いでいる。しかし、局所に過剰な重力的ストレスや疲労が蓄積すると、動的平衡が崩れてプラスの電荷が溜まる。このプラスの電荷を感覚受容器が感知し、末梢神経を介して脳が痛みを感知する。それゆえ、例えば脊柱管狭窄症の要臀部から下肢にかけての痛みは、疼痛部に溜まったプラスの電荷を除去すると痛みは軽減すると推測される。

治療のヒントは、25年間続けている日々の鍛錬の中の「立禅《りつぜん》」にあった。「立禅」で重さを下方へと落とすと、足底から立ち上がってくる気エネルギーを感じ取ることができるようになってくる。よくよく内観すると、その気エネルギーは尾骨から仙骨の裏側へと向かい、腎臓を持ち上げ、そして頭頂へと抜ける。

筆者は、内観から得られた気エネルギーの流れから、仙骨と腎臓を共鳴させる治療を思い付いた。具体的には、腎臓を1・6水局させる。取穴するツボは、左右の「腎兪《じんゆ》」「三焦兪《さんしょうゆ》」「志室《ししつ》」と「長強《ちょうきょう》」もしくは「腰兪《ようゆ》」である。仙骨の「八髎穴《はちりょうけつ》」は、8個のツボすべてではなく圧痛で取穴する。仙骨治療の要諦は、5・10土局させることにある。ここができないと、仙骨の治療はたいへん難しい。

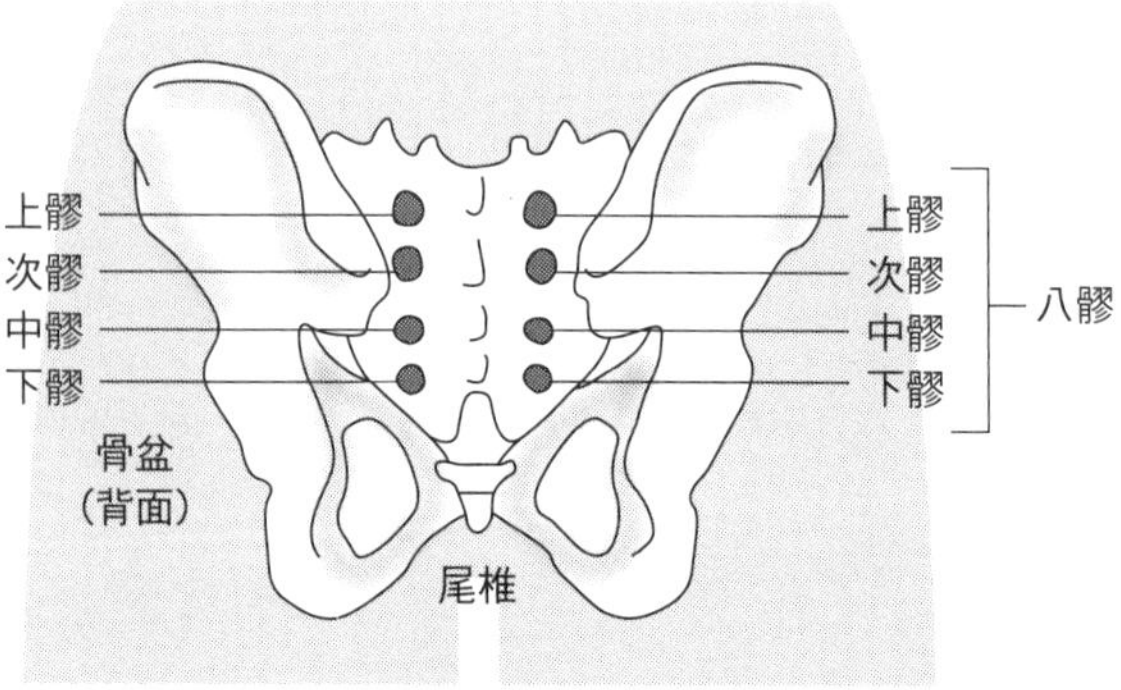

八髎穴

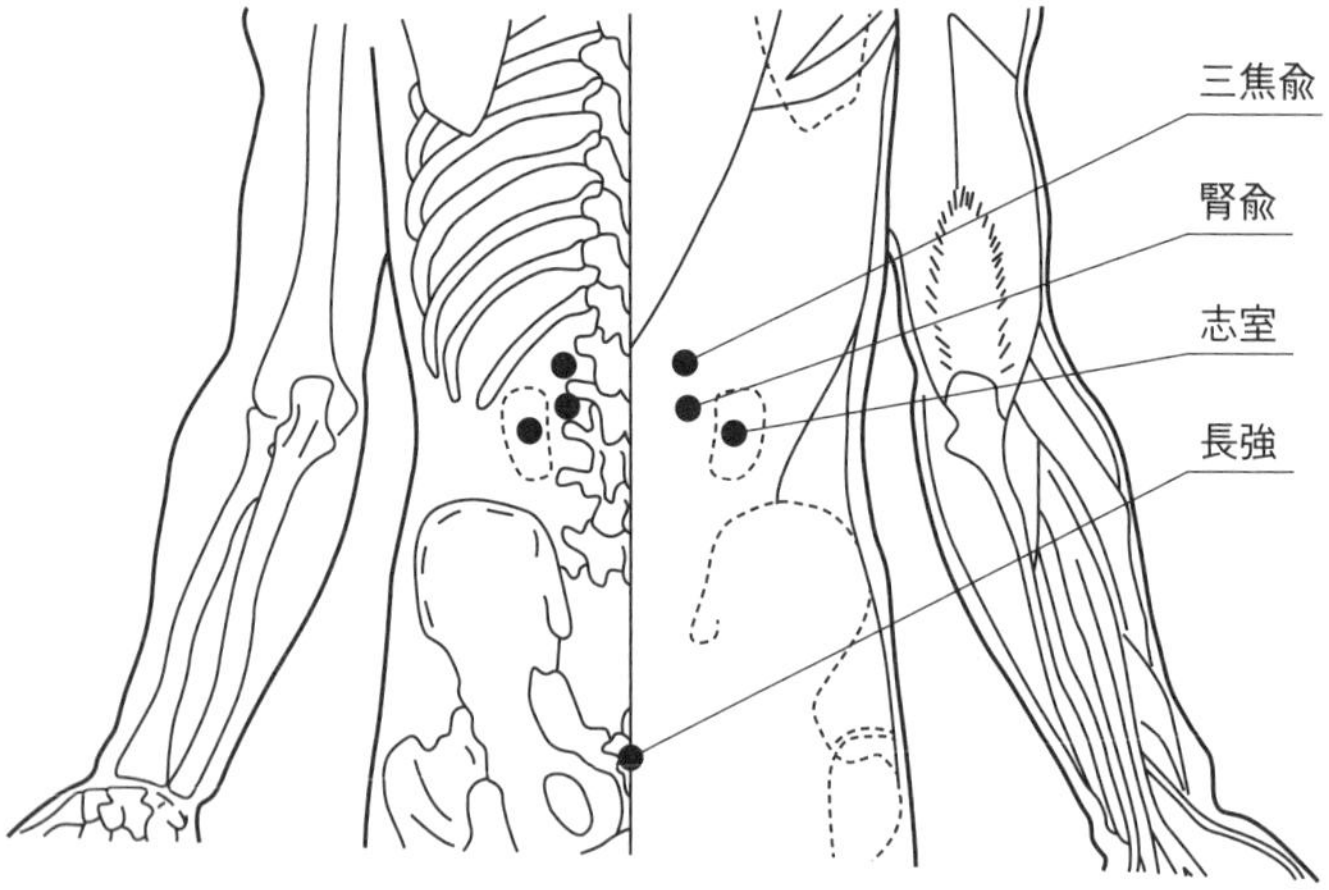

動画配信

PICK UP

Shocking History ～龍族を探して～ 第１回・第２回・第３回

衝撃のストーリーがついに解禁 !!

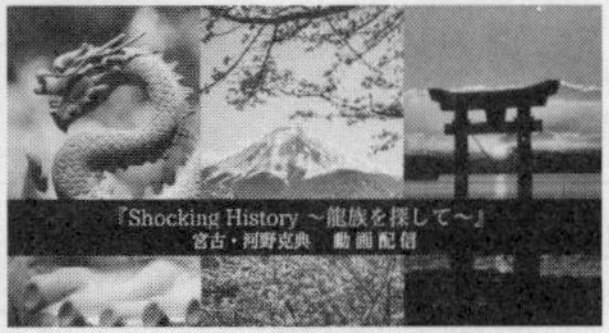

スピリチュアルカウンセラー・宮古さん＆常陸国ふしぎ探検隊隊長・河野克典さんご夫婦のナビゲートで、「名前が持つ本来の意味」が次々と明かされる！　誰も踏み込まなかった龍族の系譜や龍神の神社史をはじめ、シュメール、ミトラ（ミロク）、ゾロアスターから百嶋系図を複々立体分析！　この国の謎のすべてが明らかになる Shocking History。

出演：宮古、河野克典
価格：［第１回～３回］各3,000円、［第１回～３回セット］8,000円
収録時間：［第１回］119分、［第２回］113分、［第３回］128分

PICK UP

シリウス☆クリヤヨガレッスン 身体・メンタル・DNA を覚醒する 超古代叡智シークレットワーク

内なる才能を覚醒に導く叡智のワーク

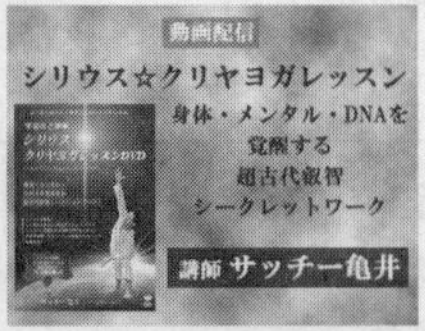

５万8000年前の名も無き地球に、突如シリウスより舞い降りた宇宙開闢神ヘルメストートからの叡智の光、それが「クリヤヨガ」。日本随一のクリヤヨガマスターであるサッチー亀井氏が、20以上の厳選ワークを通して、深遠かつパワフルなクリヤヨガの世界へナビゲート。クリヤヨガのシンプルながら有効的なワークは、心と身体のリラックスはもちろん、松果体・DNA・魂レベルで人間を活性化し、あなたの内なる本当の才能を覚醒に導きます。

出演：サッチー亀井
価格：3,666円　収録時間：100分

動画配信

超感覚的能力を開花！「タオの宇宙」を極める《心の法則編》

出演：千賀一生

価格：3,300円　収録時間：88分

超感覚的能力を拡大！「タオの宇宙」を極める《身体原理編》

出演：千賀一生

価格：3,300円　収録時間：64分

ー完全版ー楽園の舞 大自然に舞う《わの舞》の世界

出演：千賀一生

価格：3,300円　収録時間：104分

ハートの聖なる空間から生きる―― 『ダイヴ！ into アセンション』出版記念セミナー＆瞑想会

出演：横河サラ

価格：6,000円　収録時間：110分

フリーエネルギー版　宇宙にたった１つの神様の仕組み ［スロープレーン編］

出演：飯島秀行

価格：8,800円　収録時間：117分

日本人の味覚・食・健康は こうして破壊された！

出演：船瀬俊介、ケビン（中西研二）

価格：［第１～３部］各2,000円、［第１～３部セット］5,000円
収録時間：［第１部］57分、［第２部］61分、［第３部］47分

シャンプーの裏の裏の話
驚異の超醗酵液シャンプーCorede（コレデ）セミナー

講師：平舘 修

日時：2020年12月15日（火） 開演 11：00 終了 13：00
料金：1,000円（珈琲付）
※会場はイッテル珈琲（東京都新宿区神楽坂3－6－22 The Room 4階）となります。
※新型コロナウイルス感染拡大防止のため、ご参加の方はマスクの着用をお願いいたします。

「フルサウンドヴォイストレーニング 個人鑑定」

講師：中島由美子（日本声診断協会代表理事）

日時：2020年12月17日（木）
時間：10：30～21：35の間で9枠（鑑定時間はお一人60分）
料金：各30,000円

「風水氣学勉強会 基礎」

講師：豊田温資

日時：2020年12月20日（日） 開演 14：00 終了 16：30
　　　2021年1月17日（日） 開演 14：00 終了 16：30予定
料金：各36,813円
※会場は都内某所となります。ご参加者には3日前までに直接メールでご案内します。

あなたの手が気功師の手になる！
「氣」のセミナー

講師：森 昌夫

日時：2021年1月13日（水） 開演 13：00 終了 15：30
料金：7,700円

セミナー

ZOOM配信有 カバラと日本の神々の叡智で万能の扉を開く
生命の木覚醒お話会＆ワーク（仮）

講師：廣田雅美

日時：2021年1月16日（土） 開演 13：00 終了 15：00
料金：10,000円
※終演後に懇親会あり（別途料金、1時間程度）。詳しくはヒカルランドパークホームページをご覧ください。

ラーー族 アセンションヒーリング＆チャネリング講座
～全8回コース 2020年度～

講師：ラリア

日時：2021年1月23日（土）／2月20日（土）／3月27日（土）
時間：各回 開演 13：00 終了 17：30
料金：各23,000円
※筆記用具とミネラルウォーターをご持参ください。

【2nd シーズン】
ラーー族 アセンション音魂・龍のヒーリング
＆チャネリング 個人セッション

講師：ラリア

日時：2021年1月26日（火）／1月28日（木）／1月30日（土）／2月23日（火・祝）／
　　　2月25日（木）／2月27日（土）／3月30日（火）／4月1日（木）／4月3日（土）
時間：13：00～14：00／14：30～15：30／16：00～17：00の3枠。
料金：各28,000円
※会場はイッテル珈琲（東京都新宿区神楽坂3－6－22 The Room 4階）となります。

ZOOM配信有 ドクタードルフィン校長（88次元 Fa-A）の
オンライン学校講座－みろくスクール本編－

講師：ドクタードルフィン 松久 正

日時：2021年1月30日（土）／4月3日（土）／7月3日（土）
料金：96,300円（スタジオ特別参加コース）
※ZOOM配信によるオンライン参加は36,900円となります。
※時間、会場は未定。授業内容や料金は変動する可能性がございます。最新の情報はヒカルランドパークホームページにてご確認ください。

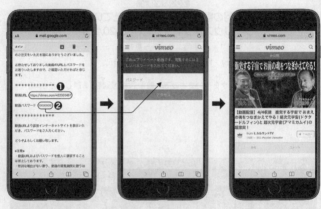

セミナー

『数霊 REIWA 体験セミナー』
深層意識のカルマを修正！

講師：吉野内聖一郎

日時：2021年1月31日（日）　開演 14：00　終了 16：00
料金：1,000円

ZOOM配信有

銀河の叡智で艱難辛苦を超えていけ
☆シリウスクリヤヨガ祀り 2020/2021

講師：サッチー亀井

日時：2021年2月6日（土）　開演 13：00　終了 15：00
料金：12,000円
※軽く身体を動かすワークを行いますので、動きやすい服装でお越しください。

ヒカルランドパーク
JR 飯田橋駅東口または地下鉄 B1出口（徒歩10分弱）
住所：東京都新宿区津久戸町3－11 飯田橋 TH1ビル 7F
電話：03－5225－2671（平日10時－17時）
メール：info@hikarulandpark.jp　URL：http://hikarulandpark.jp/
＊会場は記載のあるものを除き、すべてヒカルランドパークとなります。
＊ZOOM 配信によるオンライン参加については、ヒカルランドパークホームページにてご確認ください。
＊ご入金後のキャンセルにつきましては、ご返金はいたしかねますので、予めご了承ください。

新型コロナウイルスによる情勢、その他事情により、各セミナーは延期や中止、または動画配信・オンライン参加のみに変更になる場合があります。予めご了承ください。最新の情報はヒカルランドパークホームページにてご確認いただくか、お電話にてお問い合わせください。

セミナー

PICK UP

エネルギーマスター光一プレゼンツ！
2021年新春大盤振る舞い企画！
光に目覚めて生きる！ 多次元調整21

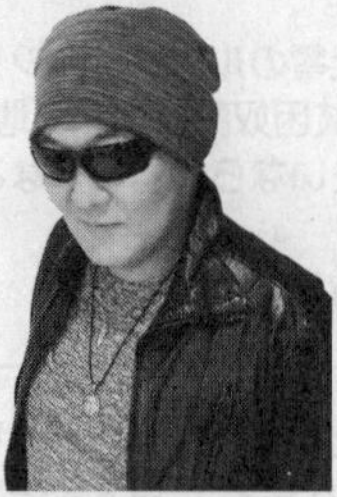

講師：光一

2021年は、外側の情報に巻き込まれて生きるのではなく、自分の内側の光をよりどころとし、自分軸で生きることが大変重要な年。光一さんの新刊『エンライトメント・サイバネティクス』の出版を記念したこのワークショップでは、光一さんと一緒にエンライトメントを生きるゴール設定を完了させていきます。

光一さんの真骨頂、瞬時のエネルギーリーディングとエネルギーパターン書き換えダウンロードも合わせ、グループエネルギーがダイナミックに、多次元的に動きまくります。

新年に、内なる光に目覚めて生きている状態をエネルギーレベルでセットして、覚醒していく瞬間を驚きと喜びで迎え入れましょう。

日時：2021年１月10日（日） 開演 13：30 終了 16：30
料金：30,000円

動画配信

坂の上零のルシファーシリーズ『第１回 これから起きること それは、職業消滅社会です！ この世界でのサバイバル方法を告げます！』

出演：坂の上 零

価格：5,000円　収録時間：214分

坂の上零のルシファーシリーズ
『第２回 崩壊する貧困奴隷社会から地上天国を創る方法
未来に希望を見出したいなら「君、聖なる人になりなさい！」』

出演：坂の上 零

価格：5,000円　収録時間：189分

坂の上零のルシファーシリーズ
『第３回 日本の敵は なんと！ 日本政府になってしまった！』

出演：斉藤新緑、坂の上 零

価格：8,000円　収録時間：200分

ソマチッドファン必見！ 前代未聞の衝撃映像公開！
宇宙よりも深い癒し☆驚愕のミラクルソマチッドセミナー

出演：勢能幸太郎

価格：5,000円　収録時間：102分

エナの超シンプルな生き方　Step 1

出演：内山エナ

価格：7,700円　収録時間：75分

宇宙意識につながる覚醒セミナー

出演：中西研二（ケビン）、宮井陸郎（シャンタン）

価格：12,000円　収録時間：137分

脳・水・麻酔（アクアポリンの秘密）

ライナス・ポーリングは1952年、ボストンでの講演会で、キセノンが効果的な全身麻酔薬であるという話しを聞いた。キセノンは不活性ガスで安定した物質であり、どんな物質とも化学反応を起こさないはず。不思議に思ったポーリングは、その疑問を何年か心の内に抱え続けていたが、ある仮説を思いついた。それが「水和性微細クリスタル説」である。麻酔薬は水分子と水分子とをくっつきやすくしていると考えたのである。

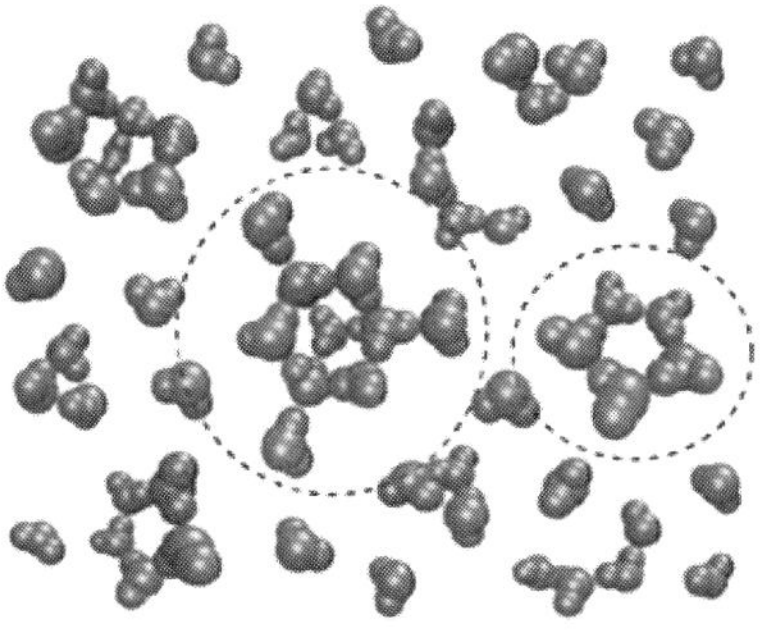

水分子のクラスター形成

全身麻酔効果のある薬剤が水のクラスター形成を安定化して、そこに小さな結晶水和物を作りだしていると考えた。そして水分子と水分子がお互いにくっつきやすい状態を作ることが、全身麻酔の機序であると主張した。それはまた臨床医によく知られている全身麻酔薬の大気圧依存性をも、うまく説明できるものであった。

fMRIを用いた脳神経学で新潟大学名誉教授・脳研究所特任教授・中田力は、ポーリングの「水和性微細クリスタル説」から「人間の意識がある」という状態が、脳の水分子が示す何らかの現象と関係があるのでは？　と推測した。人間の意識の根源が脳の中の水分子のふるまいに依存しているのでは？　と考えたのである。

［脳内の水、アクアポリン］

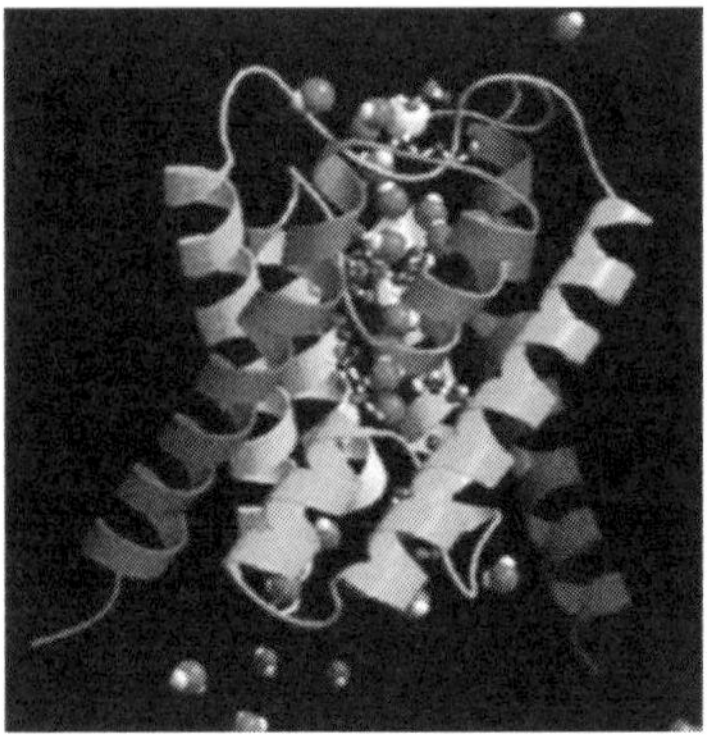

アクアポリンの分子図

体内では、一日に180ℓもの体液が腎臓でろ過されているが、大半の水分は再び体内に吸収され、尿として体外へ排出されるのはわずか1・5ℓに過ぎない。再吸収される際には細胞膜を透過する必要があるが、細胞膜は水を通しにくいため、大量の水を吸収するための、何らかの「水の通り道」が細胞に存在すると考えられていた。そして、1992年に発見されたのが「アクアポリン」である。

アクアポリンは「水の穴」という意味で、タンパク質でできている。このタンパク質が細胞膜にごく小さな穴を開け、脂の細胞膜を通して水だけを選択的に出し入れしている。アクアポリンの穴の直径は3オングストローム。水の大きさが2・8オングストロームなので、水より大きなものは通れない。アクアポリンの中では、水分子とタンパク質の中のアミノ酸が水素結合をすることで、一瞬水が気体になり、水分子が1個ずつ、1秒間に数十億個の水分子がすさまじい速さで通り抜けていく。このような穴が、細胞にはたくさん空いている。

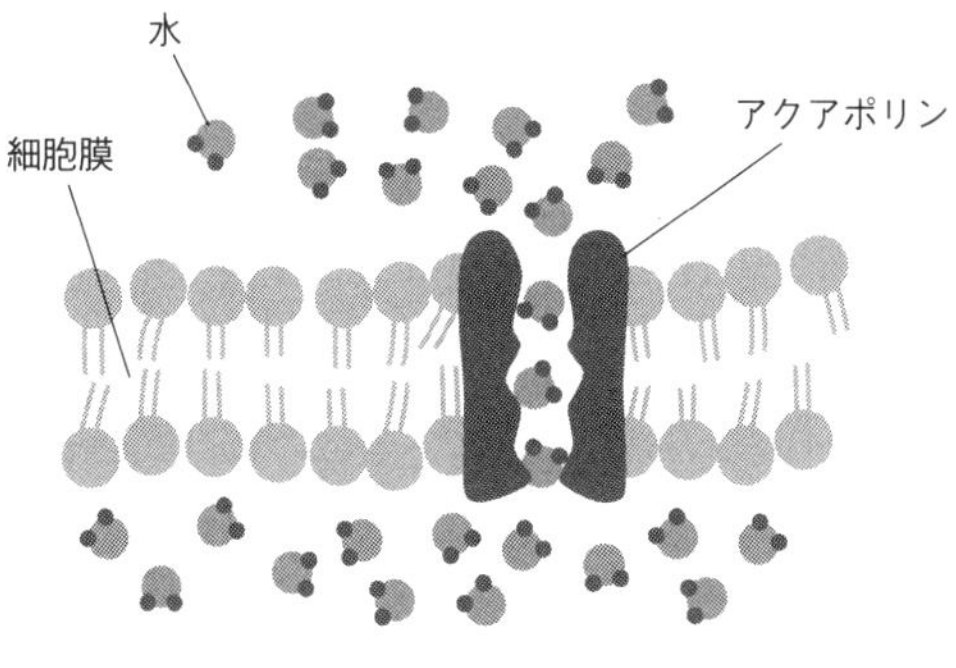

アクアポリン、細胞膜、水の模式図

人間の体では、腎臓、消化管、目、皮膚、脳など、体中の細胞からアクアポリンが見つかっている。例えば、肌の潤いが保たれているのも、皮膚の細胞膜に大量のアクアポリンがあるからである。

アクアポリンは、現在までに13種類見つかっている。脳にはアクアポリン4（ＡＱＰ４）が多く分布し、脳の細胞の中の水はアクアポリン4をよく通す水である。

中枢神経系で発現しているアクアポリン4は視神経脊髄炎や脳浮腫の病態との関連が明らかとなり、臨床的にもその重要性が認識された。さらに脳のリンパ流にも関与していることから、神経変性疾患や精神神経疾患との関係も指摘されている。

また、脳内のアクアポリンは近年、脳にとって不要なものを、脳の中から外へ捨てる役割があるのではないかといわれている。アクアポリン4の働きを抑えてしまうと、脳内老廃物を排出する働きが悪くなることが知られている。脳内老廃物を排出する働きを抑えてしまうと、血管の周りにアミロイドβという物質が蓄積すると考えられている。これは、アルツハイマー病の原因物質である。本来であれば、不要なものとして、アクアポリン4の働きによって脳の外に捨てられるべきアミロイドβが、アクアポリン4が働かないために、血管の周りに溜まってしまったのではないかと考えられている。

しかし、脳内の水の循環は脳だけで成立するものではない。体全体で水の循環は調節されていると考えるのが自然であろう。東洋医学では、「腎が水を主《つかさど》る」とある。つまり、体内の水の循環の総元締は腎臓と考えられる。脳内の水の振る舞いを、脳だけで捉えることはできない。今現在、哺乳類が持つアクアポリンは13種類が知られており、その内の半数近くの6種類は腎臓にあることが知られている。そう遠くない将来、脳内のアクアポリン4の働きと腎臓のアポリンとの関係が明らかにされるに違いない。

腎臓については別の項に譲るが、水と一言で言っても水にはいろんな水がある。小川、海の波、雨、沸騰する水、さらには地下を流れる水もある。ＮＡＭ治療において、今現在、治療に使う音は１００種類ほどあるが、その中の半分以上は水に関連する音である。ちなみに、脳と密接に関連する水は、単なる水ではなく土局した水である。

皮ごと食べられる奇跡のバナナ

「皮ごと食べられるバナナ」は、田中節三氏によっておよそ40年の歳月をかけて作られたまさに奇跡のバナナである。南国のバナナを岡山の寒い冬でも育つようにするために、30℃からマイナス60℃まで１８０日かけて冷却した。一日あたり０・５℃ずつ下げる。以下にその概略を記す。

バナナの根にある成長細胞をマイナス60℃まで凍結

←

解凍後に、細胞壁に酵素（セルラーゼ）を加えて分解し、細胞壁のない、むきだしの細胞（単離細胞）を作る。

←
滅菌した容器のなかで培養すると、カルスという細胞のかたまりができる。DNAから発生したRNAがどんどんタンパク質を作り、カルスになる。カルスにホルモンを加える。芽を出すホルモンがオキシトシン、根を出すのがサイトカイン。

←
細胞のかたまりから芽と根が出てきて植物体になる。

バナナの苗を凍結して解凍させることによって、バナナの特性が変化する。その理由は、使われていなかったジャンクDNAの中から、RNAが遺伝情報を引っぱり出したからである。つまり、過去から延々と受け継いできた能力が引っ張り出されたから——真冬の岡山で熱帯のバナナができた！　——という奇跡が起こった。

4・9金局　国之常立神（ジャンクDNAから遺伝情報を引っ張り出す原理）

田中節三氏によって開発された「凍結解凍覚醒法」で作られた「皮ごと食べられる奇跡のバナナ」に、がん細胞のDNAを書き換えるという画期的ながん治療のヒントがあった。

要は、ジャンクDNAの中からがん細胞を自然退縮させる遺伝情報を引っぱり出せば事足りるということだ。

細胞のDNAを書き換えるのに、一番厄介なのがヒストンである。ヒストンという頑固で融通の利かない門番を破壊するまで温度を下げて細胞を凍結させると、残るのはただDNAだけとなる。そのDNAにエネルギーを供給するとRNAがどんどん出てくる。ヒストンの縛りから解放されたRNAは、容易にジャンクDNAの中からがん細胞を自然退縮させる遺伝情報を引っぱり出す。RNAは遺伝情報伝達物質に他ならない。

凍結させてジャンクDNAから遺伝情報を引っ張り出す原理、それが4・9金局である。

4	9	2
3	5	7
8	1	6

9数盤

ここが分かると、艮の金神、祟りがあるとされる鬼門（東北）の方位に封じ込められた国之常立神へと繋がった。9数盤における「2・5・8」の斜めの軸である。この軸は霊性を表す。

三《さん》才《さい》では、1・4・7は人、2・5・8は地、3・6・9は天を意味する。三才とは、天・地・人の3つの才（働き）をあらわす言葉である。転じて、宇宙の万物を表す言葉とされる。
教派神道系の教団である大本教では、祟り神として非常に怖れられた国之常立神は実は正しい神であり、悪神たちの手によって封じ込められた。そして、正しい道理がまかり通らないどうにもならなくなった世の中を立て替え、立て直しをするのが国之常立神のお役目である。この大本教の言わんとする国之常立神のお役目は、身勝手に細胞分裂を繰り返し正常細胞を浸潤、破壊するがん細胞のDNAを書き換えて、がん細胞をアポトーシスさせる4・9金局のがん治療と相似になっている。

極寒の地に封じ込められている国之常立神は、狭い牢獄の中で寒さに打ち震えている。何人もその牢獄には近寄れない。万一近寄ることができても屈強で融通の利かない門番によって簡単に撥ね除けられてしまう。こんな状況下で、国之常立神を牢獄から救い出すにはどうすればよいのか？

それが、マイナス60℃という生命維持限界にまで温度を下げることである。そうすれば、頑丈な牢獄や屈強で融通の利かない門番などすべてが破壊され、消滅する。残されたのはマイナス60℃にも耐えられる国之常立神ただ一人となる。晴れて自由の身となる。細胞レベルで言えば、国之常立神はジャンクDNAとなる。そして、悪神たちの悪だくみで封じ込められたのではなく、現状では要らなくなったから一時的に保管庫に保管されたとなる。来たるべき必要になったときに、条件が合えば取り出せるようにするために。

4・9金局は、4数と9数が化学反応を起こして7数の金の作用をもつ。ちなみに、4数は情報、風、流通。9数は熱、精神、頭、脳、がん等といった意味がある。7数の金の作用には、栄養・脂肪、作物の収穫などの意味がある。また、7には固まる意味がある。例えば、水が固まると氷になる。それゆえ、7は氷、氷結、凍結をも意味する。

4・9金局の秘密は、9数理盤の2・5・8にある。霊的な意味合いをもつ。ちなみに、上下軸の1・5・9は精神、横軸の3・5・7は肉体、斜めの軸の4・5・6は情報である。9数盤の1・2・3・4・5・6・7・8・9を、いかにして7つにするか。ここに4・9金局の秘密が隠されており、凍結する理由がある。つまり、凍結させて2・5・8を中心に封じ込めるのである。

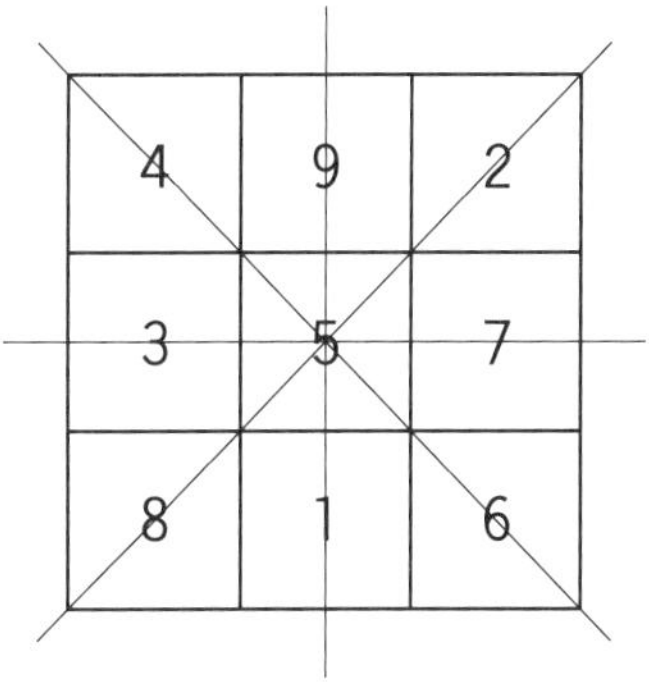

9数理盤

ちなみに、丸山ワクチンもまた4・9金局の原理で、がん細胞の周辺にコラーゲンを増殖させてがん細胞を囲い込んでその進行を防いでいる。

がん細胞が熱に弱いことはよく知られており、現代医療の現場ではがん患者に対して温熱療法（ハイパーサーミア）が盛んに行われている。ドイツのブッシュは、丹毒に冒され高熱を発した患者のがん細胞が自然消滅したことを１８６６年に報告している。感染すると高熱を出す数種類の細菌を、わざとがん患者に注射する治療まで過去にはあった。

一方、がん細胞を冷却するという発想は、最先端のがん研究においても皆無である。植物と違って、人体をマイナス60℃にまで冷却して凍結させるという治療自体が現実的ではない。まして、そこからがん細胞のＤＮＡを書き換えるなど誰も想像すらできないであろう。

しかし、音とツボを使った筆者が独自に開発したＮＡＭ治療ではいとも簡単にできる。ちなみに、がん細胞は9数で表記される。凍結した後に、どのようにしてジャンクＤＮＡを引っ張り出してがん細胞のＤＮＡを書き換えるのか？　４・９金局の真の意味を理解できると、決して不可能ではないと筆者は考えている。今現在、検証中である。

『僕は、死なない』（ＳＢクリエイティブ）の著者刀根健氏は、ステージ4の肺がんと診断され、あらゆる代替治療を試みたが、その甲斐《かい》なく、脳や骨、肝臓、腎臓、両目にも転移。知人の紹介で訪れた東大病院で「治療を開始しなければ、いつ、呼吸が止まってもおかしくない」と宣告されて、観念して入院。323日の入院で、無事に生還する。

筆者が面白いと感じたのは、その心境の変化である。

「宇宙は神々が遊ぶために作った遊び場。神の子である僕たちは、記憶を消されてこの地上に降りたんです。なぜなら、自分が神様だと知っていると、初めから解答を知っているゲームのようでつまらないから」

ちなみに、がんになる前は昼夜兼行、ストイックに動き続けていたとのこと。この心境の変化もまた4・9金局と言えるであろう。しかし、中心の核に封印されているかたまりを溶かすことはそう簡単にできるものではない。

第四章

腎臓［脳と交信するナノ領域の臓器］

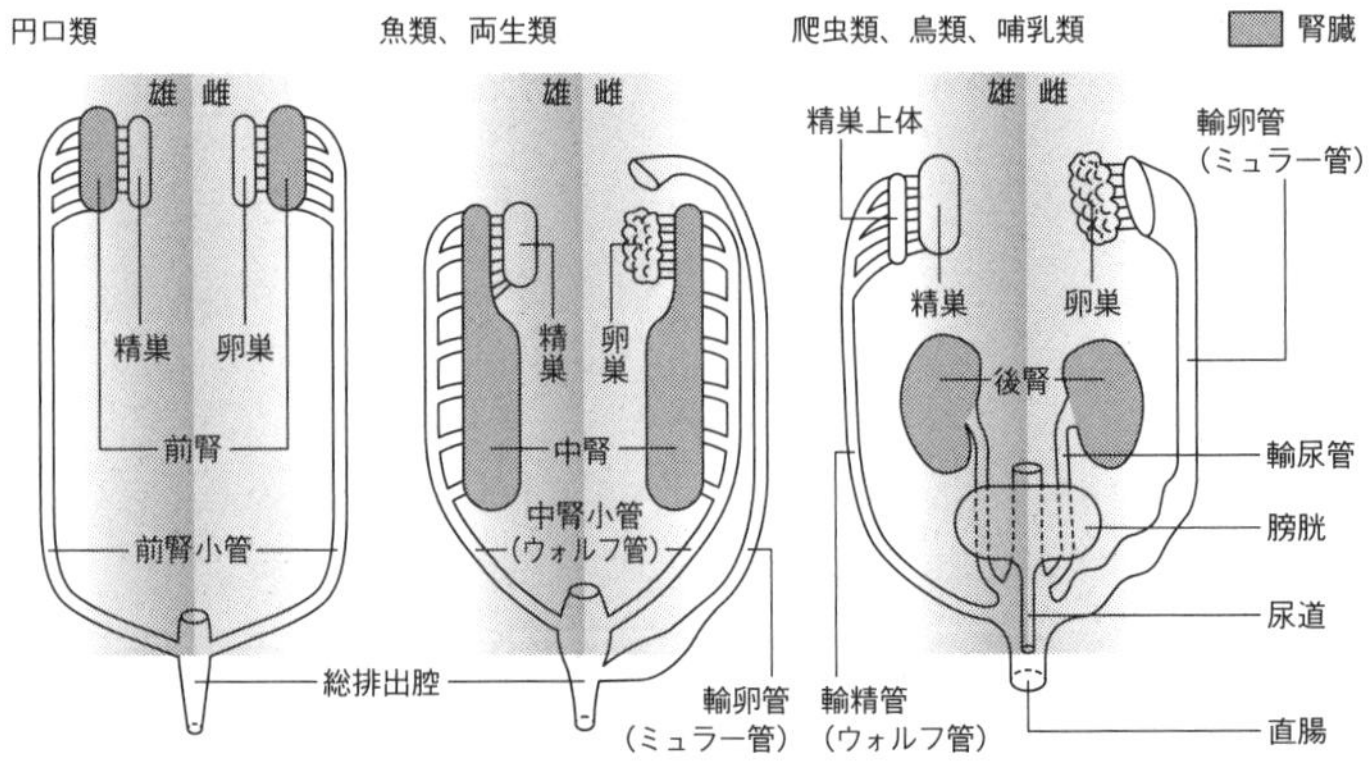

前腎・中腎・後腎

系統発生学的に腎臓を捉える（静脈性から動脈性へ）

腎臓の治療がたいへん難しいのは、治療家なら誰でも実感をもって認識している。なぜ、腎臓の治療はこうも難しいのであろうか？　その理由はどこにあるのであろうか？

腎臓を理解するその第一歩として、系統発生学的に腎臓を捉えてみる。そうすると、腎臓には前腎・中腎・後腎があり、今の私たちの腎臓は後腎であることが分かる。

背骨を身体の軸とする脊椎動物は約5億年前にヤツメウナギの祖先から生まれた。原始的な姿を

レイシセンダン葉のど飴

商品価格：4,860円（税込）

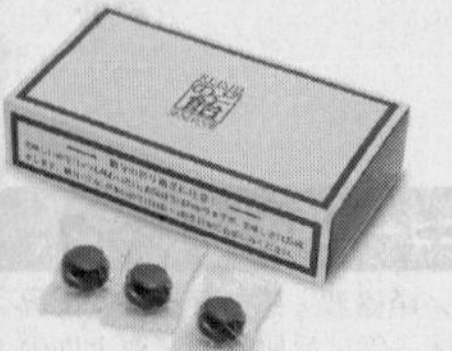

口腔内は体内へ続く大切な玄関口です。少しでも喉に違和感を感じたらおすすめしたい、霊芝とセンダン葉のダブルパワーのど飴。霊芝の苦さに、センダン葉のハーブの味を合わせた「甘苦い」新しさです。免疫にかかわる機能を活性化するというβ-グルカンを含む霊芝に、昔から様々な面で生薬として用いられるセンダン葉の成分が、体外から入る幅広い脅威に対して予防となるでしょう。

口内炎やインフルエンザになりやすい方、からだが弱い方は風邪の時にもおすすめです。舌下に置いてゆっくりと溶かし、口腔内に膜を張るようにしてお召し上がりください。上気道に成分が滞在するので、より、予防に期待できます。

※特許取得品（特許第5578646号）

※日本食品分析センターによる独自のウイルス不活化試験において、驚きの数値が確認されています。試験ウイルスはインフルエンザウイルスＨ１Ｎ１（財団法人日本食品分析センター　第209040684-001号）

内容量：１箱60g（４g×15個）／原材料：水飴、グラニュー糖、黒糖、ハチミツ、霊芝エキス末、霊芝黒焼粉末、香料、センダン葉エキス末、ビタミンＣ

氣力シール

商品価格：陰陽10枚 3,300円（税込）／あうわ１枚 1,650円（税込）／
つぼ１枚 1,100円（税込）

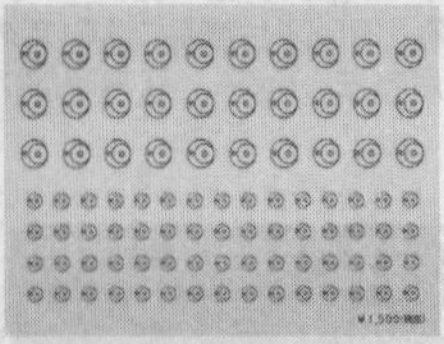

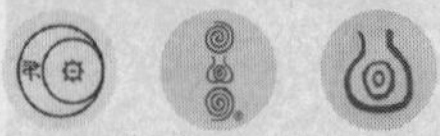

陰陽　　あうわ　　つぼ

古代日本に花咲いた神代文字の文化に見られるように、この国には言霊の力を健康維持や不調の回復に用いてきた特有の歴史があります。そこで、この時代の言霊のパワーを現代にもお手軽に活用できるようシールにしました。貼るだけの微小な刺激でも指圧の代用になり、不調を感じる部位に貼るだけで効果が期待できます。神の座席図を表すとされるヲシテ文字の「フトマニ方陣円」の中心となる文字からとった「あうわ」「つぼ」、中国の易学で使われる陰陽思想を基に独自開発されたオリジナルマークの「陰陽」、計３種類をご用意しました。開発はメディアでも活躍する生薬や微小循環の研究者で、気功にも精通している森昌夫先生。先生のご厚意により、ヒカルランドパーク特別価格でのご提供となります。

共通サイズ：15.8㎜×10.8㎜

ハイパフォーマンス水素カルシウムサプリ

商品価格：15,000円（税込）

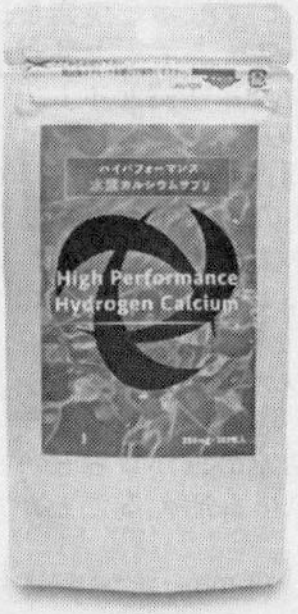

ソマチッドの魔術師の異名を持ち、数々のユニークなソマチッド製品を世に送り出している、施術家・セラピストの勢能幸太郎氏が自信を持って発表したサプリメント。体内環境の最適化に欠かせない超微小生命体・ソマチッドと善玉カルシウムをたっぷりと含んだ北海道八雲町産「八雲の風化貝」に水素を吸蔵させたこのサプリは、溶存水素量最大1565ppb、酸化還元電位最大－588Vと高濃度の水素を長時間体内で発生し続け、細胞内のミトコンドリアでエネルギーを産生する水素が持つ働きをソマチッドが補完し、その相乗効果により効率的に体を元気にします。太古の叡智が詰まったソマチッド＋カルシウムと水素の共演による超パワーで、丈夫でイキイキ、若々しい体づくりをサポートします。

内容量：180粒／原材料：水素吸蔵カルシウム（国内製造）、パパイヤ抽出物、米麹粉末／貝カルシウム、ショ糖脂肪酸エステル／使用目安：１日６粒（朝晩３粒ずつ摂るのが理想的です）

Swattoko（スワットコ）

商品価格：各7,700円（税込）

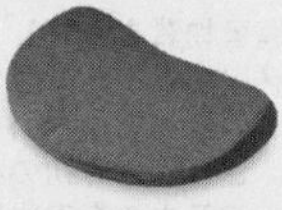

スタンダードタイプ

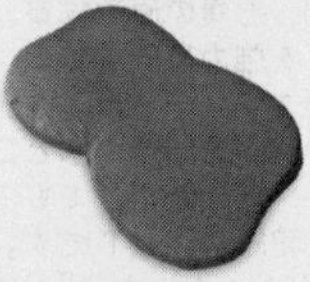

ゆったりタイプ

日本人の１日に「座って過ごす時間」は、世界で一番長い平均7時間。良くない姿勢で長時間過ごすと、背中や腰に負担がかかり、骨盤が歪んでしまうことも。「猫背」は肩こりや腰痛、消化機能の低下など。「反り腰」はむくみや慢性的な腰痛、〝ぽっこりお腹〟など、あらゆる不調に繋がります。理想的な座り姿勢は、骨盤の中央にある「仙骨」が立つ状態ですが、これを維持し続けるには根気強く癖づけるしかありません。A４サイズ、250gというコンパクトさでありながら、「Swattoko」はただ座るだけで仙骨が立つマットです。老若男女問わず、座り位置もその日のコンディションや用途によって自由にお使いいただけます。移動中の乗り物やオフィス、観劇の座席や旅行先にも携帯可能なので、生活にフィットして無理なく理想的な座り姿勢を癖づけることができます。乗り物で長時間移動する際や、お尻にゆとりが欲しい方は、ゆったりタイプがおすすめです。

サイズ：幅340㎜×奥行215㎜×厚み約14～24㎜／重量：［スタンダードタイプ］約250g［ゆったりタイプ］約280g（※マット本体のみ）／材質：［カバー］ポリエステル100％、［マット］黒：クロロプレンゴム、黄：EVA樹脂

シリカエナジー

商品価格：50mℓ 4,320円（税込）／500mℓ 43,200円（税込）

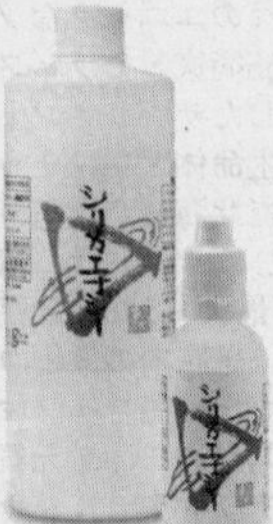

水晶に炭を加えて高温加熱し、炭酸ガスとして酸素と炭素を逃がして生成されたシリカを、九州屈指のパワースポット高千穂の麓、霧島神宮付近の地下144mから汲み上げた「始元水」の中で天然熟成させてつくられた、エネルギーの高いシリカ水です。シリカは人体の組織同士を繋ぎ、骨や臓器、血管、皮膚、爪など多くの部位に含まれる必須ミネラル。体の若々しさである柔軟性・弾力性にもかかわり、欠乏すると体は酸化し免疫力も低下してしまいます。さらに、シリカはメラトニンを分泌するので、体内時計を調整している脳内の松果体（第3の目）も活性化。人間にとって欠かせない元素なのです。「シリカエナジー」のシリカは、超細粒子化されているため浸透力が抜群に良く、濃度も5760mg／L。無色透明で無味無臭なので、お水のほかコーヒーやスープに少量入れたり、お料理や炊飯の際にも加えることができます。

名称：水溶性珪素含有食品／栄養成分表示（1000mlあたり）：シリカ（水溶性珪素）5760mg、カリウムイオン403.0mg、サルフェート38.4mg、カルシウムイオン32.6mg、ナトリウムイオン14.8mg、マグネシウムイオン7.0mg（試験依頼先：社団法人鹿児島県薬剤師会試験センター）／使用目安：コップ1杯（200cc）に対し、5～10滴を飲料水に入れて1日4回以上を目安にお召し上がりください。

LED 光触媒和紙スタンド

商品価格：55,000円（税込）

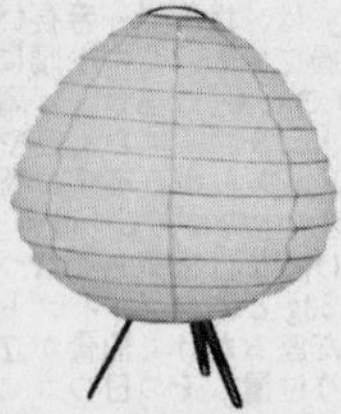

太陽や蛍光灯の光を当てるだけで、有害物質を分解し、除菌・消臭ができるという、酸化チタンによる光触媒の化学反応作用が報告されています。この作用をより引き出すため、酸化チタンを微細粉末化。さらに世界初の和紙にすき込む試みで表面積を増やし、空気中の有害物質をより多く吸着・分解することができるようになりました。この和紙は、大腸菌などの菌類、悪臭の原因物質、大気汚染物質ホルムアルデヒドなどを強力に分解します。その和紙を使った「LED 光触媒和紙スタンド」は、内側から光を当て続けることで、電球の熱が分解後の水と二酸化炭素の放出を助け、空気の浄化がさらに早まります。インテリアとしても白色の程よく柔らかい光を放ち、和室・洋室どちらにも似合う和紙スタンドです。使用しているお客様からは、「気になっていたペットの臭いがなくなった」「人体にも無害で安心」という好評の声が。アルコールなどを使わず除菌・消臭ができる、画期的なアイテムです。

サイズ：高さ47cm×縦34cm×横34cm／重量：470g／付属：電源コード、LED ライト、光触媒和紙スタンド

【CD】AWAHULA《あわフラ》

商品価格：1,650円（税込）

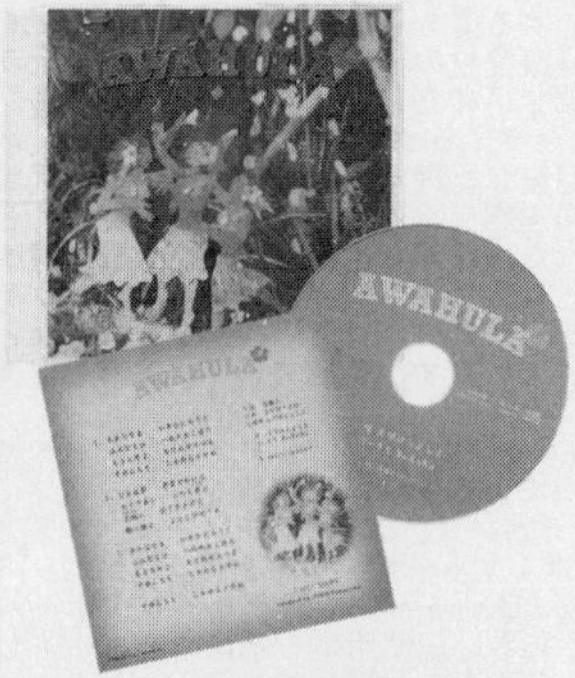

●曲・詞：須彌子（SUMIKO!）
●編曲・歌：えびはらよしえ

「あかはまな　いきひにみうく　ふぬむえけ……」48音の原子であるオトを、一番良いめぐりに並べた、日本の神代の言霊「あわうた」。その「あわうた」を、SUMIKO! さんがハワイのフラのイメージで作詞・作曲しました。「あわうた」は、まさに今、この日本に必要な「一人ひとりの魂の自立」のために、先祖たちが残してくれたものです。一人ひとりが心身に巡らせることで、宇宙の法則をキャッチできる〝柱〟となります。ウクレレを奏でながら歌うのは、魂の歌声を持つ故・えびはらよしえさん。この曲を聴くと、体と心とタマシイが整います！あなたと、あなたの大切な人たちに、どうぞこの曲を聴かせてあげてください。

セルフォ（セルフ・オーリング・テスター）

商品価格：3,850円（税込）

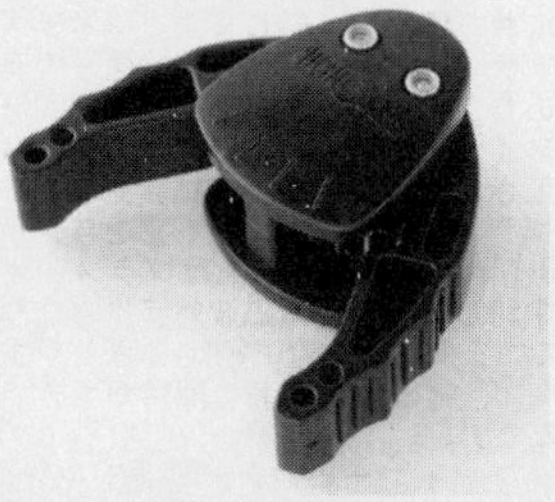

オーリングテストって知ってますか？2本の指で丸い輪を作り、相手も指で丸い輪を作って、その相手の丸い輪を引っ張り、輪が開くかどうかで様々なことを判断する、代替医療の診断法として医学界でも認められたテストです。従来は二人でテストしていたこの方法を、「セルフォ」なら一人でできます。
どこへでも持ち運びできるサイズで、使用する人の握力に応じて使い分けできる3段階設定。カラダのツボの場所や、薬・化粧品などを買う時に自分に合うものはどれかなど、気軽に試すことができます。さらに使いこなせるようになれば、人との相性や未来予測など様々なことに応用もできます。

11−1（イチイチのイチ）

商品価格：1箱2g（粉末）×30包　9,612円（税込）
3箱セット　27,000円（税込）

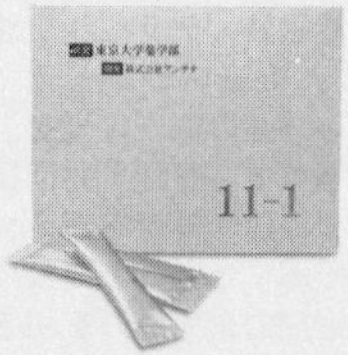

「11−1」は、東京大学薬学部が長野県の古民家にあった「ぬか床」から発見し、他の乳酸菌やブロッコリー、フコイダンよりはるかに高い免疫効果が測定されたという、新しい乳酸菌です。フリーズドライされた死菌状態で腸に届き、胃酸や温度の影響を受けず善玉菌の餌に。さらにグァー豆と酒粕を加え、腸内環境を最適なバランスへと整えます。普段の生活の中で弱りがちな「免疫力」を強化して、感染症の予防や肉体の老化予防に。
原材料：グァーガム酸素分解物、殺菌乳酸菌［デキストリン、乳酸菌（＃11−1株）］酒粕発酵物、食用乳清Ca／お召し上がり方：1日1〜3包を目安に、水に溶かすかそのままお召し上がりください。牛乳、ヨーグルト、ジュースや温かい飲み物、お料理に混ぜても働きは変わりません。／添加物不使用

11−1をご購入の際はヒカルランドパークまで、お電話ください。インターネットによる販売はお受けできませんので、ご了承ください。

ASABANリネンガーゼマスク

商品価格：1,980円（税込）

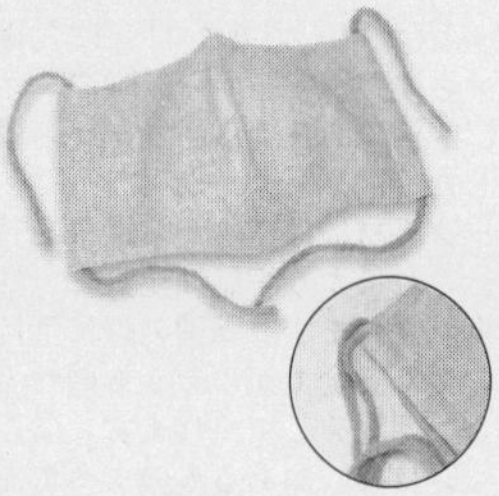

寛政4年（1792年）より続く神戸・播州織の技を受け継いだ、門脇織物株式会社の人気亜麻（リネン）ブランド「ASABAN」から、肌に優しいリネン素材のマスクが生まれました。赤ちゃんのおくるみ用に開発した柔らかい生地で、リネン100％（表）とコットン100％（裏）の2重平織りガーゼを2枚合わせて縫製しています。亜麻織物はとても丈夫で水分の吸収・発散が早く、速乾性や保湿性に優れ、衛生的。一日中着けても蒸れにくく疲れません。水通し加工だけを施し、紐部分もリネン90％で編まれているので、化学繊維のマスクやゴム紐が苦手な方におすすめ。立体的なデザインで顔にしっかりフィットします。暑い季節には特に重宝するでしょう。
素材：［マスク］麻（リネン）100％、コットン100％［紐］麻（リネン）90％、ポリエステル9％、ポリウレタン1％／サイズ：縦13cm×横21cm／カラー：ナチュラル
※一枚一枚手で裁断、縫製していますので、多少サイズが異なる場合があります。

テラヘルツ波健康サポーター「ナチュレビューティー・膝サポーター」

商品価格：20,900円（税込）

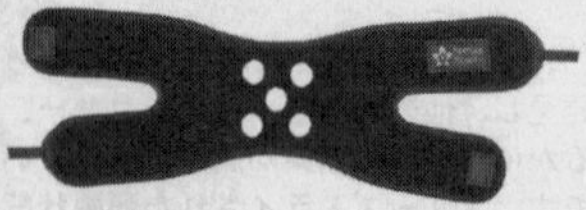

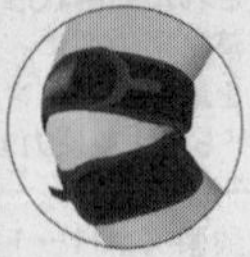

高純度のケイ素が主体となったテラヘルツ鉱石から発する電磁波・テラヘルツ波を用いた大人気「ナチュレビューティー・シリーズ」から、膝の悩みに光を当てたアイテムの登場です。毎秒１兆回振動する周波数を放つ、遠赤外線を超えて体の深くまで伝わる透過性を持つ、熱伝導にたいへん優れている、といった性質で、体本来の自然治癒力や免疫力を引き上げます。膝の痛みにお悩みの方、日頃立ち仕事などで膝を酷使している方などにおすすめです。

サイズ：M（膝上周囲約36cm）、L（膝上周囲約47cm）／素材：ナイロン、圧縮ウレタン／男女兼用／テラウェーヴ加工済／日本製

※1点となります。両膝装着をご希望の方は２点ご購入ください。※汚れがひどい場合は、40℃以下の水で中性洗剤を使用し、洗濯用ネットに入れて洗ってください。※金属糸（銅線糸）を使用していますので、金属アレルギーの方は医師にご相談の上ご使用ください。

FTW ビューラプレート

商品価格：55,000円（税込）

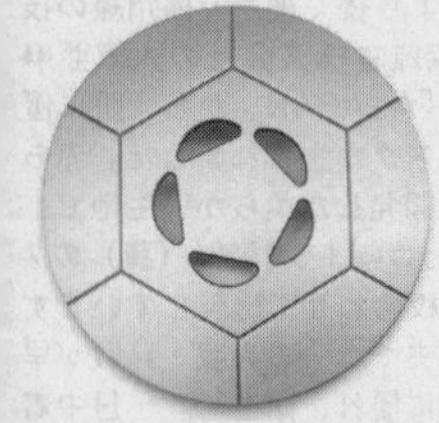

書籍『わが家に宇宙人がやってきた!!』に登場する宇宙人ミルトンさんが、宇宙から無限のエネルギーを享受でき、生活のあらゆる面でプラス効果を与えると称賛した「FTW ビューラプレート」。この特殊なセラミック素材には空中から電子を誘導する働きがあり、これにより細胞は元気に、酸化・糖化も還元・抑制されます。調理の際に活用すれば、毎日の食の質が安全で氣のあるものへとアップする、頼もしい活躍をしてくれます。また、プレートから発する遠赤外線は「生育光線」とも呼ばれ、命あるものすべてを活性化させます。調理の際にお鍋や電気釜の中に直接入れる、料理と一緒に電子レンジへ、飲み物や食べ物をプレートの上に置く、発酵食品をつくる時に一緒に入れる、お腹や腰に巻き付ける、お風呂に入れるなど、幅広い使い方ができます。電源は一切不要で半永久的に効果が持続するので、末永くお使いください。

素材：FTW セラミック／サイズ：直径144mm／製造国：日本

BIO-IT《バイオアイティ》 セラミックス 健パール S

商品価格：８個入り　7,700円（税込）

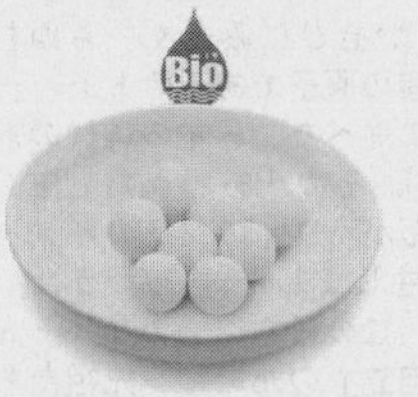

水が持つ「記憶」する働きと、物質が持つ「情報」を活かし、様々な健康食材の情報をビーズのようなセラミックボールに閉じ込めました。この生命情報伝達記憶技術「BIO-IT セラミックス」を開発したのは、水産養殖の分野で活躍した理学博士・技術士の市村武美博士。このボールを水（水道水など）に投入することで、閉じ込められた情報が水に転写・記憶され、健康水に変わります。なかでも「健パールS」には、コラーゲン、エラスチン、ヒアルロン酸、プラセンタなどの情報が記憶されています。免疫アップ、美容を促進する健康ウォーターとしてご活用ください。

サイズ：各15mm／重量：各5.7g／用途：水道水を活性水にします。また、すべての日常生活用水にも適します。／BIO-IT 技術による主な転写情報：コラーゲン、エラスチン、ヒアルロン酸、ビタミン C、プラセンタ、Q10、レチノール、スクアレン、ローヤルゼリーほか／使用方法：水道水１リットルに１～２個。電気ポットにも１～２個。足し水自由。水筒やウォーターピッチャー、清潔なペットボトルなど、お持ちの水差しに直接入れてご利用ください。使用する水は、水道水もしくは市販の天然水のどちらでも構いません。冷蔵庫に保管してご使用ください。少なくなった、または飲み切ったあとも再び水を入れれば、１年間は繰り返しご利用いただけます。

滝《たき》風イオンメディック

商品価格：264,000円（税込）

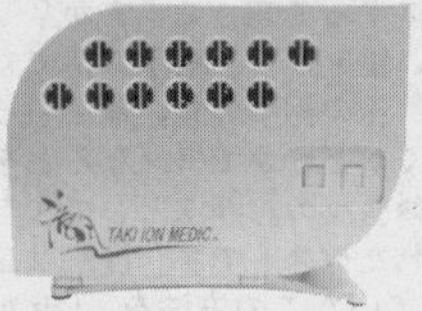

自然の中、特に滝のそばの空気は、マイナスイオンが多く含まれており清々しく感じます。マイナスイオンは心身のリラックスはもちろん、除菌・脱臭・集塵に効果があります。大自然の滝つぼの2000倍を超えるマイナスイオンを発生し、その適応面積は最大で80畳分の広さにおよびます。電化製品などによって発生したプラスイオンは体に悪影響を与えがちですが、「滝風イオンメディック」はプラスイオンを出さずに、中和してくれ、電磁波対策にもなります。スイッチを入れるとまるで森林浴をしているかのような、心地よさとやすらぎが部屋の中に広がります。病原菌やウイルス、電磁波カットに期待ができ、電気代もわずか１か月130円程度という優れものです。

カラー：パールホワイト、ライトパープル、シャイニーピンク／電源：AC100V（50/60Hz）／定格消費電力：10W（※強＝ High で運転）／運転音：強＝15db、弱＝２db／外形寸法：W300× D79.5× H220mm／重量：1700g／本体材料：難燃 ABS（UL94V-０）／適応床面積：６～80畳（約132.5㎡まで）／放電方式：コロナ無声放電／発生イオン：200万 ions/cc 以上（各吹き出し口）［合計2400万 ions/㎤以上］／発生オゾン濃度：0.020ppm 以下／空気清浄機能：電極板集塵機能／イオン発生ユニット：定期交換不要／生産国：日本

留める無頭類に属するナメクジウオは前腎、魚類・両生類といった水棲脊椎動物は中腎、そして上陸した爬虫類・哺乳類などは後腎となる。

前腎から中腎を経て後腎に至る一連の形態の変遷が、最も端的に現れるのが、腎臓に対する血管支配が静脈性から次第に動脈性に移行していくことである。

すなわち、前腎から中腎にかけては静脈性の排泄であるが、後腎に至っては完全な動脈性支配になる。それは、生活の場が水中から陸地へと様変わりしたことによってもたらされた外部環境のさまざまな変化（例えば6倍の重力負荷）から身を護るために、体内の余分な水分を少しでも多く排出するために獲得した適応形態に外ならなかった。後腎は、動脈高圧系の支配下に置かれたのである。

前腎・中腎・後腎の血管内圧の変化を、私たちは渦潮の中心に向かう水圧の変化にその成り立ちの原形を見て取ることができる。

すなわち、海水が渦の中心に向かって渦巻いているのが前腎、中心の一点で渦巻き今にも下方へと巻き込まれようとしているのが中腎、そして下方へと巻き込まれて水圧が一気に高まったのが後腎である。巻き込まれる深さが深ければ深いほど水圧はさらに高くなっていく。

個体発生学的に腎臓を捉える（10から1への変換）

胎児期には、位置的・時期的に重複しつつ前腎・中腎・後腎という3つの腎が形成される。後腎は永久腎（普通の腎臓）となるが、前の2つは痕跡を残しながら消滅する。

前腎管の残りを中腎が使い、中腎管から後腎が生まれるというように、3つの腎臓は連続している。個々に独立した存在ではない。

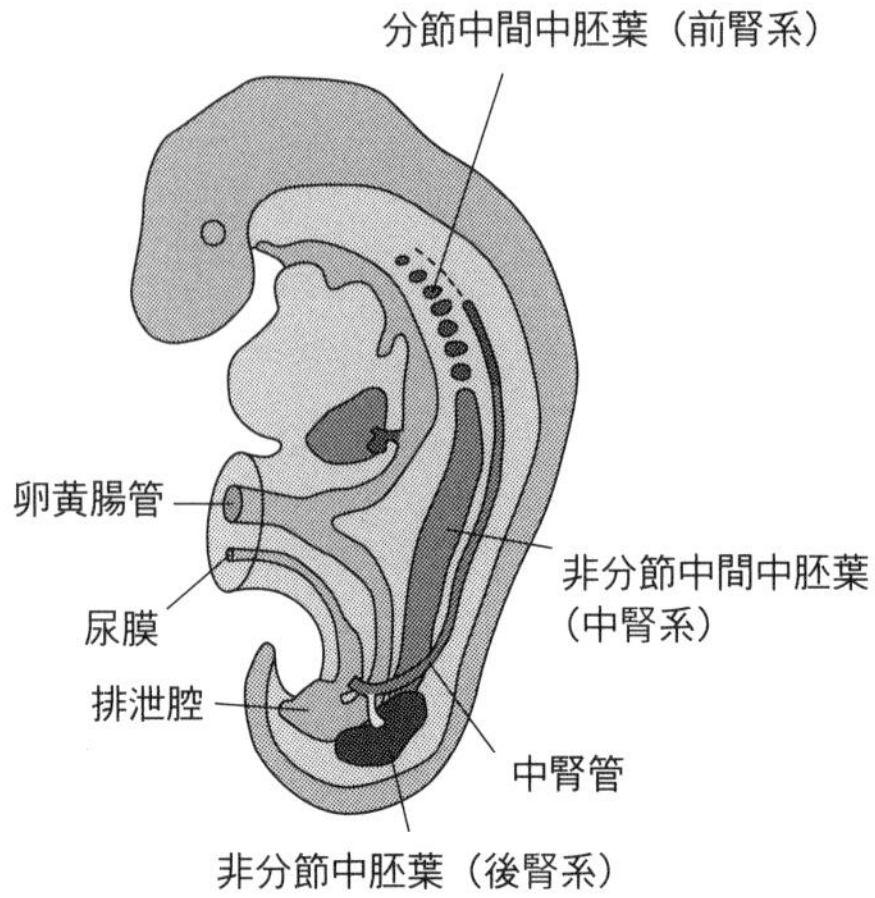

［前腎］

発生4週目の初めに頸部に現れるが、機能をもたないまま退化し完全に消失する。

［中腎］

発生4週目の前腎が退縮中のころに中腎細管

として現れる。細管の内側ではボーマン嚢を形成し、周りの毛細血管からなる糸球体とあわせて腎小体を形成する。また細管の外側端では中腎管／ウォルフ管と呼ばれる集合管を形成し、中腎管は排泄口に開口する。しかし中腎はその後退化し、消失へ向かう。

［後腎］

発生5週目ごろに出現し、後腎や永久腎と呼ばれる。後腎はさらに4週間ほどすると機能するようになり、羊膜腔中に尿を排泄するようになる。腎臓機能が完成するのが、妊娠5か月前後である。

私たちの腎臓（後腎）ははじめ骨盤域に位置するが、のちに身体が伸びることで相対的に腹腔内を頭方に移動する。この間、腎臓は総腸骨動脈↓腹大動脈の上方の枝（腎動脈）と、つねに大動脈のより高い部位から分岐する動脈をのりかえながら受ける。また、腎臓は移動の際に90度回転し、はじめ前方を向いていた腎門が内側を向くようになる。

胎内における腎臓の位置変化、つまり上昇と回転（ねじれ）は何を意味するのか？

前腎↓中腎↓後腎と、胎内において腎臓は胎児の成長とともに下方に向かう。しかるに、なぜ私たちの腎臓の元になる後腎だけは成長とともに反転して上へと逆方向に向かうのだろうか？　生殖器は下降するだけであるのに……。

その答えは、底を着いたことにある。

透明なガラス容器の中で人為的に水の渦を生じさせ、その渦の中に小さなピンポン玉を入れてみる。ピンポン玉は渦に巻き込まれながら下方へと降下する。この現象は誰でも納得がいくであろう。

では、渦を次第に大きくして渦が容器の底にまで達したらピンポン玉は果たしてどのような動きをするであろうか？　容器の底にへばり付いたままになるのか？　それとも……ピンポン玉は容器の底に達すると向きを変えて上昇する。

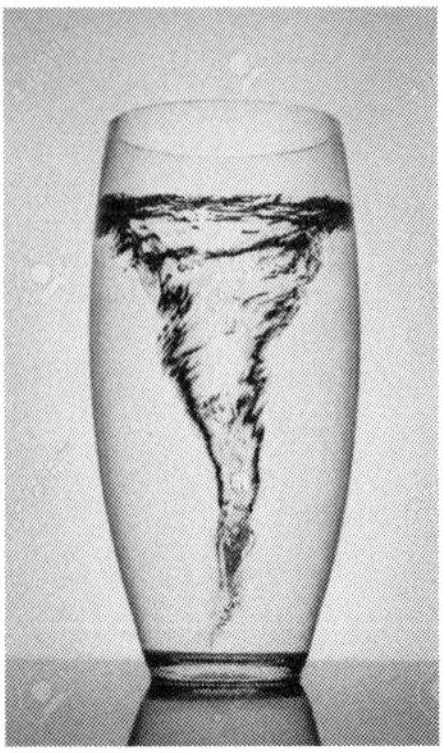

この反転する現象を数霊理論で解説すると、10から1への変換となる。引き込まれ容器の底に近づいた渦は9、底に到達した渦は10となる。そして、10になると瞬時に10は1へと変換され、向きが変わる。この10から1への変換は、数霊理論で最も難しく、秘中の秘とされている。受け渡しの原理でもある。

先天の本・腎臓（病の原因は胎児期にある？）

私たちは母親のお腹からオギャーと産まれて来たわけであるが、実は母親のお腹の中にいるときに、すでに体質のほとんどは決まっている。体質の多くは腎臓が請け負っているので、東洋医学では、腎臓を「先天の本」といい、極めて重要視している。

「先天の本」とは、生まれながらにして持っている生命力・エネルギーである。また、脾・胃を「後天の本」といい、消化器系による消化・吸収の働きによって気血が生まれ、生命が支えられている。先天とは生まれる以前、後天は生まれた後となることは言うまでもない。

野口整体では、7代先のことを考えろと教えている。今の私たちの心身の使い方や生活の在り方は7代先の子孫にも影響するということである。逆に言えば、今の私たちの腎臓は7代前のご先祖の影響を受けているということになる。一夕一朝の努力や生活の質の改善などでは腎臓や体質を強くすることはできないということだ。

近年、現代医学領域においても生まれる以前の胎児期の問題が大きな話題になってきている。英国のサウサンプトン大学医学部のディビット・バーカー教授は「成人病胎児期発症説」を提唱している。

出生体重の明らかな英国の地域住民を対象に、46〜54歳時の成人病の発症状況を調べた結果、出生体重が少ないほどその発症リスクが高い。具体的には、出生時の体重が2・5kg以下であった人は、3・4kg以上であった人たちに比べて、50歳時でのメタボリックシンドロームの発症率は実に13・5倍であったという事実を明らかにした。

我が国においては、精神的に不安定だった高不安妊婦から生まれた子供を8、9歳まで追跡調査してみると、情緒不安定、心身症、多動症などの問題が多く見られたという報告を筑波大学大学院の宗像恒次教授らが行っている。

現代医学においても、病気の原因はすでに生まれる以前の胎児期に芽生えていることが判明している。さらに時間を遡った家系から受け継がれる獲得形質の問題もある。かつて獲得形質の遺伝の可能性を考えた学者ラマルク（1744−1829）の説は、これまでは完膚なきまでに否定されていた。獲得形質は遺伝しない、というのが生物学のセオリーだった。

しかし最近になって、このセオリーを覆すような動物実験が相次いでいる。そして、

「DNA配列の変化によらずに、遺伝子発現を活性化させたり不活性化させたりする仕組み」というエピジェネティクスという新しい考え方が誕生した。

セントラルドグマ＝「DNA→mRNA→タンパク質→形質発現」では、遺伝形質の発現はDNA配列に規定されることになるが、現実の生命現象はそうではなく、DNA配列によらない発現の変異、発現の制御機構が明らかになっている。ライフスタイル、食生活、社会的変化、環境汚染、また心理的な変化によっても、エピゲノムが変化する。

私たちを形作る遺伝子の分子構造は、どうやら思っていたよりも環境に強く影響を受けている。「氏より育ち」は本当のことだったのだ！

基本的には、生まれてからでは遅い。生まれる以前にこそ、病気の原因の多くはある。


また野口整体では、次のようにも言われている。


「親からもらった体を10とすると、良いところは3で悪いところが7。

しかもこの7はどうやっても絶対に治らない。3の良いところを磨いていくうち、7の悪い影がスーッと消える」

実に、意味深長な野口晴哉の言葉である。いずれにせよ、今を生きる私たちは過去を背負っている。背負ったマイナス面を嘆き、否定するより、今を生き切ることだ。良いところを磨いた人が最後は光り輝く。

生まれた後の人間の成長ということを見ていくと、4~12歳くらいまでの間に、腎臓や消化器、呼吸器などが、ある時期ある時期にそれぞれが爆発的に育っていくような偏りがあることが分かる。

例えば、3歳までに消化器が育ち、3歳から5歳まで大脳が発達、5~8歳で呼吸器が育ち、8歳から腎臓が育つ。そして、それらが充分に発達を遂げた後で、最後に生殖器が発達する。

最初に、消化器が発達するのは、飲食物を消化吸収して生きるための栄養・エネルギーを生産するためである。

意外なのは、呼吸器の成長が遅いことである。その理由は、呼吸器の発達には腰の強さが要求されるからである。それ程に、呼吸器と腎臓には密接な関係がある。このことは、治療家なら誰でも実感があるであろう。そして、子供の腰が十分に強くなるとともに腎臓が発達する。

腎臓の秘密を解き明かすカギは1・6水局

腎臓の成り立ちの原理は1・6水局である。腎臓は1であり、7でもある。1は水、7は固定すると氷、回転すると火を生じる。さらに、先に述べたように腎臓には10から1への変換原理が隠されている。

つまり、単なる1・6水局ではなく、5・10土局した1・6水局である。そして、腎臓は水を司るが、同時に水火合一している。ここらが腎臓の難しいところである。とくに、5・10土局は数霊理論の奥義である。死者をも甦らせると言われる秘中の秘の神々の治療の原理でもある。

脳は上へと頭進していくのに対して、腎臓は首（前腎）から胸（中腎）そして腰（後腎）といった具合に尾のほうへ下降していく。哺乳類のオスの性腺に至っては、ついに腹壁の膜を覆ったまま外へ飛び出してしまっている。

前腎・中腎・後腎と膀胱は、1・6水局の関係になっている。脊椎動物では腎臓から排泄された尿は尿管に導かれて、腸管末端部の総排泄腔へ流し出される（無脊椎動物は体表から排泄）。水棲の時代が過ぎ、両生類がその生活の場を陸上に移すとき、腸管憩室とい

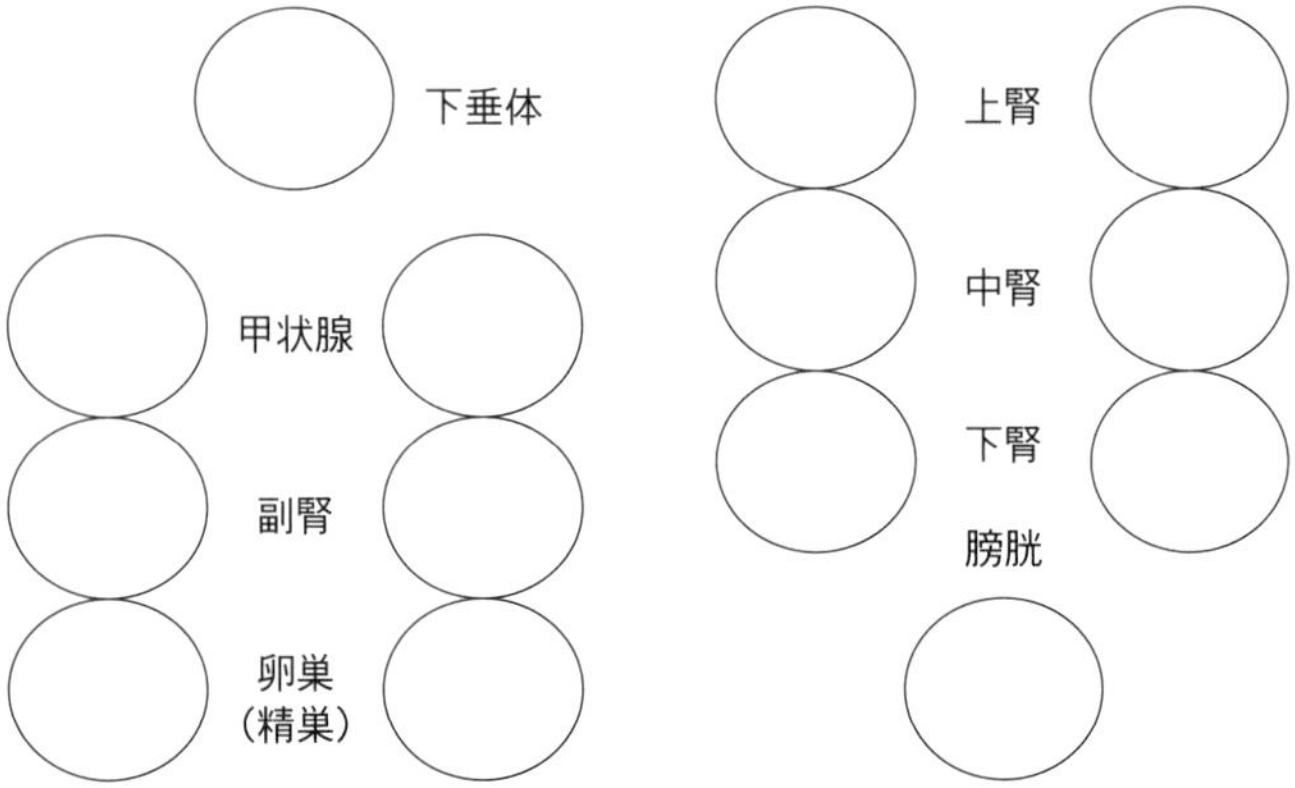

う形ではじめて本格的な膀胱が現れる。

後腎からの尿路は腸管から完全に独立する。哺乳類の膀胱は泌尿専用の臓器となり、同時に直腸は排便専用の臓器となる。排出の機能は高度の分化を遂げる。

ホルモンを分泌する内分泌器官である甲状腺・副腎・卵巣（男性では精巣）と、これらの内分泌器官の活動を調節する総元締めの役割をする脳の下垂体もまた1・6水局している。つまり、腎臓と内分泌系は同じ原理で成り立っている。

生物進化史において、脳の頭進と腎臓の下降はお互いに申し合わせたかのように上と下へと別れていく。脳と腎臓の間には密接な関連があることは明らかである。今後、腎臓から脳へアプローチする研究や治療が盛んになってくるに違いない。

例えば、腎臓から脳へメッセージを伝えるメッセージ物質の発見など。

命門——水火合一（生命の根本）

後天の本では脾臓を中心に五臓は成り立っているが、先天の本ではどうであろうか？

ここで登場してくるのが「命門」という概念である。命門は先天の気を集め蔵する場所であり、人体が生じる根源、つまり生命の根本である。

しかし、命門がどこにあるかの論争は多く、未だ結論が出ていない。以下に、筆者の私論を述べる。

命門を対向として腎陰・腎陽が対発生する。そして、腎陰を対向して肝臓と心臓、腎陽を対向して脾臓と肺が対発生する。腎陰は人体の陰液の根本であり、各臓腑組織を潤し、滋養する作用をもつ。腎陽は人体の陽気の根本であり、各臓腑組織の生理活動を活発にし、

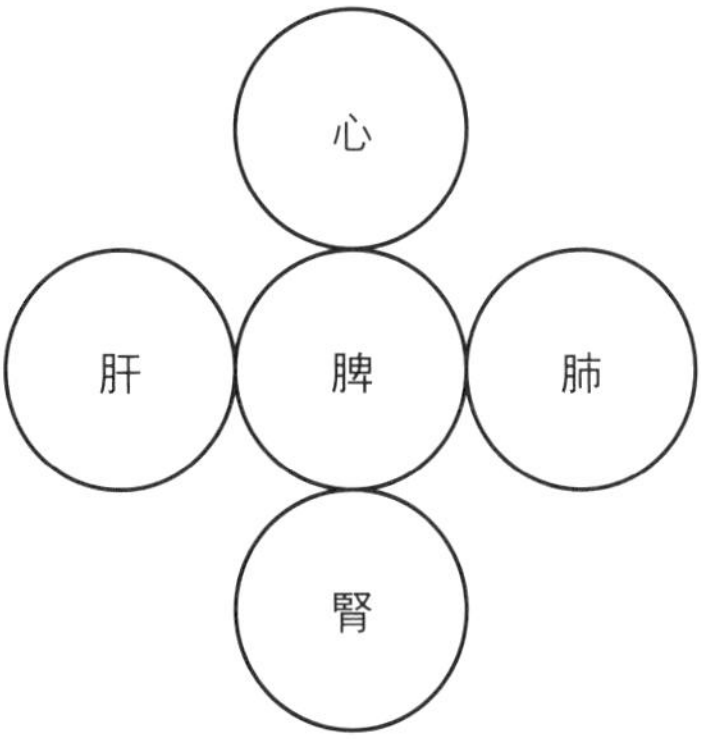

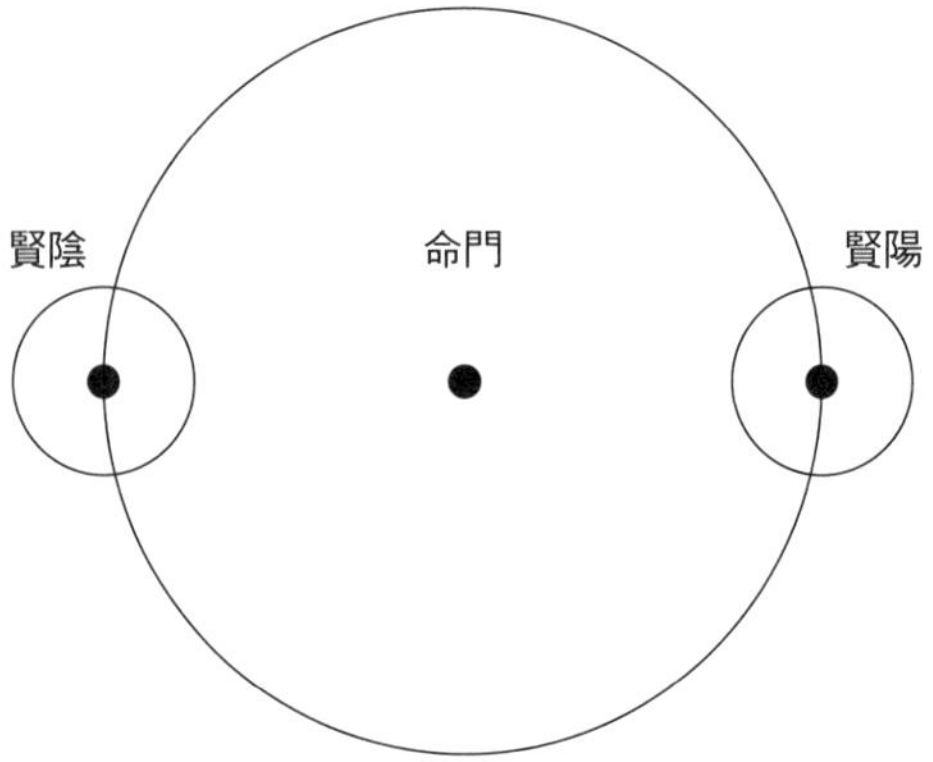

命門を対向として腎陰、腎陽が対発生

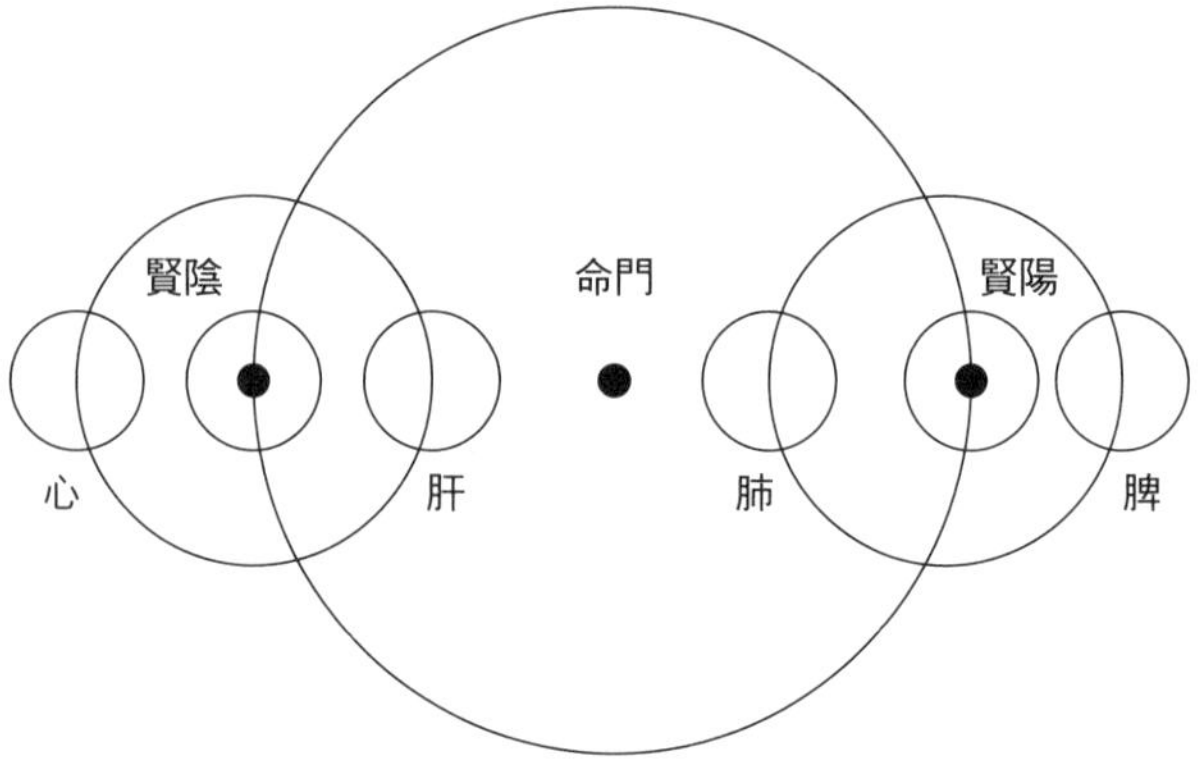

腎陰、腎陽から捉えた五臓の関係

熱エネルギーを与えている。

水火合一した腎臓は水と火の両方の作用をもつ。その働きを腎水（腎陰）、腎火（腎陽）と呼んだ。腎水が不足すると、心火が旺盛になり、肝が養われなくなる。肝臓を養うのは溜まった生温かい水ではなく春の小川のようなサラサラと球になって流れている水である。腎火は脾臓を温養する。腎火が不足すると脾臓は冷えて水湿が停滞する。日陰にジメジメした苔が生えるのと相似である。

水火合一は、水と火の相反する2つの作用によって球を形成する。

現代医学を学んだ者にはなかなか理解しづらいと思われるので、私たちの身近にある2つの現象で説明してみる。

熱く熱せられたフライパンの上に水滴を垂らすと、水滴は蒸発することなく、水の球となる。そして、フライパン上を動き回る。水が熱（火）によって球になるこの現象を水火合一と言う。

水滴が水蒸気にならないのは、水球の表面に水蒸気の膜が形成されるからである。水蒸気の膜は熱によって蒸発するので、水球は小さな水蒸気爆発を起こしながら次第に小さくなってやがては消失する。とくに、水球がフライパン上で停止して上下の軸が形成されると、水球の表面に小さな棘のようなものが多数生じて、ジジジーッと音を立てながら一気に小さくなっていく。

次に、ガスバーナーで高温に熱せられた鉄球を水の中に入れてみる。高温に熱せられた鉄球の表面にはいくつもの気泡がまとわり付き膜を形成する。しばらくすると、鉄球の表面の気泡は一気に音を立てて爆発する。水蒸気爆発である。

両者を顕在と潜在で分類すると、両者とも潜在の球である。陰陽で分類すると、熱く熱せられたフライパン上にできた水球は、形象の中に煮詰まってできた「球」、陽である。一方、熱く熱せられた鉄球の表面にまとわり付いた気泡は、水の中に形成された虚空の「珠」、陰である。

腎臓の治療においては、その目的によって2つの音を使い分けている。1・6水局の原理で、左右の「三焦兪」・「腎兪」・「志室」それに「長強」、計7つのツボをとる。しかし、取穴するツボはいくつかのバリエーションがある。

ちなみに、「長強」は6であり、植物にたとえるならば根の働きとなる。この治療で、水を司る腎臓の働きを活性化することができる。淀んでいた体内の水が瑞々しく活性化される。

不二　2にあらざるの2（不二と鳴門の仕組み）

大本教には、「不二と鳴門の仕組み」という経綸（神の計画）がある。「不二」を語呂合わせなのか、富士山の富士と解釈している人もいるようだが……。

不二とは、2にあらざるの2。つまり、11であり、5と6の合体である。

2は11を意味する。11は、1と10に分かれる。両者を足すと、2となる（10は単数化すると1となる）。不二とは、数で表記すると2ではあるが単なる2ではない。それゆえ、不二なのだ。ここで問題となるのが、10である。この10という数は、先に述べたように数霊ではその取り扱いが非常に難しい。この難しい10を、私たちは鳴門の渦潮に垣間見ることができる。

渦が発生すると、海水が渦の中心に向かって渦巻く。これが1・6水局の現象である。

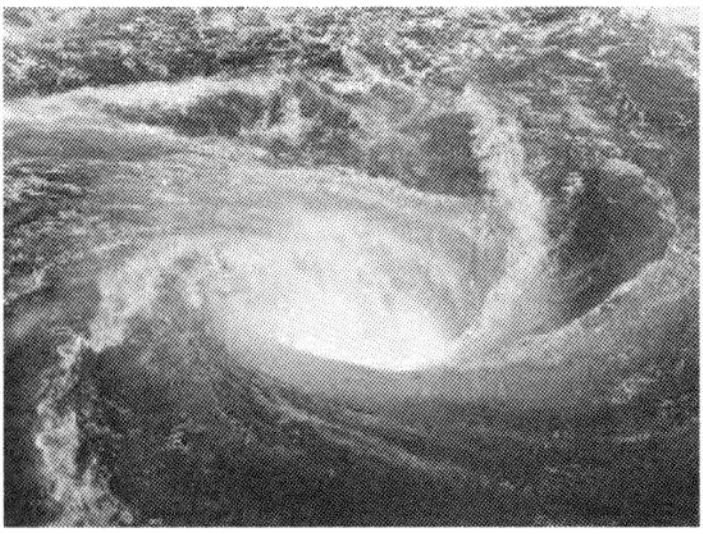

鳴門の渦潮

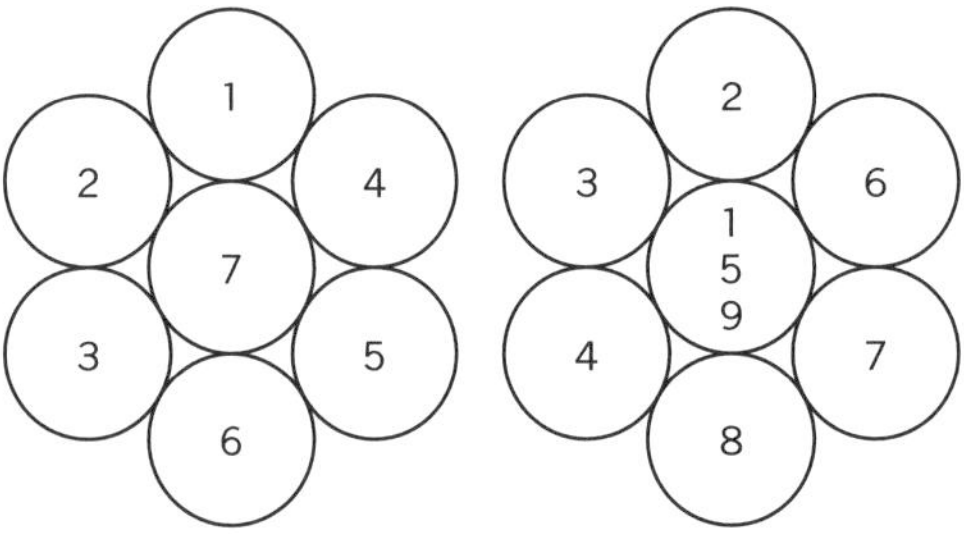

7数　　9数

そして、中心の一点において渦が煮詰まってくるとやがて渦の中心は海底に向かって引き込まれる。渦が小さいとその深度は浅くて直ぐに渦は消失してしまうが、大きな渦だと海中深くに吸い込まれていく。この現象が7から9への変換である。

中心の7が煮詰まって2が取り込まれ、9が出てくる。

7の形象が時間によって満配すると、2つの角が出てくる。それが8と9である。かくして自然数は完成し、順逆に交流する。十進法の誕生である。

ちなみに、鳴門の渦の中心は、5と6の回転の渦である。渦の回転が6、渦の中心が5

である。この渦潮の肝腎要の要諦は、渦が海底に達することにある。渦が底に達して10から1へ変換され、瞬時にその向きを反転させる。5・10土局した1・6水局となる。「不二」の秘密はここにある。

鳴門の渦潮にしろ、トルネードにしろ、その要諦は底に到達することにある。トルネードの発生をYouTubeでよく見ると分かるが、下降気流が地面に達するとトルネードは一気にその勢力が大きくなる。一瞬にして、その様相が一変してしまうことがよく分かる。

＊　＊　＊　＊　＊

上下に異なる2つの相（phase）、もしくは次元を考えてみる。例えば、幽と顕、胎内と私たちが生存する三次元空間、体内受精と体外受精など。下の相は、順次に1→2→3→4→5→6→7→8→9と上に向かって数は進んでいく。そして、9になると次の軌道に入り1となり、上の相で再び1→2→3→4→5→6→7→8→9へと順次進む。

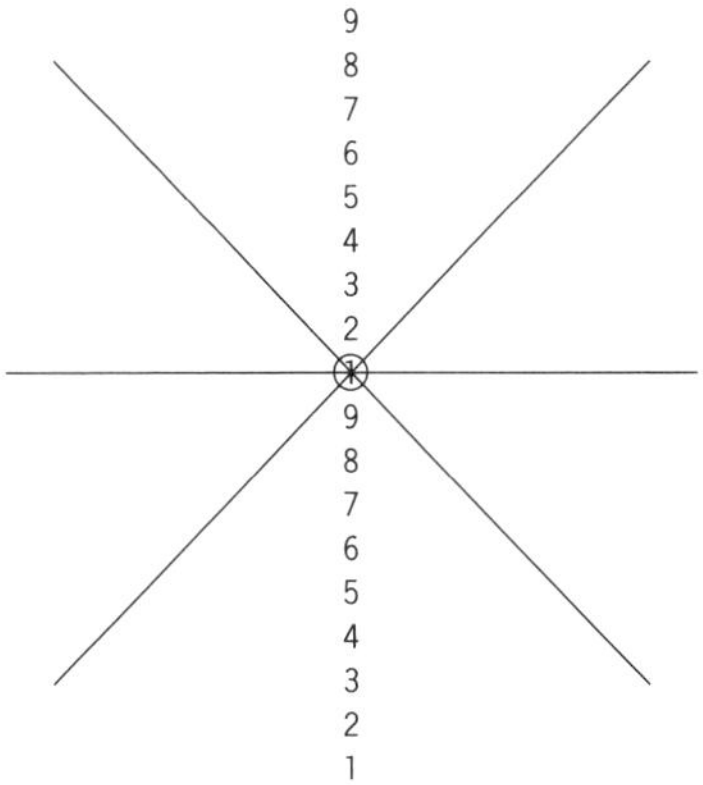

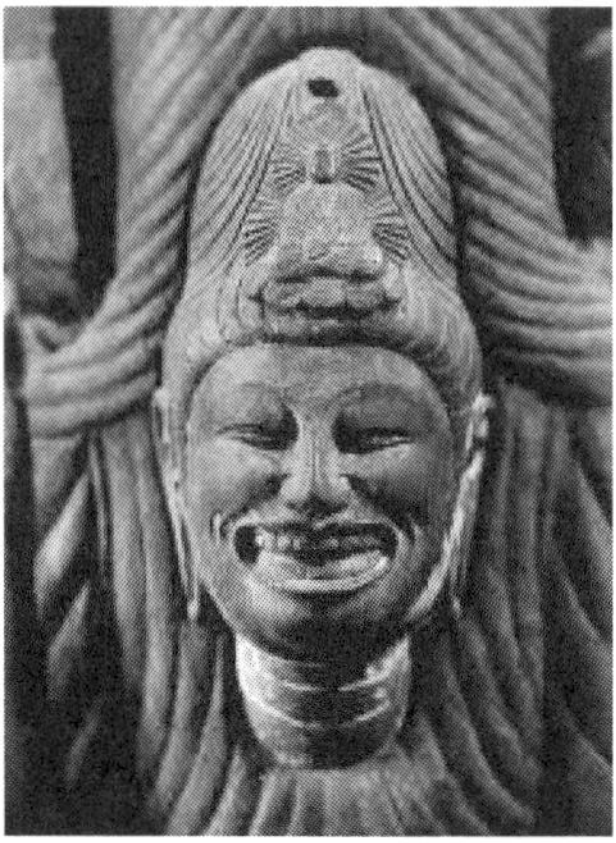

後ろの大笑面

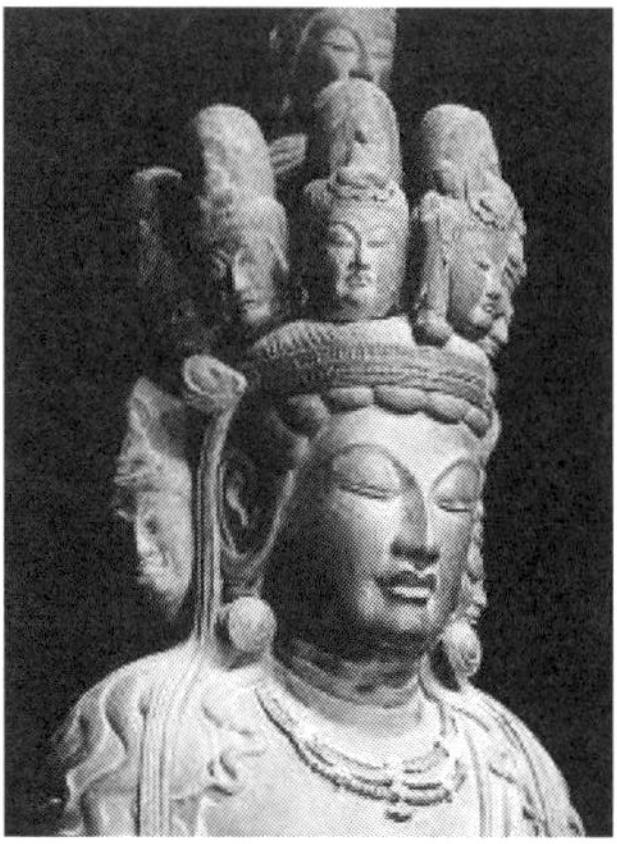

十一面観音

問題は、9から1への変換である。9から1へは進まない。9と1との間には大きな壁がある。それが、10である。10なくして、次の軌道には入れない。10は回転して1になる。5・10土局して、1・6水局する。1＋10＝11であり、「不二」である。10は見えない。11になって初めて見えてくる。十一面観音である。後ろの大笑面は口を大きく開けて舌を出して意味深に笑っている。嘲笑うかのように……。

「お前如きに、この11の秘密、本当の意味が分かるのか？」

「不二と鳴門の仕組み」とは、「顕」と「幽」の間にある扉を開くことである。この扉を開くことによって、私たち人類は次の時代へと進むことができる。21世紀という新しい時代が私たち人類に求めているものの正体でもある。「顕幽の扉」を開くと、生命の質が向上する。幸いにして、筆者は既にその扉を開く治療を独自に開発している。そのひとつが、心音セラピーである。心音セラピーは、生まれてから寝返りをうつ生後5か月までの子供の「顕幽の扉」が開いていることを世界で初めて明らかにした。

寝返りをうつまでは先天の気が優位、寝返りをうった後からは後天の気が優位になる。寝返りとは、先天の気と後天の気が逆転する現象なのだ。もう少し大胆な表現をするならば、寝返りをうつまでの子供は、まるでタイムマシンに乗ったかのように幽（妊娠中のお母さんのお腹の中）と顕（この世）を行ったり来たりしている。

出産は胎内世界と「現世」が繋がるとき――顕幽の扉

胎児は母親のお腹の中、具体的には子宮の中の羊水に浮いて成長する。私たちが生存している世界とは3つの膜（羊膜、絨毛膜、脱落膜）によって隔てられている。出産が近づくと、まず子宮の3つの膜が破れて破水が起こる。そして、陣痛が次第に強くなり母親の産道を回転しながらお腹の中の胎児は生まれてくる。

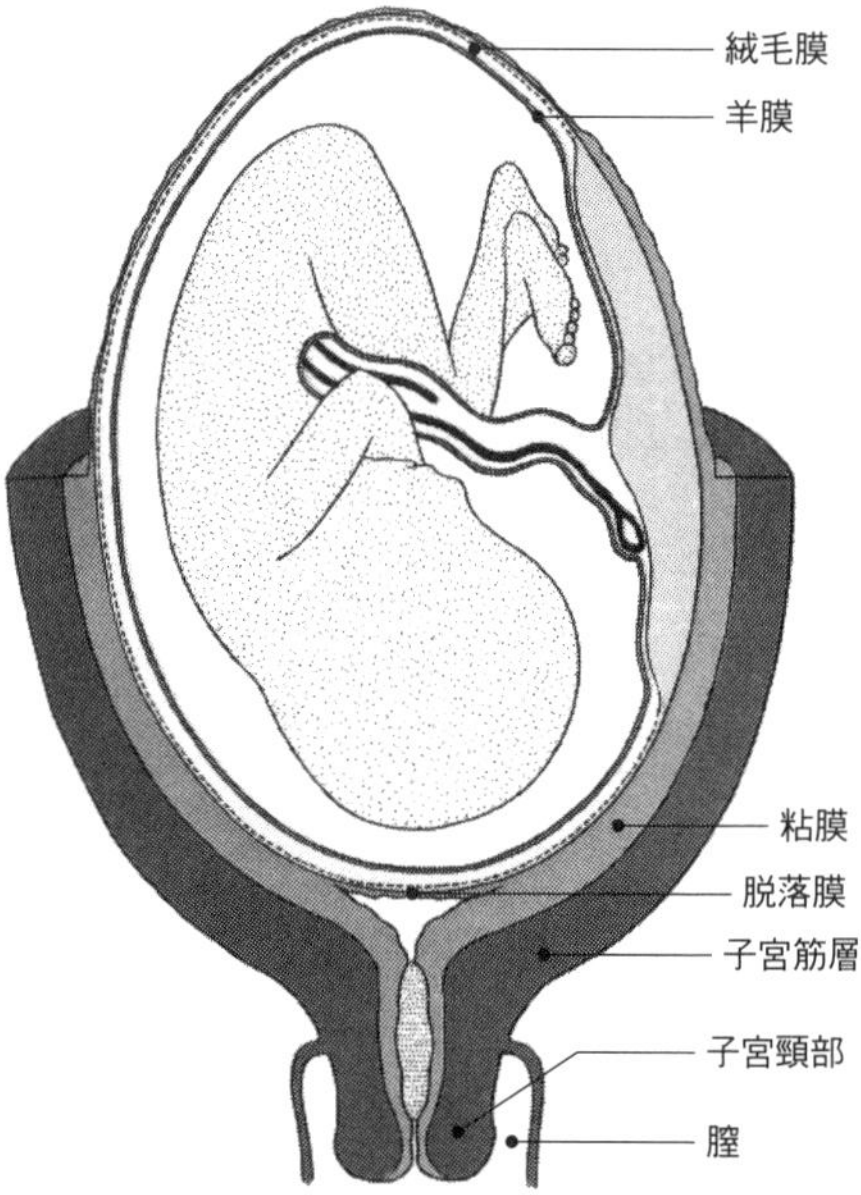

出産直後は、母子は臍の緒で繋がり、臍の緒は未だドクンドクンと脈打っている。出産直後の赤ちゃんは、母親の胎内と臍の緒で繋がっている。これが、形而下で捉えた顕と幽の繋がりである。そして、脈打っている臍の緒にこそ顕幽の扉を開くカギが隠されている。

つまり、肉体は幽体とつながっており、接合点があるということだ。この接合点にある扉を開く治療が「顕幽の扉」を開く治療である。それはまた、幽体のもつ巨大なパワー（玄牝のもつエネルギー）と膨大な情報を肉体へ変換する治療法でもある。

出産と寝返りをうつ生後5か月間は、私たちの一生において顕と幽に関わる非常に重要な節目である。この期間を軽視した医療に、果たしてどれほどの意味や意義があると言うのであろうか。大人になってからではもう遅い。このことはいくら言っても言いすぎることはない。

当然、妊娠中の母体という大きな問題が残されている。母体は受胎したときから胎児の要求と重なった要求を感じるようになる。例えば、食べ物でも、それまで食べたいと思ったこともない物を欲することも珍しくなく、酒や煙草が欲しくなるとか、酸っぱいもの、苦いもの、子どものときに食べたものが食べたくなるとか、食欲が急に減ったり、増えたりすることが多々ある。胎児は母親と直結している。母親が怒れば、子供にも怒った血が流れる。怒りはただ頭の中に起こるだけではなく、血中にアドレナリンが増えてくる。そういうことを通して胎児に影響していく。その日その日の感情の波が、そのまま胎児に影響していく。

それゆえ、赤ちゃんを産むということはひとつの精神修行であって、怒ったり泣いたりしている親には良い子ができにくいということでもある。胎教の重要性は昔から言われてきている。胎内記憶で有名な産婦人科医池川明先生によると、子供の胎内記憶のアンケートで母親がお腹の赤ちゃんに頻繁に話しかけていたケースでは、「あったかかった」「たのしかった」といったポジティブな回答が子供から寄せられている。一方、母親が妊娠中にお腹の赤ちゃんにあまり語りかけなかったケースでは、「さみしかった」「早く出たかった」のような、ネガティブな回答が多かったそうだ。

生まれる前の母親のお腹の中にいるときの記憶が胎内記憶である。そして、この胎内記憶をもつ子供は以外に多い。池川明先生のおよそ3500名の園児たちを対象とした「胎内記憶」「誕生記憶」のアンケートによると、3人に1人の子供に記憶があったという結果が出ている。

胎生期治療の可能性（心音バンク）

すでに、胎児期と病気の関係は現代医学でも話題になっている。イギリス医学会環境疫学の権威、サウサンプトン大学のディビット・バーカー教授は胎児期にすでに成人病は作られていることを明らかにした。成人病胎児期発症説である。

20年以上前に、バーカー教授は「成人病の真の原因は、母親の胎内にある——病気は胎児期に始まっている」と発表したが、当初は誰も見向きもしなかった。が、やがて「21世紀最大の医学学説」と称されるに至っている。

この学説は、胎児という発育上重要な時期に低栄養状態にさらされ、出産後、短期間に体重増加が起こった場合、物質代謝およびホルモン応答その他が本来のあるべき姿とは異なった状態にセッティングされてしまい、それは変化せずに持続し、やがて成人病を引き起こす、という考え方である。

バーカー教授の成人病胎児期発症説以前に、オランダ飢饉出生コーホート研究がある。第二次世界大戦の終結を目前にした数か月の間に、オランダで悲惨な出来事が起きた。ドイツ軍による破壊工作によってオランダに運び込まれる食糧が封鎖された。不幸なことに、その年の冬、オランダは記録的な寒さに見舞われ、運河は凍りつき、船による食糧輸送も途絶えた。おまけにドイツ軍によって堤防が破壊されオランダ西部の農地の大半は水浸しとなり、食糧不足はさらに深刻化した。

1944年、11月末までは、アムステルダムを含むオランダ西部の主要都市では、住民の大半の摂取カロリーが、一日1000kcalにまで落ち込む。活動的な女性が消費する2300kcal、同じく男性の2900kcalには遠く及ばない数値である。翌年の2月末、オランダ西部の一部の地域では、その値は580kcalにまで低下した。主にパンとジャガイモと角砂糖――食料不足はそれほど深刻であった。

後年、母親の胎内にいた胎児への深刻な影響が判明した。「オランダ飢饉出生コーホート研究」（コーホートとは、共通する因子を持ち、観察対象とする集団のこと）は、栄養不足に関する大規模な研究の草分けとなり、追跡調査は今も続いている。これまでに判明した事実は以下の通りである。

① 飢饉の間に生まれた子供は、飢饉以前に生まれた子供に比べて、かなり体重が低い。出生体重の低さと新生児の病弱さに強い関連があることが明らかになった。

② 胎児期の4か月目から誕生までの間に飢饉を経験した人は、肥満になる割合が著しく高く、胎内で飢饉を経験しなかった人の、およそ2倍にもなることが分かった。

③ 母親の胎内で飢饉を体験した人は、統合失調症にかかるリスクが著しく高い。また、うつ病のような情緒障害も増加する。男性には、反社会人格障害の増加が認められた。

④ 対象を女性に限定しその出生時の体重を調べた結果、胎児期の7か月以降に飢饉を経験した人は、異常に小さく生まれていることが確認された。しかし、その一方で、胎児期の最初の3か月までに飢饉を体験した人は、標準より大きく生まれたことが分かった。胎児期初期の食糧不足のストレスを補おうとする反応が、胎内で起きたのであろうと推測された。

⑤ 50歳を過ぎると性別に関係なく、胎内で飢饉を体験した人は、飢饉を体験していな

い人より肥満になりやすかった。また、高血圧や心臓疾患、II型糖尿病になっている人も多かった。しかし、どんな影響が出るかは、飢饉を体験した時期に大きく左右された。例えば、心臓疾患と肥満は、胎児期初期の3か月間の飢饉体験に関連していた。またその期間に飢饉を体験した女性は、乳がんになりやすかった。4か月から6か月までに体験した人は、肺と腎臓に多くの問題を抱えていた。耐糖能異常は、誕生前の3か月間に飢饉を体験した人々において最も顕著であった。（『エピジェネティクス操られる遺伝子』リチャード・C・フランシス著　ダイヤモンド社）

オランダ飢饉出生コーホート研究の報告で筆者が特に注目したのが、生まれた子供にどんな影響が出るかは、飢饉を体験した時期に大きく左右される点である。例えば、心臓疾患と肥満は、胎児期初期の3か月間の飢饉体験に関連している。またその期間に飢饉を体験した女性は、乳がんになりやすかった。4か月から6か月までに体験した人は、肺と腎臓に多くの問題を抱えていた。耐糖能異常は、誕生前の3か月間に飢饉を体験した人々においても最も顕著である。

心臓の原基が形成されるのが受精後19日、原始心臓が形成されるのが28日なので、胎児期初期の3か月間と心臓疾患の関係はたいへん納得がいく。また、胎児期の4か月から6

か月と腎臓の関係についても、3か月から腎臓が機能し始め、5か月過ぎたころにその機能が完成するので、これも十分に納得がいく。妊娠後期の胎児期8か月は皮下脂肪が増えて丸みを帯び、10か月になると白色脂肪がついて体重が増えてくるので、この時期に飢饉の体験をすると耐糖能異常が起きることも頷ける。

オランダ飢饉出生コーホート研究によって、胎内環境が私たちの健康に長期的に影響することを裏付ける、極めて説得力のある証拠がいくつも示されている。このことは、即、私が独自に開発した心音セラピーに応用できる。妊娠中の母親の心音を使った心音セラピーにおいて、最も大事なのは胎児期5か月前後の母親の心音である。東洋医学で言われている「先天の気を主る」腎臓の働きが完成する時期に相当するからである。とくに、子供がつかまり立ちを始める時期に使うと、周囲がビックリするほどに子供が一変する。皮膚がツルツルピカピカになり、よく眠り、元気潑剌になってくる。表情が穏やかになり、情緒が安定して落ち着いてくる。

我が国では、筑波大学大学院の宗像恒次教授らがSAT療法を提唱している。胎生期の記憶を重視し、まずこの時期の記憶イメージを癒す。とくに妊娠12～22週の期間は「感受性期」と呼ばれ、胎児の脳を形成する非常に重要な時期であることが分かってきている。

この時期に母親が大きな不安にかられていると、胎児の情緒に問題を残すことがある。例えばこの時期に夫の支えが得られなかったとか、仕事上の悩みを抱えていたとか、精神的に不安定だった高不安妊婦から生まれた子供を8、9歳まで追跡調査してみると、情緒不安定、心身症、多動症などの問題が多く見られることが分かってきている。

＊　＊　＊　＊　＊

子育ての急所は妊娠中の胎児期にある。出産してから子育てが始まるのではなく、妊娠中に既に子育ての準備は始まっている。だから、妊娠中の母親の心音を録音しておくと、産後の子育てがたいへん楽になる。母親は、子育ての重圧から大きく解放され、子供はグズッたり、夜泣きすることなく、スクスクと元気に育つ。

これらの理由から、筆者は妊娠中の母親の心音を録音して登録する「心音バンク」を設立した。お母さんを選んで生まれてくる我が子へ贈るお母さんからの至宝の贈り物、それが「心音バンク」である。

心音バンクの症例

[ケース1]

低出生体重（2180g）の男児。出生1か月後の血液検査の17OHPが高値（13・1ng／mℓ）のため先天性副腎過形成症の疑いがあると診断される。検査の約2週後より、心音バンクに登録しておいた妊娠5か月の母親の心音を使った心音セラピーを開始する。

心音セラピーを開始して1か月後、17α－OHPは0・6ng／mℓに減少、生後5か月には6580gとほぼ平均体重に近づく。母親によると、平均体重で生まれた3歳年上の長男よりも子育てはたいへん楽で、楽しくできたとのこと。

[ケース2]

出産直後から、妊娠9か月の母親の心音を使って心音セラピーを行う。病気をしても、熱が出てもすぐに治る。優しくて、半端ない記憶力と体力をもつ。今現在、2歳。

発熱で病院に行ったときの父親から聞いた男児のエピソードを紹介する。

診察室のイスに座って口を大きく開けられたとき、最初は泣いたが2回目からは泣かな

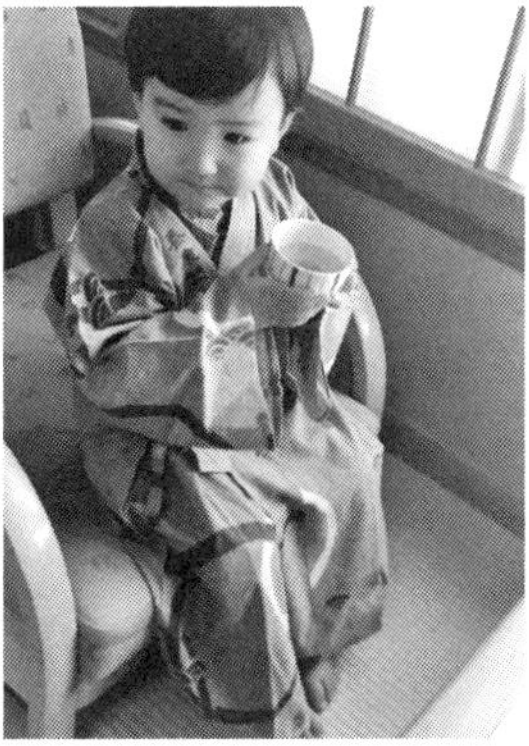

くなる。開いた口を閉じると、笑顔で大きな声で「ありがとうございました」と目の前の医師に頭を下げてお礼を言う。

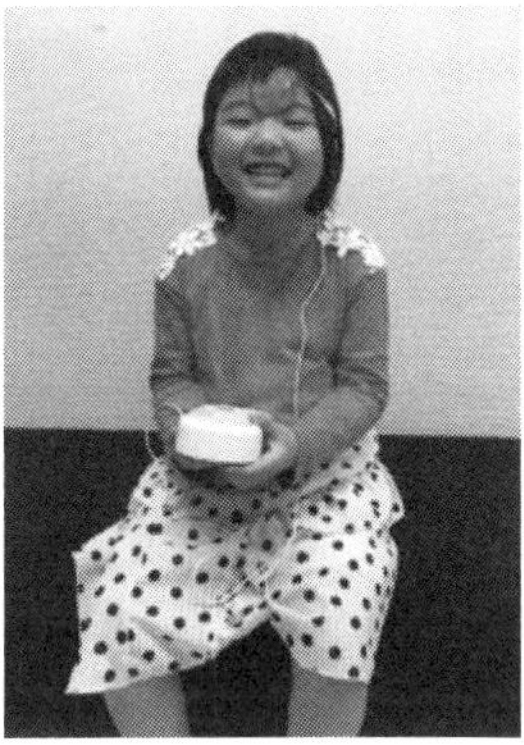

［ケース3］
出産直後から妊娠9か月の母親の心音を使って心音セラピーを行う。今現在、4歳。
「心音バンクっ子」特有に普通の子よりも一回り大きい。そして、優しい、よく気が付き、下の妹の面倒をよくみる。3歳になったころから英会話教室に通う（自分から英会話を習いたいと母親に直訴する）。
4歳になったころに、デパートで母親とはぐれる。通常の子ならば泣きじゃくるところだが、心音バンクっ子は一味違う！

泣くこともなく、元気に大声で叫んだ。

"Mom!
Where are you?"

母親の心音には、我が子を癒す不思議な力がある。心音セラピーによって、このことはもう既に実証されている。母親の心音によって母子の絆が強くなり、子供の育つ力が育ち、子供は元気にスクスクと育つ。夜泣きがなくなり、元気な我が子の笑顔を見るにつけ、母親は子育ての楽しさを実感する。楽しく、楽に子育てができるので、母親たちは皆一様に言う。

「子育てがこんなに楽で、楽しいのなら、また子供を産みたい！」

心音セラピーの詳細は、『母子の絆を強くする心音セラピー』（ＫＫロングセラーズ）『音と経穴で開く治癒のゲート』（ヒカルランド）を参考にされたい。

5・6・7（みろく）

太極とは、5と6の合体である。5と6を足すと11となる。そして、5と6の噛み合わせによって、5・6・7が出てくる。この5・6・7を、教派神道系の教団である大本教では「みろく」と呼んでいる。

5・6・7を形而下で分かりやすく言い直すと、胎内の胎児・臍帯・胎盤の関係性で説明することができる。つまり、胎盤5、胎児6、臍帯7となる。

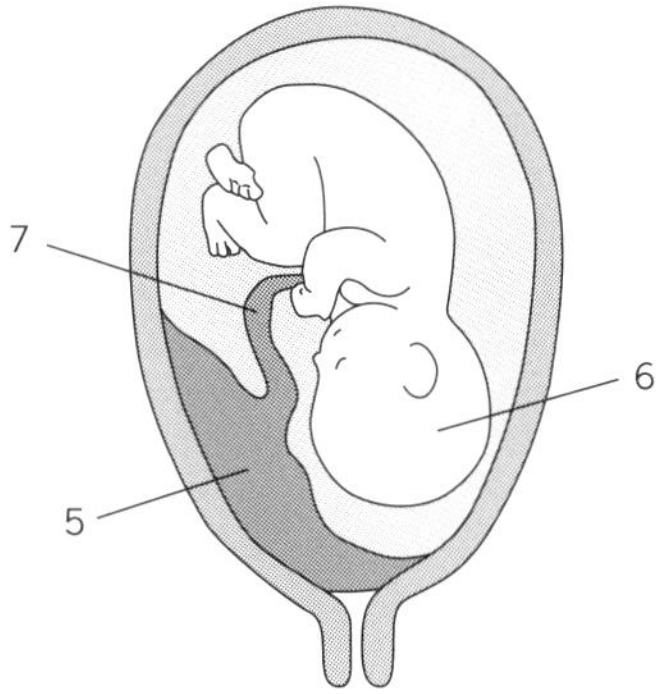

「みろく」とは胎内世界のことであり、「弥勒の世」とは胎内世界と繋がった時代となる。そのためには、「顕幽の扉」を開かねばならない。「天の岩戸」を開くことでもある。

胎内は、私たちが生きている世界とは3つの膜（脱落膜、絨毛膜、羊膜）で隔てられている。膜の内外では、まったく別次元の世界になっている。膜の外はエントロピーの法則に支配されており、人は老いてやがて死を迎える。一方、膜の内部ではエントロピーの法則には支配されずに、胎児は老いることなく常に成長を遂げる。時間の経過も異なり、外のおよそ270日間で内は生物進化38億年を遡ると言われている。

「顕幽の扉」とは、形而下では胎内と胎外を隔てている脱落膜・絨毛膜・羊膜の3つの膜である。「顕幽の扉」を開くとは、これら3つの膜を破って胎内と胎外を繋げることである。筆者は、独自に開発した「心音セラピー」と「玄牝治療」でこのことを実現させた。「顕幽の扉」を開くために使った音が、妊娠中の母親の心音とドクンドクンと脈打っている臍の緒で我が子と繋がっている出産直後の母親の心音である。その詳細は、拙著『音と経穴で開く治癒のゲート』（ヒカルランド）を参考にされたい。

「弥勒（みろく）の世」とは、平和で人々の笑顔が絶えない社会といった抽象的なものではない。胎内と繋がることによってはじめて可能となる社会を言う。もう少し具体的に表現するならば、胎生期治療が可能となり、医療現場において生命の質の向上という医療本来の役割が果たせるようになった社会と言えるであろう。

しかし最近では、胎盤に守られた穢れない神聖なる胎内世界でさえシャンプーやヘアカラーなどによって汚染されてきている。お産の現場では、最近の羊水はシャンプーやヘアカラーの匂いがすると助産師たちの間では囁かれている。胎内ですらこの有様である。人間の身勝手さは、ついに侵すべからざる神聖なる領域にすら及んできている……。

妊娠中の母親の子宮（5・10土局）

生命を宿している妊娠中の子宮空間（胎内）は5・10土局の世界である。この特殊な空間は、膜または殻などによって内と外が隔てられている。例えば、妊娠中の子宮空間は羊膜、絨毛膜、脱落膜という3つの膜によって外界と隔てられている。そして、必ず熱を伴う。胎児が常におよそ38度の高体温の中で成長するのはそのためである。アルコール発酵で熱を伴うのもそうだ。

母親のお腹の中（胎内）で胎児は38億年の生物進化史、脊椎動物の5億年の歴史を再現する。胎児の姿形というのは、日々刻一刻と変化していく。一個の受精卵が妊娠期間中のおよそ270日の間に、徐々に人間の「姿形」にまで変容していく。「個体発生は系統発生をくりかえす」ドイツの生物学者エルンスト・ヘッケルの言葉である。

受精卵の姿から、脊椎動物の始祖として海の中で生をうけた原始魚類、陸に上がった古代魚、そして鰓呼吸から肺呼吸へと移った両生類、爬虫類、哺乳類、といった具合に、そ

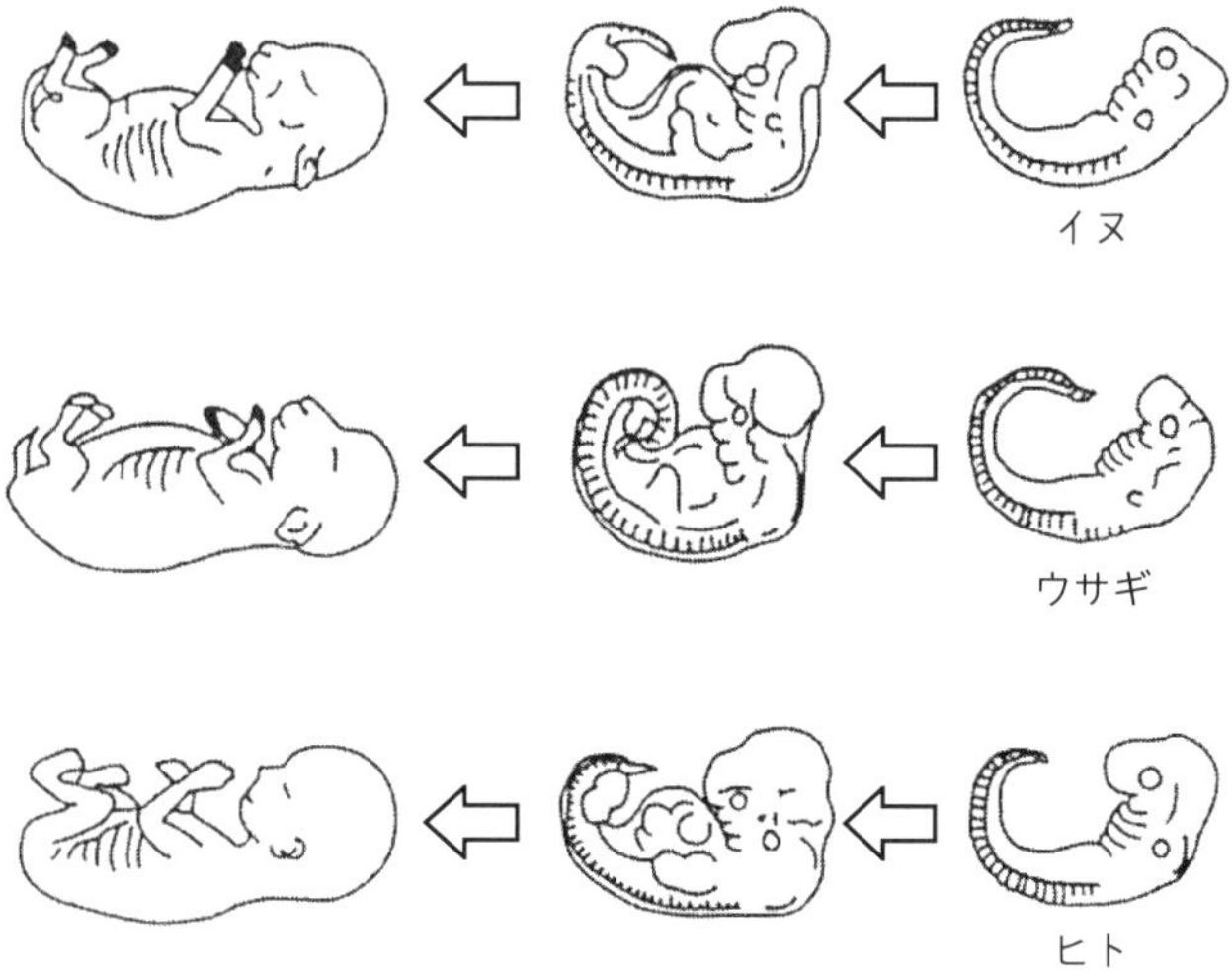

胎児は進化の歴史を繰り返す

の姿を次々と変えながら、胎児は大きくなっていく。

私たちが生存している実世界のことを「現世《うつしよ》」とすると、妊娠中の子宮内部は、羊膜、絨毛膜、脱落膜という3つの膜によって隔てられた「隠《かく》り世《よ》」となる。この構造に似たものに、繭の中の蛹《さなぎ》がある。蝶の幼虫が成虫になる際、蛹という形態をとり、蛹から脱皮して蝶へと大変身を遂げる。繭という閉鎖空間内部で、蛹は一部の神経、呼吸系を除いて組織はドロドロに溶解して身体の大改造をして蝶へと変身する。その際、複数のホルモンが関係していることが知られている。

妊娠中の母体もまたホルモン量が妊娠

前に比べて非常に高まっている。例えばエストラジオール数値の変動は、妊娠前期では1０6～5880、妊娠中期では2040～19400、妊娠後期では7310～46400（pg／㎖）。妊娠前のエストラジオール数値（9～390）に比べると、妊娠中は数十倍から数百倍に高くなっている。

蝶の変態は、生物学ではさまざまなホルモンによって行われていると説明されているが、気の概念で捉えると以下のようになる。

変態（変身）するためには、内部の気の交流を極端に高めなければならない。そのためには、外部との交流を遮断する必要がある。しかし、完全な遮断は死を意味するので微かな外部との交流は当然行われている。その絶妙な機能を担っているのが繭である。閉鎖空間の繭の中で気の交流は極度に高まっていく。その結果、蛹の体組織がドロドロに溶解し、蛹から蝶へと大変身する。

ちなみに、気の変身原理で社会変革を成し遂げたのが我が国の明治維新である。江戸時代の鎖国と唯一の外国と交易した長崎の出島の存在、それに参勤交代による消費社会の熟成である。世界史に類を見ない明治維新は革命ではなく、あくまでも変身である。蛹から蝶へと美しく変身するかの如くに、日本国は封建社会から近代国家へと大変貌を遂げたのである。

もし、鎖国、出島の存在、参勤交代による消費社会の熟成、これらのうちどれかひとつでも欠けていたら明治維新は成功しなかったであろう。

5・10土局は気の原理で最も難しい原理であり、鍼灸医学の独自の概念である「経絡《けいらく》」を紐解く最後の秘密の鍵が秘められている。12経脈は中脘から始まり、肺経↓大腸経↓胃経↓脾経↓心経↓小腸経↓膀胱経↓腎経↓心包経↓三焦経↓胆経↓肝経と12経脈を一巡し、中脘で終わる。12経脈が中脘で始まり、中脘で終わるのは、中脘が5・10土局しているからである。

腎は骨を司り、髄を生じ、脳を充たす(水をナノ化する)

腎精からは髄が生じる。髄とは骨髄・脊髄・脳髄を指し、骨や脳と関連がある。骨は髄によって養われ、髄が海のように溢れたものを脳といい、脳の別名を髄海という。髄が骨を充たすことで、骨骼の発育や成長が促進される。また、歯は骨餘《こつよ》と言い、骨が充実していなければ歯も脆くなる。

年を取ると、身体感覚でこのことは実感としてよく分かる。加齢とともに骨が脆く固くなっているので、骨に弾力性がある若いときに比べて、柔軟体操などで骨（とくに仙骨）の内部からじゅわーっと髄（脂）が滲み出てくる感覚が乏しくなる。腎虚とは、この髄（脂）の枯渇した病態であると、筆者の身体は語る。そして、腎―骨―髄―脳は等価である。脳の病気の背景には、腎臓や骨の問題が潜んでいる。

腎臓は白い脂肪組織に囲まれた後腹膜臓器である。まるで、柔らかい脂肪に包まれ浮いているかのように心地よさそうに後腹膜に納まっている。骨の中の骨髄には多くの脂肪が含まれ、脳には他の臓器よりもコレステロールが多く含まれている。脳に脂肪が増えたために脳が約30万年前に急速に大きくなったと主張する研究者もいる。腎臓、脳、骨の共通のキーワードとして脂肪が浮かび上がってくる。

通常では、水と脂肪（油）は混ざり合わない。しかし、ナノ領域だと水と脂肪は混ざり合う。ということは、血管壁に付着した過酸化脂質などは、血管中を流れるナノ水によってきれいに洗浄されるという推測が成り立つ。長期の血液透析で動脈硬化が促進されるのは、腎臓機能低下によってもたらされる水をナノ化する機能の低下による。また、他の器官よりもコレステロールを多く含んでいる脳も水をナノ化する機能によって保証されている。そして、水をナノ化する機能を保証しているのが腎臓である。

［ナノバブル水　結球作用　点結合］

現在、世界で最も高い樹木は、アメリカ、カリフォルニアにあるセコイアで樹高112mである。樹木は、こんな高さまでどのようにして水を吸い上げるのであろうか？　人工ポンプでこの高さまで水を引き上げるには、かなりの性能が要求される。また、標高5000m以上の山の頂に大量の水が湧き出る原理とは？　現代科学では、水分子の凝集力、浸透圧、毛細管現象、気圧差などで説明されているが、気の原理からはどのようなことが言えるであろうか？

最近いろんな領域で話題となっているナノバブル水がある。ナノバブル水は通常の水とは異なった性質をもつ。例えば、約1％の食塩を含む酸素ナノバブル水に満たされた水槽の中では、淡水魚の鯉と海水魚の鯛が数か月間にわたって元気で泳いでいたことが先の愛知万国博覧会で話題になった。また、水に弱い胡蝶蘭が根腐れを起こすことなく1か月以上花を咲かせた。水と油もナノの領域では混ざり合う。

ナノバブル水は200㎚以下の小さな泡を含む水のことである。水中でナノバブルを発生させると、無数の極微の気泡が発生し、不思議なことに気泡は水中に留まったまま消えていく。極微の気泡は、球として捉えることができる。球には結球作用があるので、球が

7つ集まると七曜紋を形作る。この七曜紋は立体球として把握し、結球作用として、正三角形八面体としても捉えられる。

そして、結球化には点結合がある。この点結合は極めて弱い力であるが、距離が近付け

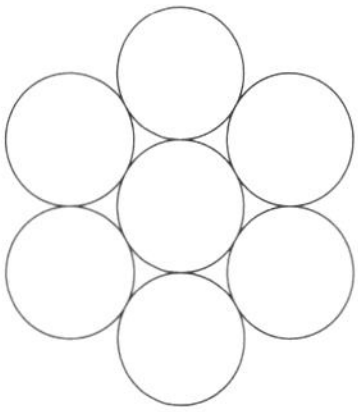

七曜紋

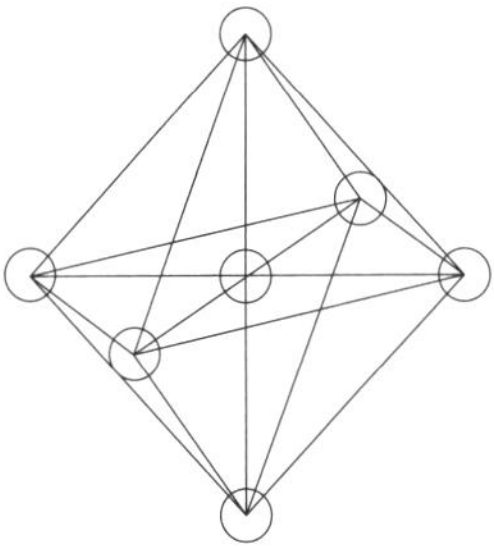

正三角形八面体

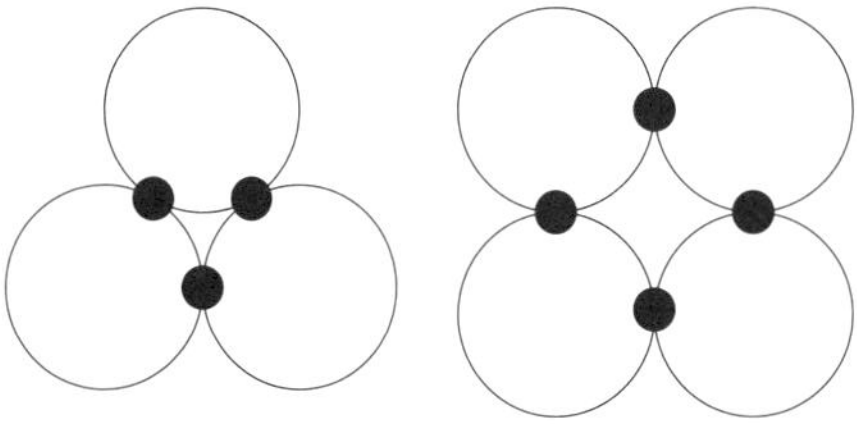

点結合

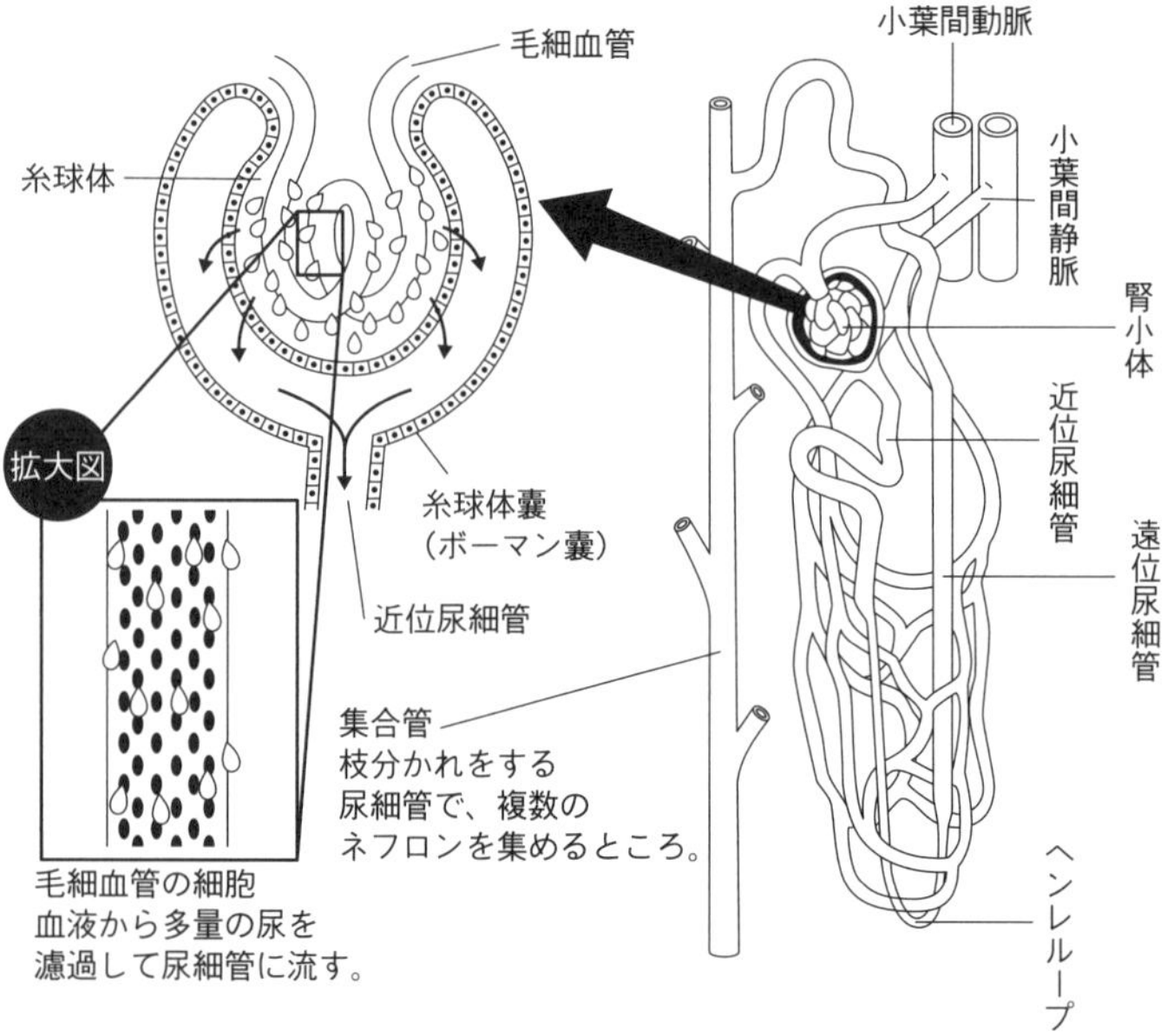

腎臓の糸球体

ば近付くほどその力は大きくなる性質をもっている。つまり、球が小さければ小さいほどその力は増してくる。ナノサイズの無数の水球が集合するとその力は水を上に持ち上げる推進力となりうる。

腎臓には左右に約240万個のネフロンがある。糸球体の壁には直径約0・1㎛の穴が、また糸球体に接するボーマン嚢の壁には幅約0・005㎛の隙間が無数に開いている。腎臓は、まさにナノ領域の臓器である。

［脂肪とリンパ循環］

原始脊椎動物において糖質・タンパク質・脂質の三大栄養素の代謝と貯蔵は肝臓が関与するが、その中の脂肪は脊椎動物の上陸に伴って、次第に肝臓から遠ざかってゆく。はじめ、水棲時代の肝臓は、現在の魚の「肝油」が物語るように、腸管より吸収された脂肪のすべてを門脈経由で受け取り、これを重要な栄養源として、自らの中に貯蔵する。

しかし上陸とともに脂肪はその通路を門脈からリンパ管に大きく変え、次第に胸管に合流して大動脈の傍を上行し、やがて前後の主静脈の合流点で直接血流に注ぎ込む。以後、脂肪は皮下組織から筋肉組織にかけて沈着し、ついにそれは血管壁に及ぶ。

こうして陸棲動物の肝臓は、水棲時代からもち続けてきた脂肪の貯蔵機能を捨て去り、その代謝の過程に、わずかに関わりをもつのみとなる。この脂肪貯蔵の長い歴史の、ひとつの名残りとして我々は肝臓の中に脂肪摂取細胞の姿を見る。

リンパ循環は血液循環のような心臓のポンプ力を持たない。リンパ循環の駆動力は何なのであろうか。それが、カイロミクロンと呼ばれる脂肪の微粒子（直径０・１㎛）の結球作用である。リンパ循環にはカイロミクロンのもつ結球作用が多大な役割を担っている。脂肪なくしては、リンパ循環は血液循環を凌ぐほどには発達し得なかった。動脈と静脈はリンパ循環によって支えられている。ちなみに、抹消の毛細血管の直径は収縮時約５、拡張時には約10㎛、赤血球の大きさは約8㎛。リンパ循環のカイロミクロンの直径は0・1㎛である。

血液循環には心臓というスーパースターがいる。一方、リンパ循環は心臓のようなスーパースターはいない。カイロミクロンといった微粒子の集合体である。心臓というスーパースターは卓越した機能をもち一瞬たりとも休む暇もなくドックン、ドックンと騒がしく音を立てながら働きつづけている。それに比べてリンパ循環はもの静かである。その存在を外部にあからさまにすることなく、その本体は身体の深部を静かに潜行している。まさに動と静である。

脳血管障害という病名があることからも分かるように、脳は血管の異常に多大な影響を受けている。しかし、リンパの停滞という病態にはまったくといってよいほど無頓着である。というか、打つ手がない。CT検査などでは診断がつかないレベルのリンパの停滞でも脳は異常をきたす。頭痛などはその典型である。筆者は、頸椎と鎖骨、肩甲骨のツボを使って脳に停滞したリンパの流れを改善することによって簡単に頭痛を改善させている。その際に使う音は土局した水の音である。

第五章

脳・意識・こころ
「植物的な臓器と動物的な臓器の相克」

「意識」「こころ」は本当に脳から生まれるのか⁉

脳科学的には、「意識」や「こころ」は大脳皮質の何らかの動向によって生まれると考えられている。果たしてそうなのだろうか？　本当に、意識やこころは脳の中だけで生み出されているのであろうか？

3度の臨死体験をした木内鶴彦氏は、肉体から離れても意識は存在する、しかも、肉体から離れた意識は、時間を超えて未来にも過去にも自由に行くことができ、意識した瞬間に意識した場所に行けると言う。どうも意識は、三次元空間や時間を超えた高次元的な存在であるように思える。

果たして、意識やこころは脳だけで捉えられるのであろうか？　意識やこころを脳だけで説明しようとする現代の最先端科学はその初っ端の立ち位置からしてすでに間違っているのでは？

すべての研究において大事なことは最初の直観である。この最初の直観が間違っていれば、多大な努力と莫大な費用と時間を費やそうが、その研究は徒労と化してしまう。ただ、研究対象を複雑化し、迷路に陥ってしまうばかりだ。現代の脳科学はこの過ちを犯してはいないだろうか。

人間には未だ現代科学では解明できない能力や領域がある。当然、脳もその範疇に入る。それゆえ、脳研究においては一個人の体験や優れた感覚・身体能力を軽視・無視してはいけない。否、そこには神秘のベールに包まれた生命の秘密が隠されているはずだ。

例えば、武道の達人が捉えた意識や、重度の脳疾患から生還した人たちが語る脳内の生々しい声など。事実のあるところに必ず真理がある。理論は事実の裏書きによってのみ受け入れられる。一個人の経験・体験のうちに真理が潜んでいる。これらを科学的根拠がないと無視・軽視するのは科学者としてはどうであろうか？　しかしまた、事実は必ずしも真実ではないことをも知らねばならない。

3度の臨死体験をした木内鶴彦氏が体験した意識

「肉体から意識が離れたとき、私は『膨大な意識体』の存在をごく身近に感じました。私がまごまごしていたら、きっとすぐに私は『膨大な意識体』に吸収されていったのだと思います。しかし私は吸収されまいと、その存在に反発しました。もっと正確にいうと、『木内鶴彦』という意識を持ったまま、『膨大な意識体』にアクセスし、情報を得ようとし

たのです。（中略）

『膨大な意識体』と一体になり、その中の情報に触れたという表現のほうが正しいかもしれません。（中略）

『膨大な意識体』があるのは五次元の世界です。その様子は、三次元の言葉で表すなら、空間ともいえますし、ガスのような存在ともいえます。五次元の世界ではすべてを『膨大な意識体』が満たしており、バランスがとれた完全な世界をつくっています。（中略）

しかし完璧に見える五次元の世界でもときどきひずみが生じるのです。（中略）

『膨大な意識体』がある五次元の世界は、完璧ですが、同時に無でもあります。（中略）

そこにひずみが生まれると、空間が動きます。空間はひずみのない元の形に戻ろうとするので、ひずみが揺らぎ、だんだん解消に向かいます。そして完全にフラットになったとき、元の五次元の空間に戻るわけです。（中略）

つまり三次元の世界は五次元の世界に変化を与え、波立たせるために生まれているのではないでしょうか。

私がアクセスした五次元の世界は平坦で何もない、すべてが満たされた世界でした。そこは静かで、落ち着いていて、真っ暗闇でした。三次元的な感覚では表現できない不思議な感覚です。最初は快適で安らげました。でもその時間が永遠に続いていれば恐ろしく退屈になります。

みなさんが、もし仕事のことも、食べるものやお金のことも、煩わしい人間関係など心配事はすべて排除された上で、真っ暗闇の押し入れの中に入れられて、『何もしなくていいですよ』といわれたら、そのうち退屈でいてもたってもいられなくなるでしょう。そんな感覚に似ています。あるいは全知全能になってしまったことによる退屈といえばわかっていただけるでしょうか。

その退屈を解消するために空間にゆがみを生じさせた渦から三次元の世界が生まれた。五次元の世界がつくる三次元の世界は、私たちがパソコンの画面で「ドラゴンクエスト」のゲームをするのと似ています。私たちは退屈なとき、暇つぶしにパソコンゲームをします。パソコンの画面上、すなわち二次元空間では、さまざまなゲームのキャラクターが生まれ、戦い、死んでいきます。二次元空間で動くキャラクターたちは、それぞの〝人生〟を生きて、死んでいくわけです。キャラクターたちに私たちは見えません。ただ必死に生きるだけ。三次元に生まれた私たちもそれと同じなのではないでしょうか。五次元の意識によって生み出された三次元のキャラクターである私たちは、私たちの人生を必死に生きます。どの肉体（＝着ぐるみ）を選ぶかで、キャラクターは変わります。ある人は勇者を選び、ある人は僧侶や賢者を選びます」

木内氏の体験を元に筆者は意識を以下のように定義する。

意識が主体で、肉体は従である。肉体は意識の器である。肉体の寿命が来れば、意識は肉体から離れて本体である木内氏の言うところの「膨大な意識体」に吸収される。

肉体から離れた意識を、霊魂と表現しても差し支えない。となると、「膨大な意識体」は神界となるであろうか。

数霊理論によるこころの構造

顕在意識、潜在意識、原意識の関係は数値化できる。過去において、心理学者ユングと物理学者パウリの対談において潜在意識は数と何らかの関係があると気づきながらも解明できなかった。彼らが欲していたのは次の図に他ならない。

現代においては、情報通信革命によりすべて数値化されて保存されている。すべてのもの、現象は数で表記することができることは明白である。

こころの構造は、外側の4層で顕在意識を形成し、次の4層が潜在意識、さらにその奥には深層無意識の層がある。9層がユング心理学の言うところの個人には通常意識されない先天的な無意識である集合無意識がある。内なる心と外なる心が集合・互換される。8層と9層の間には一柱が形成される。順逆の回転によって、中心へ連結させる無意識の回路と外なる無意識へ連結させる回路が形成される。10層、11層は普遍無意識がある。

11層は、1・6水局の水の原理からなる原意識である。キリスト教の洗礼や密教の灌頂の儀式に水を使うのはそのためである。それはまた、聖なる水でもある。

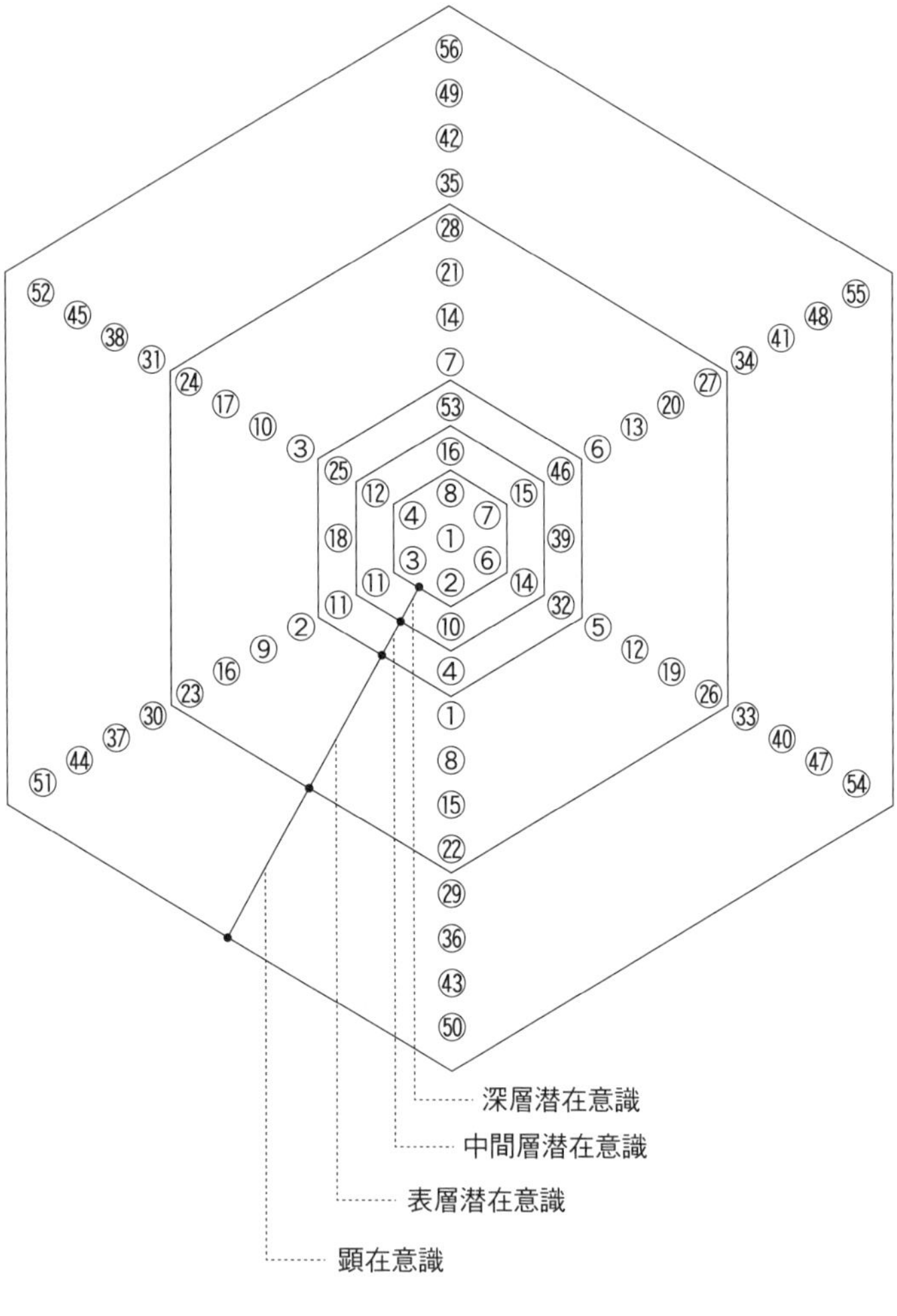

数霊理論によるこころの構造

大乗仏教の唯識思想（法相宗）では、八識を説く。すべては阿頼耶識《あらやしき》より縁起するとし、主に迷いの世界であるが悟りも阿頼耶識より生じるとする。一方、心は本来清浄であるとする如来蔵思想である。

唯識思想では、1から6層までが六識（眼、耳、鼻、舌、身、意）、六境（色、声、香、味、触、法）、7層が末那識《まなしき》、8層が阿頼耶識となる。末那識と阿頼耶識の階層が外なるこころをコントロールしている。9層は菴摩羅識《あんまらしき》である。天台宗では、菴摩羅識をけがれが無い無垢識・清浄識、また真如である真我、如来蔵、心王であるとし、すべての現象はこの菴摩羅識から生れると位置づけた。

数霊理論では、9層の菴摩羅識のさらにその奥に10層・11層の普遍無意識の層があると考える。そして、11層の中心の①は、さらに図のように表示される。これら3つの層に、肉体から離れても意識が存在する秘密が隠されている。

伊勢神宮は内宮と外宮の2つの宮によって成り立っている。その宮域には我々が知ることのできない多くの謎が神秘のベールに包まれている。そのひとつに内宮の神殿と四重の玉垣に囲まれた構造がある。

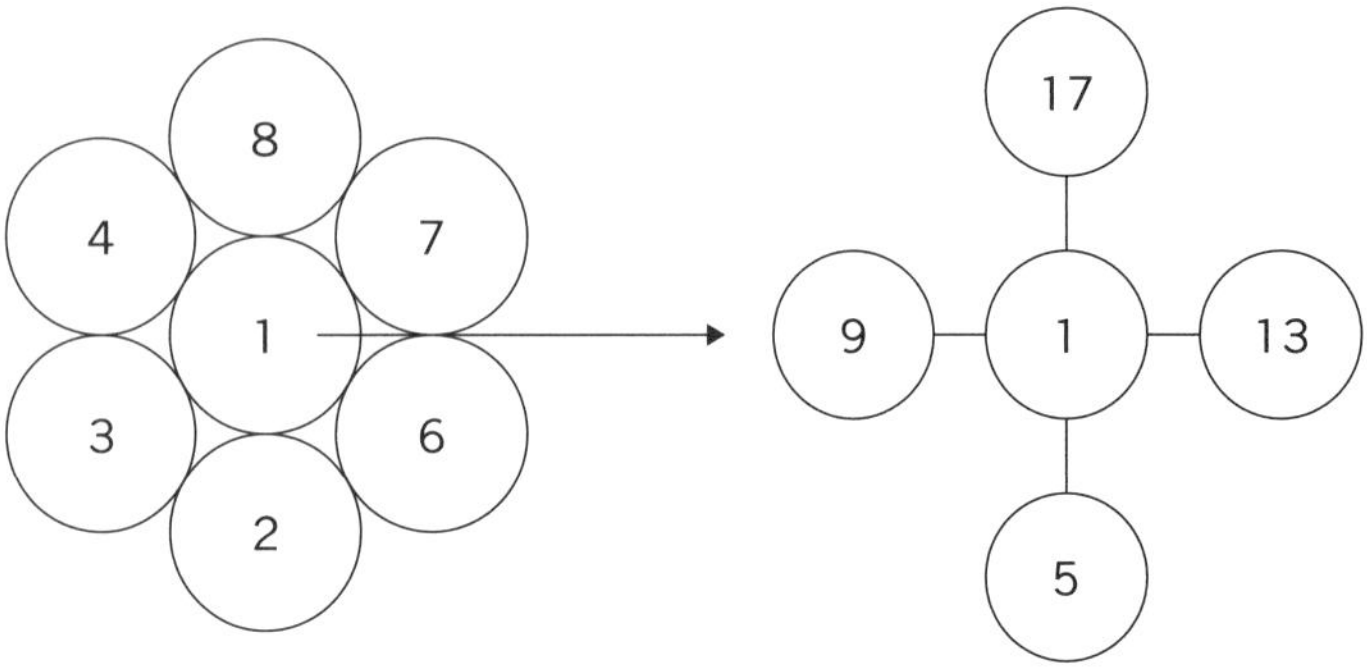

中心の①

4つの垣根（外周から板垣、外玉垣、内玉垣、瑞垣）に囲まれて、その中に本殿が安置されている。参拝者は一番外側の板垣の内には自由に入ることができるが、外玉垣から内には入ることができず、厳しく拒絶されている。

伊勢神宮の内宮殿地の構造は、霊が4層でできていることを示している。一霊四魂の形象である。

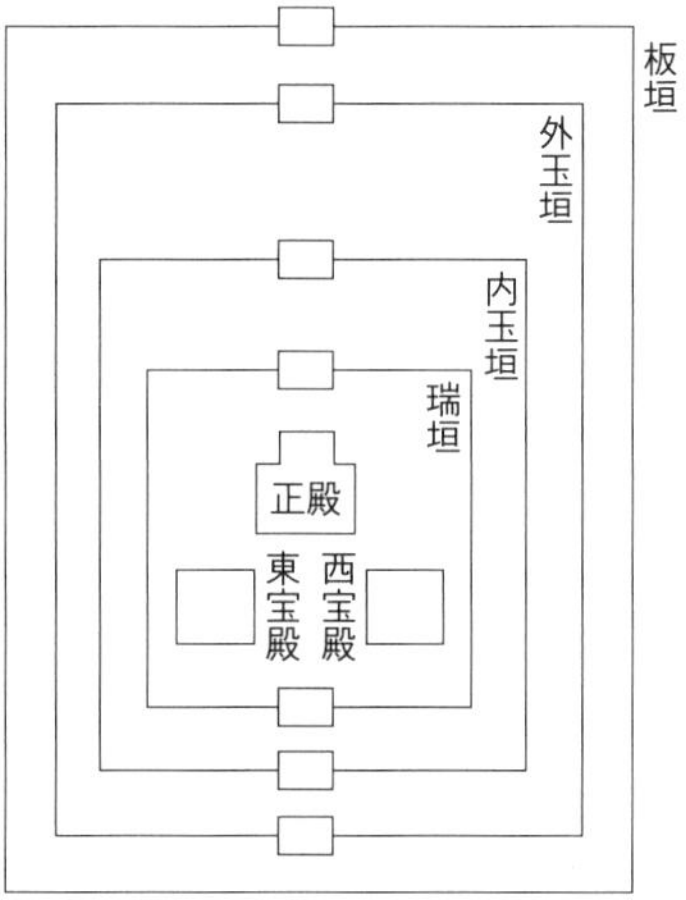

伊勢神宮の内宮殿地

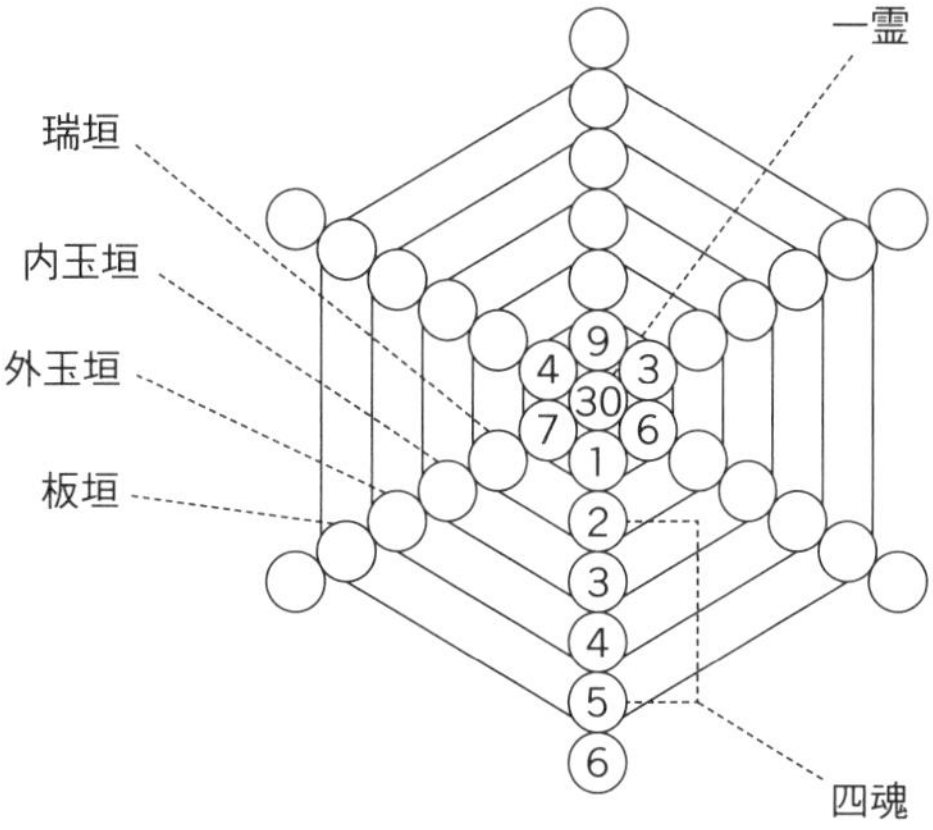

我々の身体にある植物性器官と動物性器官

植物は宇宙と一体になっている。つまり、自分の身体の延長が宇宙そのものである。ところが動物は、宇宙を自分の身体の中に取り込んでいる。いわゆる小宇宙というものを抱え込んでいるため、その宇宙からある程度隔離される。言ってみれば、自然に対して自閉的になっている。

太陽の光と地上のどこにでもある材料（水、二酸化炭素、無機物）をもとにして、独力で生命の源を作る植物は、四季の移り変わりにそのまま従って生長と繁殖の営みを続けている。どこにも不自然さ、無理がない。

一方、植物の「平和の実り」に頼らざるを得ない動物は、自分の好みにあった「えさ」を見つけ、それに向かって動くことを余儀なくされる。好むと好まざるとにかかわらず「感覚―運動」という特殊な栄養方法に頼らざるを得なくなった動物たちの生き方に、自然の多くを無視した無理が生じることとなっても、それは仕方がないというものであろう。

植物は大地に植わったままの状態で、自然と一体になって栄養の合成が続けられているので、そこでは欲動の生起が見られないのに対して、その能力に欠けた動物は刻一刻と進行する内なる欠乏の声に促がされ、常に欲動充足の目標に向かって動くことを余儀なくされる。

従って、植物では、そのすべてが「栄養―生殖」という生物本来の営みに捧げられ、そこでは余分の構造が一切取り払われているのに対して、動物では、この上に、さらに「感覚―運動」という独自の機能に携わる、新たな構造が付加される。

動物の身体の中には、「栄養・生殖」と「感覚・運動」という2つの機能が共生している。アリストテレスは、栄養的な過程に「植物のこころ」を、また感覚的な過程に「動物のこころ」を見て取った。

我々の身体は、2つの器官、すなわち植物的なものと、動物的なもの、互いに性格の異なる2種の生物が共生しているのである。

動物性器官は感覚と運動の器官が双璧であるが、その運動過程には進化とともに、興奮の伝達の担い手として「神経系」の器官群が次第に分化を遂げてくる。そして、進化に伴って脊椎動物の内部の構造と機能が複雑になるにつれて植物性器官への動物性器官の進出がはじまる。植物性器官へ動物性器官の一部が、次第に張り出してくる。

これによって、無脊椎動物の管腔のせん毛運動によって行われていた食物の運搬が、腸管壁そのものの蠕動運動によってなされるようになる。しかもこの運動は、植物性神経を介して腸管の内部からだけでなく、身体の外からの変化にも、いちいち敏感に反応するようになり、しかもそれはさまざまな腺の分泌運動によって、さらに彩りが添えられる。

植物性器官に現れたこのような興奮性は、我々人間に至って、ひとつの頂点に達する。諸々の現象を心で感じ取り、ひとつの姿にまで仕上げていく。いわゆる「心情の作用」は、このような植物性の興奮と密接な関係があるのであろう。

「心の動き」という言葉は、この端的な表現であって、ここから我々人間の心情作用と、植物性器官、とくに心臓との切っても切れない関係を知ることができる。「血がのぼる」、「胸がおどる」なども、この心情の動的な側面を、心臓で代表される植物性器官の動きによって、いわば生物学的に表現したものということができる。

脊椎動物では、受容―伝達―実施を営む外皮・神経・筋肉の三層は、それぞれ独自の分化を遂げて、無脊椎動物では見ることのできないような高度に分化した動物性器官を形成するに至るのである。

脊椎動物の歴史を振り返ってみると、これら動物性諸器官の分化はまことにめざましい。次第にその勢力を内臓諸器官にまで及ぼす一方、栄養の大部分を消費してしまうのである。これは脳に分布した豊富な血管によってもはっきりと知ることができる。

ここでさらに注意しなければならないことは、これら動物性諸器官の中で、神経系、とくに脳が次第に著しい発達を遂げ、人類に至って、ついにある頂点に到達したということである。諸々の出来事を抽象し、これらを事物として概念的に把握するという、いわゆる精神作用は、このようにして生まれたものと言われる。「頭の働き」という言葉は、この端的な表現で、我々はここから精神作用と脳との切っても切れない関係を知ることができる。「切れる頭」、「石頭」、「頭を使う」などの用例は、すべてこの精神の作用を、脳のひとつの働きとして、生物学的に表現したものとしてみることができよう。

動物とは、胃袋と生殖器に目と手足がついたものである。そして血管と神経が、それぞれ両者のすみずみにまで行き渡り、植物的な営みと動物的な営みを推進することになるのであるが、この場合心臓と脳は、それぞれの一部が極端に発達したもので、各々の中心の座を占めることはいうまでもない。

我々人間の中で、いわば対立の関係にある「こころ（心情）」と「頭（精神）」は、この心臓と脳に由来したもので、それぞれ人体を二分する「植物的な営み」と「動物的な営み」を象徴するものということになる。

心臓と脳によってそれぞれ代表される植物性器官と動物性器官の関係を、脊椎動物史の中でながめてきたが、そこで一見して分かったことは、動物性器官が植物性器官を次第に支配するようになる、というひとつの出来事である。

それは生の中心が、心臓から次第に脳へ移行していくという出来事であって、このことは、「心情」の機能が、次第に「精神」によって凌駕されつつある人類の歴史に見るまでもなく明らかなことであろう。

＊　＊　＊　＊　＊

現代の自律神経失調症、うつ病、パニック障害などの心因性の疾患は、腸を中心とした「植物的な営み」が脳の「動物的な営み」に支配された結果である。頭脳の過剰刺激による腸の栄養失調とも見なすことができるかと思う。

腸の脆弱化によって脳が暴走すると、なぜ人はこころを病んでしまうのか？　脳はどのようなダメージを負っているのであろうか？　脳科学のパイオニア松澤大樹氏は以下のように述べている。

脳科学のパイオニア松澤大樹氏による脳とこころ（うつ病→統合失調症への流れ）

まず、簡単に松澤氏のプロフィールを紹介する。愛知がんセンター研究所放射線部長、東北大学教授（抗酸菌病研究所）、サイクロトロンＲＩセンター長を歴任。最初期からＰＥＴ、ＭＲを導入し、物理、工学、化学、医学など多方面にわたる生命科学の中核機関としての活動を積極的に推進した。日本のイメージング脳科学のパイオニア。現在、東北福祉大学感性福祉研究所特任教授、東北大学名誉教授。

精神医学の診断は非常に曖昧である。いずれも患者本人の訴えが主で、観察による言動も基準は曖昧である。客観的な尺度がないので、精神科医ごとに判断が違うのは当たり前である。松澤大樹氏は、この曖昧であったうつ病や統合失調症の診断を、画像診断によって脳内の主病巣（扁桃体の傷）を明らかにした。また、ＣＴ、ＰＥＴ、ＭＲＩの画像から以下のことが判明した。

◇大脳皮質が萎縮しても認知症にはならない。
◇大脳皮質に脳梗塞が多発しても認知症にはならない。
◇大脳皮質連合野に直径５㎝ぐらいの大きな腫瘍、梗塞、出血があっても、無症状、無自覚であることがしばしばである。

これらの結果は精神障害を含む脳の重大な障害の主病巣が大脳皮質以外のところにある可能性を示唆していた。これらの成果を機に発想の転換により、この重要な脳の部位を探す新しい断層法を開発することになった。

精神科では、うつ病と統合失調症はまったく別の病気だと考えられてきた。松澤氏も当初は「精神科の常識」を信用していた。しかし、毎日毎日撮影しているうちに、統合失調症なのに、うつ病と同じように大脳辺縁系の扁桃体に傷がある患者がいることに気づいた。改めて調べ直してみると、統合失調症の患者には、必ずうつ病の傷が扁桃体にあることが分かってきた。逆に、うつ病の患者にも統合失調症の傷が見つかり、やがて全員に両方の傷があることが判明した。

多数の患者の問診と画像から、松澤氏はたいへんな発見をした。それは、統合失調症は必ずうつ病から発症するということである。それに伴い、統合失調症が起きるメカニズムも見当がついてきた。

うつ病から始まり、統合失調症に進む。これに海馬の萎縮が加わった病気がアルツハイマー病である。

松澤氏は、X線CT（X線コンピューター断層撮影）、MRIのほか、PETを使ってこころのありかを追究し、その結論を出した。

「こころが生まれる場所は、やはり脳幹（いのちの脳）と大脳皮質（知能や行動の脳）の間でした。感覚系を司る大脳辺縁系と、運動系の大脳基底核から構成されています。海馬と扁桃体は大脳辺縁系、側坐核と扁桃体が大脳基底核に属します。扁桃体は両方にまたがる要所です。

つまり、こころを生む脳の中枢は、海馬（知）、扁桃体（情）、側坐核（意）といえます。そのなかでも主役は扁桃体です。扁桃体がハート型にも見えるということは、神の配慮のあらわれではないでしょうか。

扁桃体は海馬と側坐核をコントロールするとともに、視床下部、脳幹を通じて体をコントロールしています。扁桃体からの「こころの情報」の行き先は、情報の種類によって三方向に分かれます。

心の座と考えられる海馬・扁桃体・側坐核と大脳皮質、脳幹の関係を分かりやすくシイタケに例えてみる。上で大きく開いている「菌がさ」が大脳皮質、シイタケを支えている「菌柄」が脳幹、そして両者の境界面が海馬・扁桃体・側坐核となる。

海馬・扁桃体・側坐核の神経支配

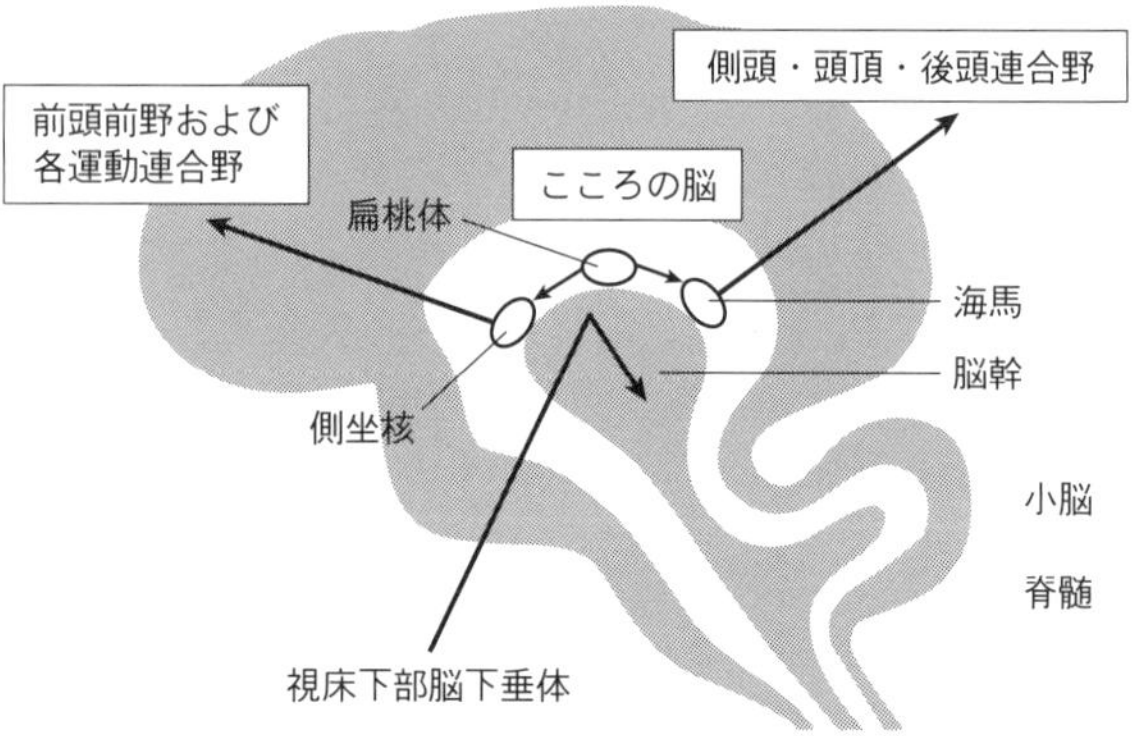

「心の病は脳の傷」より

もの覚えに関する記憶認識系の情報は海馬に送られる。海馬からは、側頭、頭頂、後頭の各連合野に出力される。扁桃体と海馬の障害による代表的な症状は、もの忘れと集中力を欠くことで、進行すると認知症、アルツハイマー病に発展する。

やる気に関する意思行動系の情報は側坐核の細胞群に送られる。側坐核からは、前頭前野と各運動連合野に出力される。扁桃体と側坐核の障害は、やる気を失い、楽しくない気分を招き、ひきこもり、不登校などに繋がる。側坐核は大きな特徴ある細胞が広い範囲に分布しており、海馬や扁桃体のような明らかな形をもっていない器官であるが、細胞数が減ると問題が起きる。

愛情や憎しみに関する情動身体系は視床下部方向へ向かう。扁桃体が壊され、障害の影響が

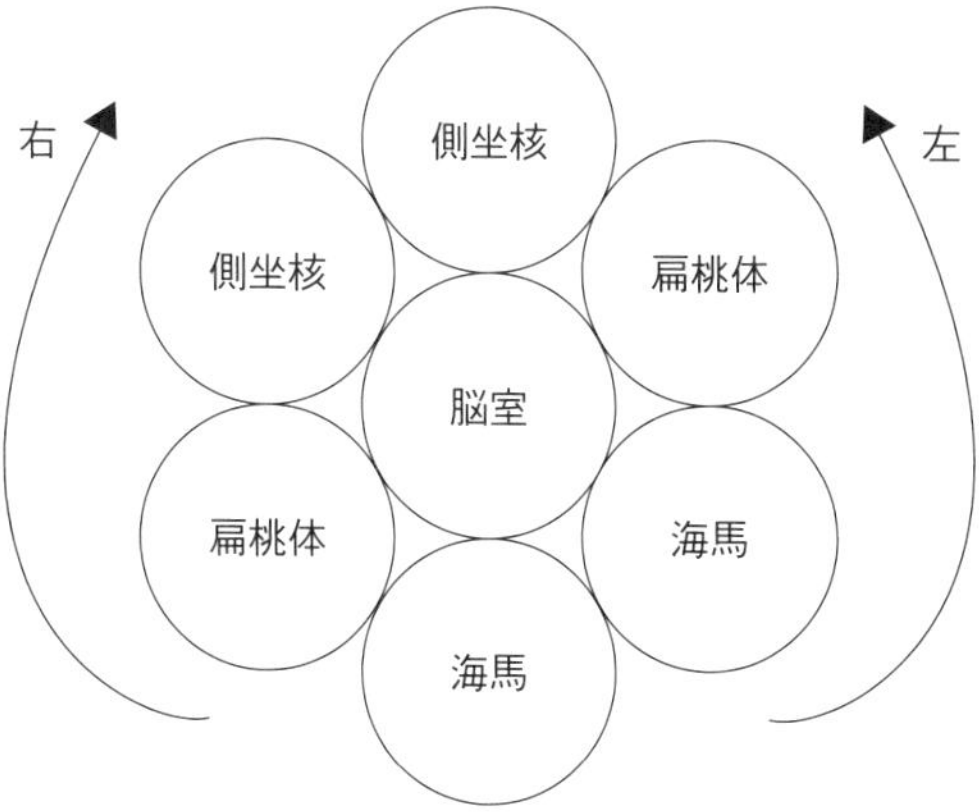

1・6水局している扁桃体、海馬、側坐核、脳室

扁桃体支配下の視床下部に及ぶと、自殺や殺人などの凶悪犯罪を含む情動障害、激怒や飢え、性欲の異常、自律神経の失調などの症状が起きてくる。若い人の暴発事件はこの経路で起きる。

こころの病気は、いずれもこの3つの系統の情報出力が障害される。どの出力がどう障害されるかのバランスで症状が変わってくる。結局、うつ病、統合失調症、認知症などの精神疾患の基本は、すべて扁桃体の障害である」（『心の傷は脳の傷』田辺功著　西村書店）

最後に、松澤氏の結論を記す。

1　うつ病、統合失調症、アルツハイマー病などの精神病の主病巣は扁桃体である。

2　上記3精神病は左右対称に扁桃体にそれ

ぞれ特有の傷が生じることにより発症する。
3　うつ病、統合失調症では傷を治療することにより治癒する。
4　アルツハイマー病は予防することができる。
5　こころの脳は感覚系の大脳辺縁系と運動系の大脳基底核系より成り、その主要精神核は海馬、扁桃体、側坐核である。
6　こころを生む仕組みは記憶認識系、意思行動系、情動身体系の3系から成り、脳だけでなく全身にくまなく分布している。

松澤氏によって明らかになったこころの構造は、左右の海馬、扁桃体、側坐核で1・6水局している。海馬、扁桃体、側坐核は等価であり、扁桃体が優位であることはない。問題は、その中心に位置するものの正体である。1・6水局は水の原理なので、脳室にある脳脊髄液が妥当と筆者は考える……。

脳脊髄液（脳は水の中に浮いた豆腐）

脳は、脳脊髄液という液体にその内部も外部も包まれて浮いている。よく、脳外科医からは「脳は水の中に浮いた豆腐」と形容される。浮くということは、当然浮力の問題が絡んでくる。浮力の大きさは、脳の脳脊髄液に沈んだ部分の体積と同じ体積の脳脊髄液の重さに等しい。脳の密度が脳脊髄液の密度より大きい場合、重力のほうが浮力より大きくなり脳は沈む。浮いているということは、浮力と重力がつりあっているということである。

脳脊髄液はごく緩やかに循環している。その起動力のひとつが重力である。脳脊髄液の成分の中のわずかな質量の差で重たい成分が下方へと沈んでいく。そして、軽い成分は上へと浮く。もうひとつが温度差である。温度の低い部分が重くなるので下方へと沈んでいく。私たちはその現象を深層海流に見ることができる。

南極や北極付近で起きる一番大きな水の環を深層大循環と呼ぶ。深層大循環は、難しくいうと「熱塩循環」とも呼ばれる水の環である。この循環を引き起こすエンジンは海水の重さである。南極や北極付近の表層の海水は、大気から強く冷やされるために重くなって沈んでいき、それまでに深層にあった海水を押しのけながら全海洋の深層を巡って、再び深層水は表層水と混じり合いながら上昇して暖かい表層水になる。そして三度、深層水のできるグリーンランド沖に戻っていくベルトコンベアーのように廻る大きな流れになる。

海洋学者によってさまざまな意見があるが、おおよそ深層水の平均年齢は１０００歳で、深層海流が沈降してから浮上するまでに１５００〜２０００年の時間がかかると考えられ

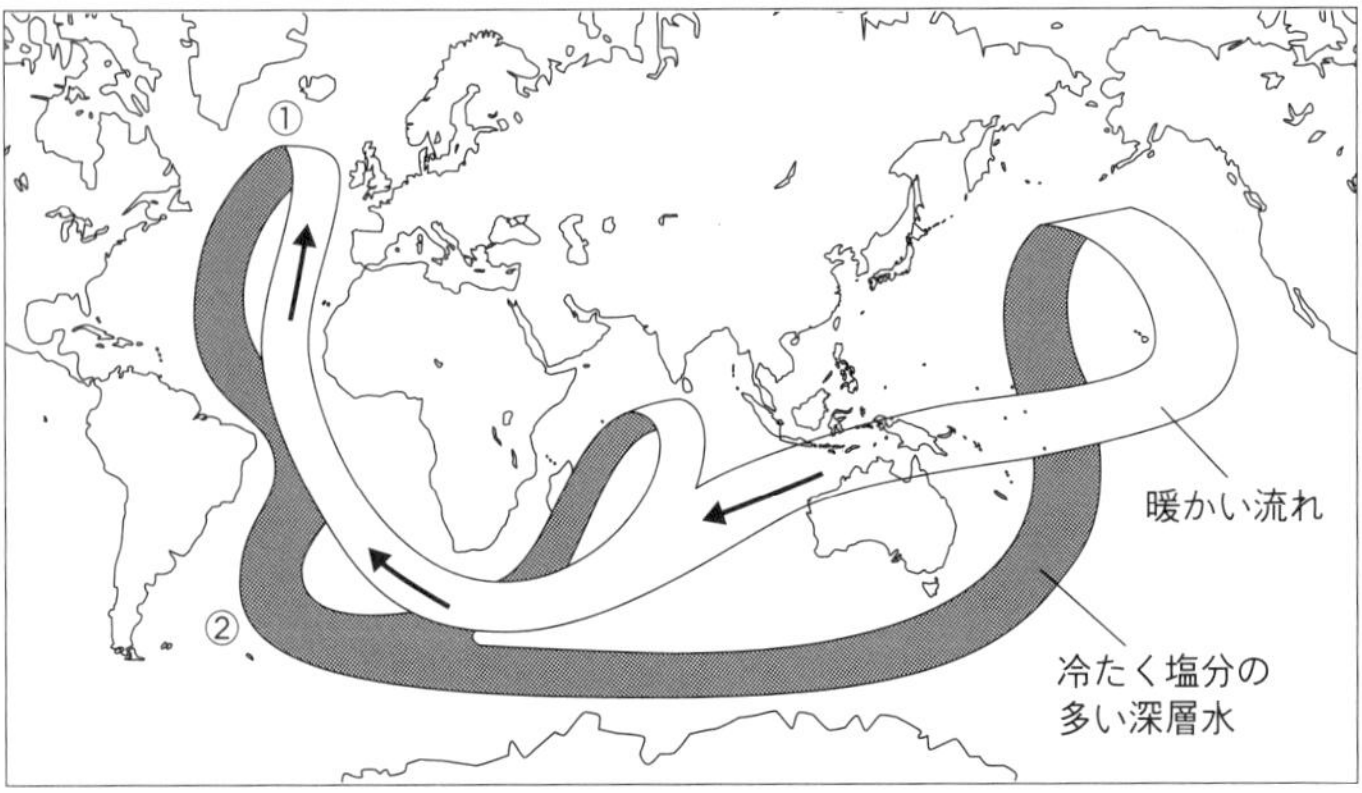

ウォーレス・ブロッカーによるベルトコンベア

ている。

深層海流は表層海流に比べると、桁違いにゆっくりとした流れである。どのくらいゆっくりかというと、深層海流は時速約3・6m／hの流れで、表層海流の流速を5㎞／hとすると約1400分の1の本当に遅いスピードである。カタツムリの這う速度に比べても深層海流の進む速度はその半分ぐらいになる。

もし、この海水を運ぶベルトコンベアーが地球の温暖化でストップしたら、地球の気候変動や食料供給に大きな影響が出てきて、私たち地球に生きているものすべての生命が危機に直面することになる。脳脊髄液の循環もまた同じことが言えるのではないだろうか。カーボンナノチューブ内部に閉じ込められた水は氷と区別がなくなる臨界点が存在する。脳脊髄液は見た目が液体であるが、水と氷が混在しているのでは？

松澤氏によって明らかになったこころの構造の海馬、扁桃体、側坐核は、１・６水局の原理から脳脊髄液の冷却機能によって保証されているのでは？　うつ病、統合失調症、アルツハイマー病などの精神病などの背景には、脳脊髄液の冷却機能の低下が潜んでいると筆者は推測する。

＊　＊　＊　＊　＊

水は情報を記憶するという説がある。このことを紹介したのは、江本勝氏である。水にある情報を記憶する能力を実証するために、江本氏は写真で映像化する試みを行った。雪の結晶にヒントを得て水を凍らせて結晶にした。そして、できたのが氷結結晶写真撮影法である。

世界で初めて、水が記憶している情報を氷結結晶という目に見える形として示すことができるようになった。この方法を使って、河川水、湖水などの天然水、名水と呼ばれる湧水、各地の水道水など、さまざまな種類の水を調べた結果、いわゆる〝良い水〟はとても美しくバランスの取れた六角形の結晶構造を示すことが分かった。逆に汚染された水の場合には、美しい結晶構造が見られなかった。

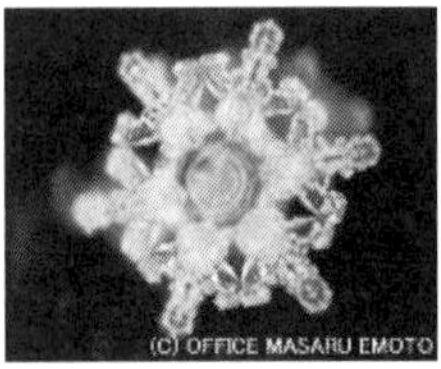

山梨県　三分一湧水

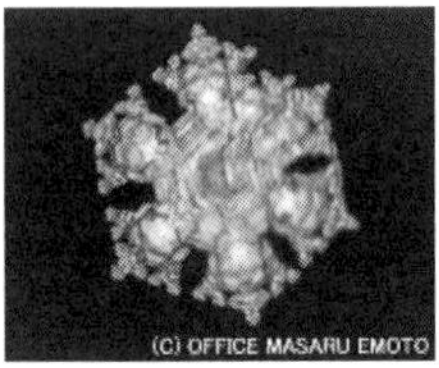

高知県　四万十川

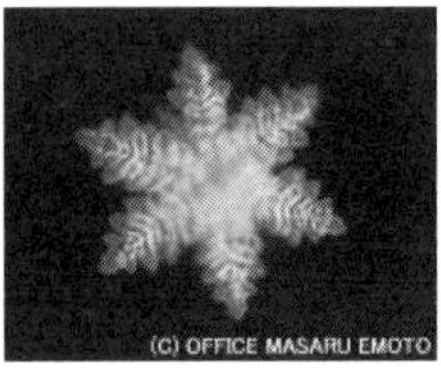

スイス　マッジョーレ湖

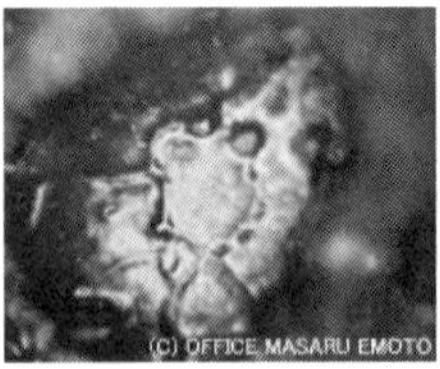

藤原ダムの水　祈禱前

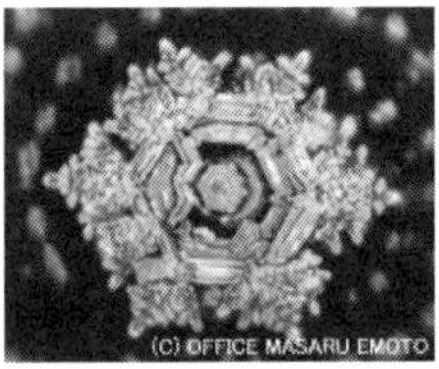

藤原ダムの水　祈禱後

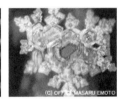

バッハ「G 線上のマリア」

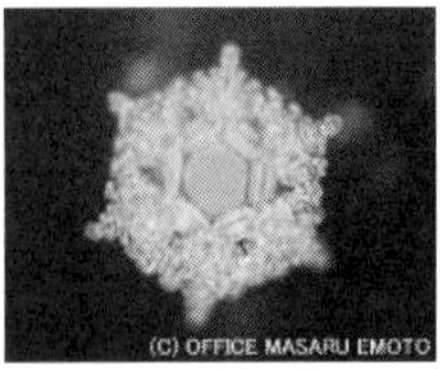

「愛 感謝」の文字を見せる

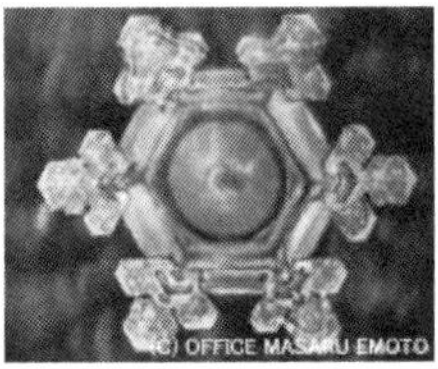

「ありがとう」の文字を見せる

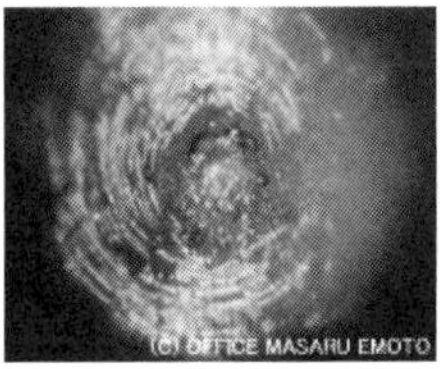

「ばかやろう」の文字を見せる

水に対して音楽を聴かせたり、写真を見せたり、文字を見せたり、あるいは気を送ったり、祈りを捧げたりすることによって、その結晶構造がどのように変化するかについても実験を重ねた。いずれの場合にも、水は敏感に反応して、その姿を変えることが分かった。そして「愛　感謝」の文字を見せたときに、水は最も美しい姿を見せてくれた。

水は人のこころに敏感に反応する。脳脊髄液もまた同様にこころに反応する。脳脊髄液にこそ、こころを解き明かすカギがあり、またうつ病、パニック障害、認知症などを改善させる治療の秘密が隠されていると考えられる。

野口晴哉《のぐちはるちか》氏の潜在意識教育

人間の子供は生まれるときは小さく、育つことも遅い。犬なら生後2年で成犬になっているが、人間はその頃は小便から食べることまで大人の世話にならなければ一人では何もやっていけない。周囲の保護がなければ育たないのである。少し大きくなっても、大人の指図や教えが要る。つまり、教育される必要をもって生まれているのである。

同じような教育を受けながら皆異なったことを考えたりするのは、教育を受け入れる意識以前の心の方向によるのであり、人間は意識で考えているようには行えず、咄嗟《とっさ》の際に本当のことがヒョッコリ出てしまうのは、意識以前の心によって為されるからである。そこで教育ということを、意識以前の心の在り方を方向づける方法として「潜在意識教育」を設け、指導するに至った。

潜在意識教育の問題を、完全に体の問題として考える。人は意識でどう言おうとどう考えようと、実際に体に働きかけるのは、意識ではなく、意識しない心、つまり潜在意識的な心である。大事なのは、潜在意識の方向であって、意識的な心、意識的な心構えというものを目標にはしない。

潜在意識の中に、無意識に何かそうしたくなるような心を呼び起こし、そのようにさせてゆくということが潜在意識教育の根本であって、これは子供を育てるためだけではなくて、すべての年齢の人を通して必要なことである。子供でも大人でも体に直接関係のあることはすべて潜在意識の作用であり、その行為を体が健康になる方向に向けてやらせようとする場合には、まずやりたくなる心を誘うことが根本である。

その具体的な方法として、「人間の自発的行為」「内在する想像力」「可能性の開拓」「空想の活用」「裡の自律性」「価値の創造と価値観の変化」などがある。

例えば、「空想の活用」について、野口晴哉氏は以下のように述べている。

私たちはよく子供に「こうしなさい」「こうしてはいけない」と言う。それは意思に命令しているのである。ところが人間は意思で動いているように見えるけれど、実際は意思で動いている部分は非常に少ない。

では、意思以外に人間を行動させるものは？　それは思い浮かべることである。

意思で数多く繰り返しをやらせるよりは、子供の空想、想い浮かべることの中に楽しさを盛り込み、それをやれるということを認め、それをやってゆくようにすれば、ひとりでに馬力が出てくる。

また、子供を伸ばす認め方として、

子供の力を伸ばすためには、相手の中の力を認めるということが大切である。子供の中に力がないと認めて努力させるのと、あると認めて努力させるのでは、あると認めて努力させるほうが力が強い。例えば子供がいたずらをした場合、この子は悪い子だ、だから良くしなければと思っていろいろと教えても、「悪い子」ということのほうが強く入って、その後やることが身に入らない。それは親が悪いと認めてしまったからである。いろいろな行為の中から悪いことを認めないで、その中にある優れた面を見つけ出し、それを認めてゆくということが大切である。いたずらの中にその知恵を見、勇気を見る。親に嘘をついたからとカンカンになって怒るよりは、その知恵を認めて、それのまだ足りないことを教え、もっと磨くことを勧めたらいいかも知れない。反抗している者の中には元気がある。「そうだよ、長いものに巻かれる必要はないんだ。強い者に負けることはいいことではない。自分の信じたことをそのまま貫くべきだ。お前はそれをやっている」とその反抗を認めてやれば、反抗したまま従ってくる。

反抗を認め、反抗の価値を認めてやればよい。そういうように、親の認め方の技術によって、子供の想い浮かべる働きをどのような方向にも方向づけることができる。

空想を導く言葉のかけ方としては、言葉は相手に言って聞かせるというような形をとると入らない。相手の意識をこちらに向けて話しかけたときは通らない。何気なしに言った言葉がスラッと入ってしまう。だから根底的なことを認めることは必要だが、そのことをものものしく言ってはいけない。言い聞かせても駄目である。何気なしに、相手にあまり聞こえないように言う。大きな声で「馬鹿野郎!」と百回言っても相手は平気だけれども、小さな声で「こいつ馬鹿だな」と言うと心に残る。相手の意識が正面を向いていないときに、小さい声で何気なく言うと相手の潜在意識に入る。

この間、手を握って開かなくなる実験をした。どうしてそうなったかというと、私は「この手を握ってしまう」と言った。「その手」とは言わなかった。「この手」は私にとっても「この手」であるが、相手にとっても「この手」である。「その手」と言うと、それは他人の言った言葉になる。「お前は横着だよ」という言葉は入らないが、「横着ったらありゃしない」などという言葉は入ってしまう。誰を横着だと言ったか分からないのに、そういう言葉のほうが入ってしまう。

相手の行為を打ち消して、その場限りで流してしまうときには、「お前」とか「それは」という言葉がよいが、相手の中のよい面を認めさせるときには、必ず、「これは」でなくてはいけない。あるいは、あれこれという主格を抜きにした、簡単で覚えやすい言葉がよい。自分で自分のことを言うように、何気なく言うことが大切である。詳細は、野口晴哉氏の「潜在意識教育」（全生社）を参考にされたい。

霊魂（肉体との二重構造）

木内氏が臨死体験で体験したように、肉体から離れても意識は存在する。当然、記憶もまた脳から離れて存在している。この事実をどのように捉えたらよいのであろうか？

「霊体と肉体の二重構造論」といったスピリチュアリズム独自の身体観がある。例えば近代スピリチュアリズムの先駆者と言われるエマヌエル・スウェーデンボルグの思想の中にも、それが明確に示されている。スウェーデンボルグは『霊界日記』の中で、人間は死後、霊体の存在として生きていくことを明らかにしている。また、「霊的な身体は霊の衣として仕え、物質的な肉体に正確に対応している」と述べている。

スウェーデンボルグは約10万人の死者と話したようだが、死後2日しかたっていない人との会話を以下に記す。

「私たちは死んでいるのではありません。以前と同じように、人間として生きているのを伝えてもらいたいのです。一つの世界から、もう一つの世界に移住しただけなのです。私たちは何かを失ったとは思いません。以前と同じように、身体とその感覚があり、理性も意志も前と同じです。考え方も情愛も、また感覚も欲望も、世の中にいた時と同じです」

スウェーデンボルグの語る内容は、3度の臨死体験をした木内氏と同じように肉体から離れて意識は存在し、生前とまったく変わらない理性も意志、記憶、感覚などをもっている。しかし木内氏によると、肉体から離れた意識はすぐに「膨大な意識体」に吸収される。

死後2日の意識とは会話できないと思われるが……。また、死について野口晴哉は以下のように述べている。

『死を見た人がいる
しかし　生きている
だから見たのは　死ではなかったのだ
死に触れた人は　一人も無い
触れたら　もう語れない
それが死だ

生の尊いのは　死の厳粛なためだ
死を怖れない人がいる
その人の生に　価値なきためだ
死に　怯える人がいる
その人の生に　輝きなきためだ
死を　厭う人がある

その人は　生を知らないのだ
生は　いつも死によって輝く
死によって　輝くことを知らぬ人は
生を愛していないのだ』

野口晴哉氏の最後を見届けた妻の野口昭子さんは、『回想の野口晴哉』（ちくま文庫）の中で次のように記している。

「私は、先生（野口晴哉のこと）が私に遺してくれた最大の教えは、あの亡くなる二日前に、はっきりと示してくれた〝魂の離脱〟だと思っている。

あの時、私は何故一人きりで離れて坐っていたのだろう。先生は何時もの椅子に斜めに腰掛けて、陶然と何を夢みていたのだろう、微かな笑みさえ浮かべて……。

その時だった、すうっと一筋の白い煙のようなものが先生の背後から立ち昇っていったのは。

〝死とはこういうものさ〟私は今でも、先生がそう語りかけているような気がする」

野口晴哉の背後に立ち昇った一筋の白い煙のようなもの、これが「シルバーコード」である。ヨガ行者の成瀬雅春氏は、このシルバーコードについて『死なないカラダ、死なない心』（講談社ＢＩＺ）の中で次のように述べている。

「人間が死ぬと、その意識質量が人間の肉体から抜けます。それが『シルバーコード』（銀色のひも）と呼ばれていて、死ぬと頭頂部から抜け出ていくとされています。銀色のひものように見えるケースがあるので、そのままシルバーコードと呼ばれているのです」

［一霊四魂魄］

神道の概念に一霊四魂、一霊四魂魄がある。表示すると、一霊四魂は正三角形四面体、一霊四魂魄は正三角形八面体で表示される。その平面図は、イスラエルの国旗に記されている六芒星である。

「魂」は天に昇る霊、「魄」は白骨として土に還っていく霊である。生きているということは魂魄が合体していることであり、死とはその分離である。

霊魂といった形而上的な存在は、現代の私たちには分かりづらく今ひとつピンとこない。

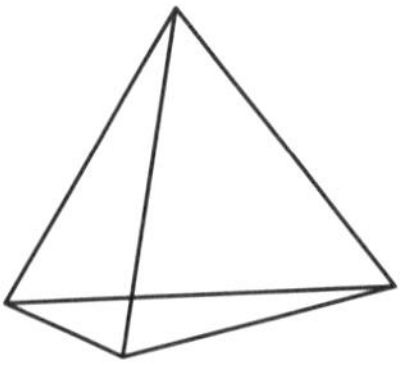
正三角形四面体

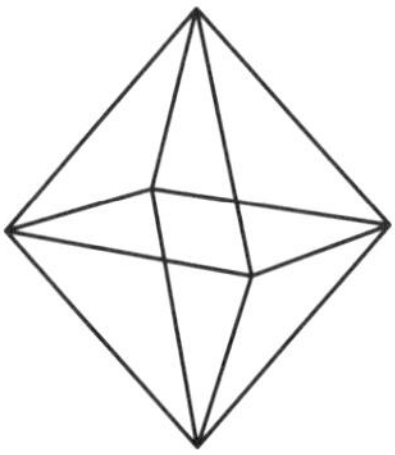
正三角形八面体

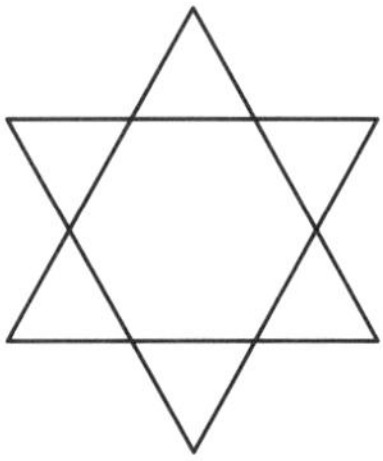
六芒星

しかし、形而上のことは形而下に派生する。形而下の意味することを理解することによって、形而上も実感をもって理解することができる。

例えば、「無」「空」「有」という仏教的な概念があるが、これなども何となく分かっているようでよく分からない。やたらと、「無」になれとか、心を空にしなさいと口では言うが、その意味を正面切って質問されると答えに窮してしまう。

それは、形而下で実感をもって理解できていないからである。「無」「空」「有」といった形而上的概念を分かりやすく理解するために、女性の子宮にたとえてみる。初潮前の子宮が「無」、初潮後の生理が始まり妊娠可能な子宮が「空」、妊娠した子宮が「有」となる。

「無」は生命を絶対に宿すことのできない子宮。「空」は生命を宿す働きを有しているが未だ妊娠していない子宮、陰陽が交流する空間である。男女という陰陽が交流してはじめて妊娠が可能となり、生命が誕生する。「有」とは、当然、妊娠した子

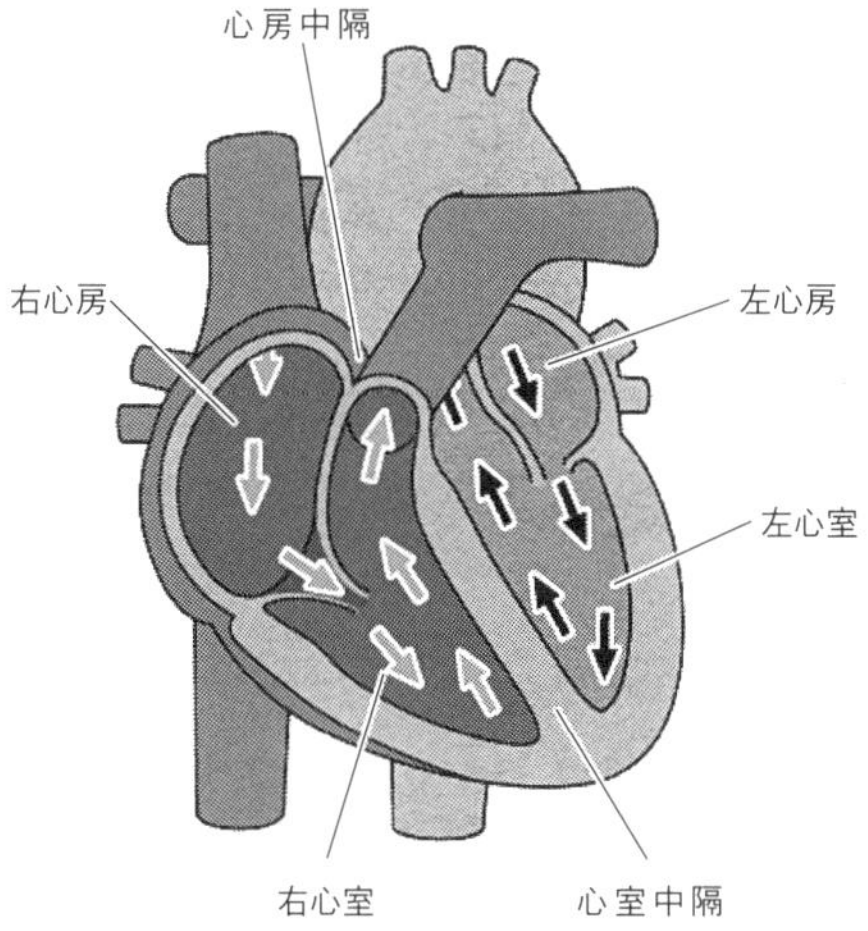

宮である。

私たちの体内には植物性器官と動物性器官の2つがある。原初のころは、植物性器官の腸管が圧倒的に優位であるが、進化が進むにつれて次第に動物性器官の筋肉や神経が植物性器官へ侵出する。腸粘膜下に筋層や神経があるのはそのためである。植物性器官のトップランナーは心臓、動物性器官のトップランナーは脳である。そして、それぞれのトップランナーである頭脳の冷静な世界と心臓の情熱の世界はせめぎ合っている。

脳と心臓の関係は一霊四魂をキーワードにすると、脳は四魂、心臓は四魄となる。ともに、４つの室をもつ。心臓は左右の心房と心室、脳は左右の脳室と第三脳室、第四脳室である。そして、ともに記憶を司る。

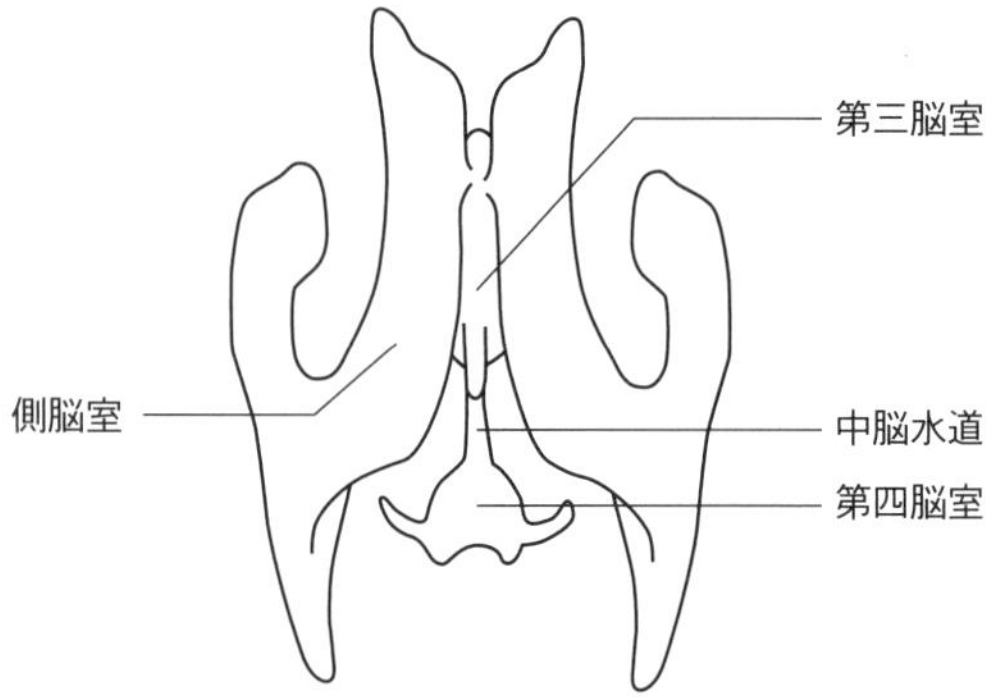
第三脳室
側脳室
中脳水道
第四脳室

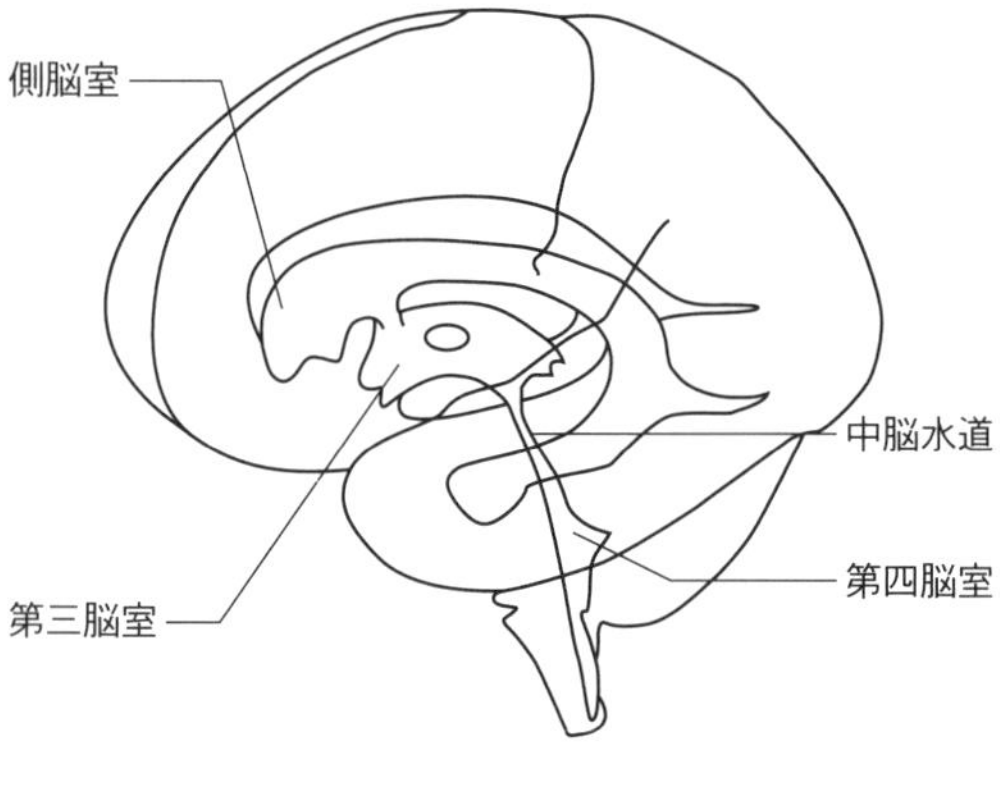
側脳室
中脳水道
第四脳室
第三脳室

では、一霊とは？　一霊は直霊とも言い、直接「天」に繋がり、四つの魂魄を制御する。この一霊こそが、木内氏の言うところの肉体を離れて存在する意識である。そして、植物性器官のトップランナーの心臓と、動物性器官のトップランナーの脳が嚙み合ったのが私たちの身体である。

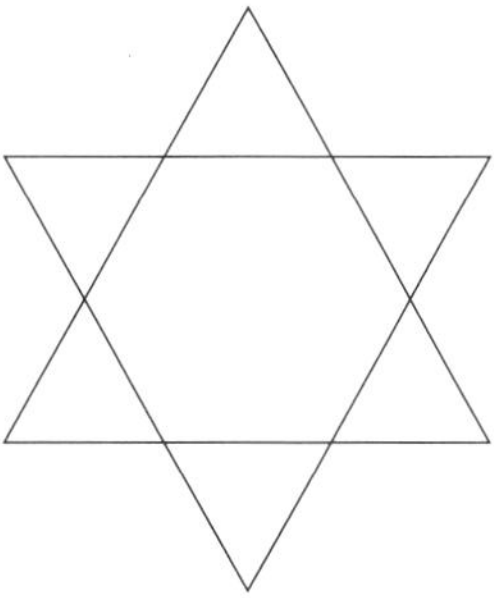

心身一如（肚はこころの根）

我が国には、心身一如という考え方がある。こころと身体は不即不離の関係にあり、身体だけ、こころだけを切り離すことはできない。身体を切り離して、こころを脳だけで捉えては断じてならない。

古来より、わが国では肚《はら》のもつ力を丹田と称して大事にしてきた。頭よりも肚を優先させた。教育においても、今日のように頭脳教育一辺倒ではなく肚を鍛える教育を優先した。頭の良いのを「物知り」と言って、それほど高い評価は与えなかった。肚は、丹田、腹脳、身体脳など時代によっていろんな名で呼ばれている。その鍛錬法は時代によってさまざまである。座禅、武道、丹田呼吸法、立腰教育、舞踊など。

本来、こころと身体はひとつであるが、脳の暴走によってこころと身体の乖離が起こり、人間特有の悩みが始まった。人のこころは、まるで根のない浮き草の如くに留まることなく、当てもなくただ波間を揺れ動く。騒がしく動いて止まない。

揺れ動くこころを不動にするのが、肚である。肚はこころの根である。大地にしっかりと根を張り風雪に黙々と耐え忍ぶ植物の姿である。動いて止まない頭の中のこころを、大地にしっかりと根付かせるのが肚のこころである。

頭の中のこころを「動物性」とするならば、肚のこころは「植物性」と言い換えることができる。そして、三木成夫が指摘しているように、「動物性」が「植物性」を次第に支配するようになる。つまり、頭のこころが肚のこころを支配し、抑圧する。その結果、肚のこころが脆弱化し、頭のこころを制御することができなくなってしまった。これが心身症の正体である。肚のこころの栄養失調とも言える。

心身症を治すには、肚のこころを強化する必要がある。それが、俗に言う肚を鍛える、肚を作る、肚ができる、である。肚という大地にしっかりとこころの根を張るということでもある。「肚」という字に「土」という意味を表示しているのはそのためである。つまり、先人たちはその理を知っていたということだ。

土には甦りの作用がある。これを、気の原理では5・10土局という。5・10土局とは、簡単に言うと発酵の原理である。例えば酒を作るときは、原料の米を麹の酵素の働きによってアルコール発酵させる。5・10土局は、腐って土に還っていくものと、新しく甦っていくものの2つが必ず生じる。アルコール発酵では、新しく甦っていくものがアルコール発酵によってできた酒、腐っていくものが酒粕である。ちなみに、甦らないのが腐敗である。

古来より、「肚ができている」「肚が据わっている」という言葉があるように、日本人は肚のこころに人格を観てとった。また同時に、「腹黒い」「腹の中では何を考えているか分からない」「腸が煮えくり返る」「腹が立つ」など、腹と心情や感情との繋がりをも感じ取った。

肚と脳の関係を気の原理で解説すると、肚の5・10土局、脳の5・9土局となる。5・10土局を分かりやすく説明すると、植物が実をつけ、その種が発芽して次の世代へ生命を受け渡す姿である。5・9土局は実はつけるがその種が発芽しないので、人為的な接木もしくは挿し木をして次の世代へと受け渡す。桜のソメイヨシノがそうだ。人間の場合は、クローン人間となる。

近い将来、宇宙時代が到来する。その際、必ずクローン人間の問題が大きくクローズアップされてくる。無重力空間での長期間の滞在は、クローン人間を製造して生命を存続させるのか、それとも地球上と同じように受精→出産というプロセスを経て次世代へと生命を繋いでいくのかという大きな課題が浮上してくるからだ。

「こころ」「精神」は肉体と共に消滅するが、「意識」は肉体から離れても存在する

「意識」は身体を離れても存在する高次元的存在である。「こころ」や「精神」は身体と密接に噛み合った存在で、身体が消滅すると同時に消滅する。「こころ」は心臓や腸の影響を強く受けており、「熱い」「情熱」「大地に根付く」「風雪に耐え忍ぶ」などと表現される。一方、「精神」は脳の影響を強く受けており、「高い精神性」「精神の柱を立てる」「冷徹な判断、理性」などと表現される。

意識が肉体という器に入って、肉体から派生してくるのがこころであり、精神である。こころと精神は肉体とともにある。当然、意識は肉体から離れても存在する。医学的には、意識レベルや意識障害、潜在意識、顕在意識といった言葉はあるが、身体用語にはない。身体用語で使うのはあくまでもこころであり、精神である。

植物性器官は横軸、動物性器官は縦軸で表記される。縦軸の脳はどこまでも上へと向か

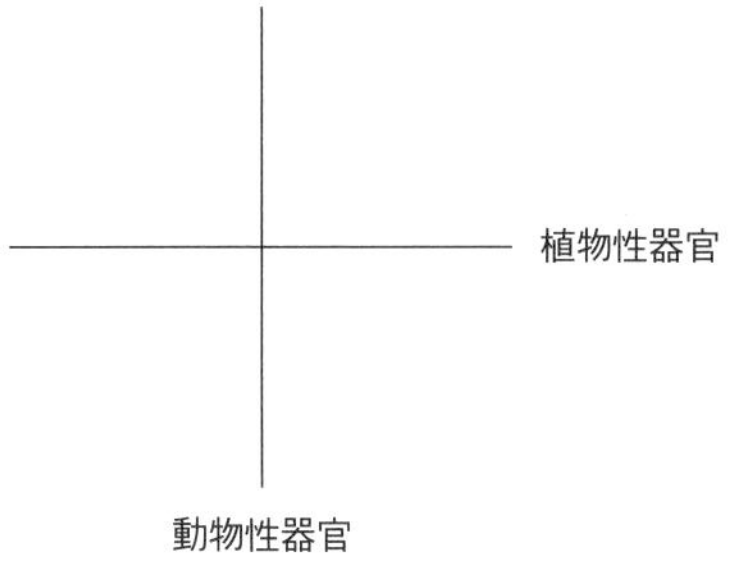

う。一方、横軸の植物性器官の腸は、植物が水を求めて土中に大きく根を張るようにお腹の中に根を張る。腸は安定、静寂を求め、脳は不安定で騒がしい。

三木成夫は、母胎内で古代魚から哺乳類への道を再現した後、誕生後に今度は哺乳類から人類への道を再現する、つまり、ヒトとしての大容量のハードを備えた嬰児はヒトとしての〝心・頭〟のソフトが注入される時期である、と考えた。

ヒトは心臓に象徴される内臓感受系の覚醒により、森羅万象に心が開かれてゆく。この好奇心の異常な発達は、赤ん坊のときの哺乳、その後の唇から舌のなめ廻し、そして1歳前後になって立って視界が拡大して極まる。

「心の目覚め」はいつごろからやってくるのか？　あの「なめ廻し」の始まる半年後からぼつぼつその準備に入るのではないか……しかしまだまどろみの状態。このまどろみの心が、やがて初めて、その目を開くのが、1歳前後に忽然と現れる「指差し」のしぐさである。

「指示」という行為は「把握」という行為とは本質的に違う。「一歩退いて」対象を客観化する。遠くのものを指差す——この動作こそ人間を動物から区別する、最初の標識である。この幼児の指差しには、やがてあの「ワンワン」「ニャンニャン」といった「呼称音」が加わってくる。「言葉」の、これが最初の姿である。

　これまでの哺乳から立ち上がりまでの過程は、時空間の把持《はじ》の過程でもある。母の乳房に埋もれているときは点、這いずり回る段階で線から面、指差しは「遠」（内臓系）「近」（体壁系）を重ね合わせて空間の感覚が養われる。そして〝どうして〟に至り、「印象像」と「回想像」の二重映しによって構造化されていくヒトの認識と表現は、最終段階として時間概念が取り込まれて物語を紡ぎはじめる。

　私たちの頭の働きには2種の異なった形が識別される。そのひとつは素朴な指差し、他のひとつは意識的な把握。指示思考は内臓系をベースに、つまりこころを支えに、体壁系の頭が立ち上がる、気づきの段階であるが、概念思考に至って、頭脳内部の作業に移される。そこで獲得されたものは、例えば自然科学を支える「数」の世界である。

　最初の指差し——いわば〝こころ〟優先の象徴的な思考から、最後の把握——〝あたま〟だけの概念的な思考へ、だんだんエスカレートしてゆくのが、人類の思考のプロセスである。

内臓感覚から最も乖離してしまった動物が人間である。内臓の快調・不調――内臓の調べを頭脳が正しく理解しない。複雑化した神経回路が混線を引き起こす。空腹感が怒の感情と結びついたり、腸の不全が鬱を招いたり、月経愁訴が万引きを誘発等々。内臓との対話を！　と三木は主張する。

武士道精神の分析

高い精神性を求めて、精神の柱を立てる。それは、頭で人為的に作られた人間としてあるべき道徳、倫理観などでは決してない。例えば、武士道の精神がある。武士たちはどのようにして精神の柱を立てたのか？

下剋上がまかり通る戦国時代、明日の我が身の保証など一切なく、いつ手下に寝首を掻き切られるかも知れない。戦に勝つためにはありとあらゆる策を弄し、嘘や裏切りは日常茶飯事であり、自らの妻子までをも敵の人質として差し出す。一端、戦場に立つと血で血を洗うが如く敵に立ち向かい命のやり取りをする。戦国時代の武士たちはまさに阿鼻叫喚の修羅の世界にその身を置いていた。

その一方で、戦国武将たちは戦地においてまで戦いの合間の寸暇を惜しんで茶の湯を嗜んだ。それは、決して風流のこころから発したものではなく、本能的に獣になってしまう己のこころを怖れたからである。明日も同じ人間であり続けたいという魂からの要求に他ならなかった。武士道の精神の柱はこんな戦いの最中に立ったのではない。２００年以上にわたって平和が続いた江戸時代に精神の柱が立ち、武士道は大成した。太平の世に精神の柱が立った理由とは？

太平の世であったがゆえに、功を為してより多くの禄をもらうことができなかった武士は、高い身分の割には経済的には恵まれずに質素な生活を余儀なくされた。その反面、義務と責任は大きくその双肩にのしかかった。意地悪な言い方をすれば、縦系の精神を高めるしか残された選択肢は武士にはなかったということだ！

人間の欲には限りがない。ひとつの欲が満たされたら次の欲が出てくる。武士階級が裕福であったなら、富を得る商人と直結していたのなら、武士といえども欲に翻弄され不正がはびこったに違いない。その結果、武士道のシステムはうまく作動せずに高貴で神聖な精神の華もまた開花しなかったに違いない。

武士道は、人格形成および精神を高める実に素晴らしいシステムである。かの孔子が武士道の存在を知ったら思わず叫んだに違いない。「武士こそが私が求めていた君子像そのものである。道徳でもって人間社会を治めるという私の考え方は間違っていなかった」。

皮肉にも、孔子が求めた理想は遥か時を経て、異国の地日本において実現されたのである。

孔子は、春秋時代の中国の思想家で仁と礼に基づく理想社会の実現を説いた。一方、道教の始祖の老子・荘子は無為自然を説いた。平たく言うと、人の一生は成るようにしか成らない。中国思想の二大巨頭である孔子の儒教と老荘思想の違いは、物理学的には開放系と閉鎖系の違いとなる。

孔子の説く世界、儒教の発想は熱力学第二法則に基づいている。つまり、閉鎖系においては常にエントロピーは増大する。エントロピーの増大とは無秩序が増大すること、つまりは、秩序が乱れることを意味する。封建国家という閉じた系の中では、放っておくと世の秩序は乱れる。だからこそ、仁と礼を重んじる必要がある。

それに対して、老荘思想は開放系の自己形成の考え方を表している。自然に起こる自己形成による秩序に任せるという考え方である。

＊　＊　＊　＊

日本の武士道とよく比較されるのが、中世ヨーロッパの騎士道である。どちらも武士・騎士といった戦う集団の階級によってもたらされたものである。騎士道はキリスト教の影響を強く受けながら発達、忠誠・勇気・敬神・礼節・名誉・寛容・徳などを理想とした。両者の決定的な違いは、騎士道は戦いに明け暮れた中で築かれたが、武士道は平和の中で大成したことである。

新渡戸稲造は38歳のとき、欧米のある研究者から「日本では宗教教育がなくて、どうやって道徳教育を授けるのですか?」と質問された。その返答に窮した新渡戸が出した答えが、武士道であった。英語で執筆された「武士道」は、日清戦争で日本が世界的に注目を集めた時期だったとはいえ、さまざまな言葉で訳され、世界的なベストセラーとなった。アメリカのセオドア・ルーズベルト大統領をはじめとする多くの人に感銘を与え、世界的な大反響を巻き起こした。

武士道の精神を身体的に捉えると、腹脳・頭脳回路流の形成にある。

腹脳・頭脳回路流こそが武士道精神の根幹

高等生命体は腸管ができて、この腸管の機能に従属してニューロンやパラニューロンが発達した。つまり、腸に従属して脳ができたのである。脳と腸の間には相関がある。これを脳腸相関という。

一見単純な管と思われがちな腸が、「小さな脳」と形容されるほどの精妙な働きをしている。進化から見ても、腸こそ、脊椎動物の最初の器官である。脳、脊髄、心臓がない動物はいても、腸がない脊椎動物はいない。

腸は実に賢い器官で、脳の命令や調節とは無関係に、内容物の化学的、機械的情報を検出して適切な対応をとり続ける。生体が生き続ける限り、寝ても覚めても……。「腸は小さな脳である」という言葉は、腸の機能についての、こういう認識から生まれたわけである。

構造の面から見ても、腸と脳との比較は十分に可能である。「脳」というからには、神経が問題であるが、腸に内蔵される壁内神経の量はたいへんなものである。腸の壁の筋や粘膜の層を薄くはがしてみると、すだれのように、あるいは格子のように、神経の線維束が広がっている。「腸は神経の網タイツをはいている」と形容する研究者もいるほどである。

この神経の網の結び目に当たるところには神経細胞がたくさん存在し、網を作る線維はその突起にほかならないわけだが、この神経細胞（ニューロン）の数は腸全体では膨大な数（おそらく億の単位）にのぼり、もちろん脳そのものには遠く及ばないとしても、脊髄全体のニューロンの数をしのぐと言われる。

このように医学的に見ても、腸と脳の相関は明らかである。腹脳・頭脳回路流こそ、武士道精神の根幹である。武士は肚を鍛えて縦軸の精神の柱を立て、精神文化を築いたのである。

では、腹脳とは何か？

身体的には、腹を練ることによってはじめてお腹の中にでき上がってくる球である。私見ではあるが、「立禅」で重さを落としていると、心身をリラックスさせて自らの重さに身を委ねていると、仙骨の内側に「気の球」ができる。

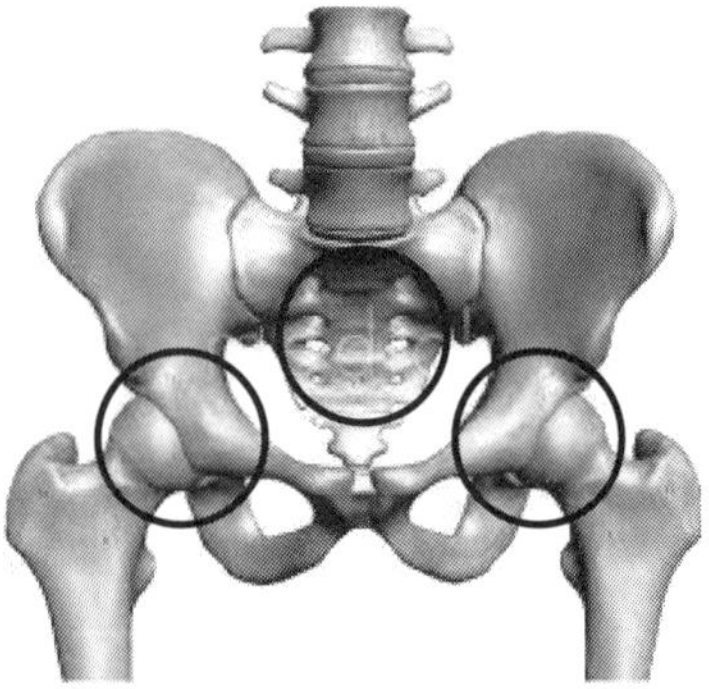
仙骨と股関節

もうひとつ大事な点は、股関節である。股関節もまた球を形成しており、両方の股関節に重さを乗せると雑念が消えて頭がスッキリしてくる。つまり、仙骨と両股関節の3つの球を作ることが、腹を練る、腹脳形成には大事になってくる。

腹が練れてくると、脳との間に回路が形成される。重力場の身体構造から捉えると、仙骨と頭蓋骨の中心に位置する蝶形骨は共に振動し、共振している。単一振動の共振は両者の形態は無関係であるが、multivibration の共振では両者の形態が問題になってくる。球状の形態が求められる。ヒトの仙骨と頭蓋骨の球状変化は、multivibration の共振には好都合となる。

生物進化を紐解くと、生物進化は重力との闘争史であることが分かる。しかし、我々人類は未だに重力に十分に適応できていない。適応する余白が残されている。その余白こそが、腹脳・頭脳回路流の形成である。

＊＊＊＊＊

江戸時代の武士たちは、剣の修行はもちろんのこと、日常の振る舞いを大事にした。外に現れる振る舞いから内なるこころの動きを制御した。優雅な振る舞いでもって性《さが》を隠し、揺れ動くこころを定めたのである。しかし、このことは何も武士階級のみならず一般庶民も同様であった。日常生活そのものが、腹を練ることであり、また道徳教育でもあった。それゆえ、欧米のように宗教を持ち出して道徳教育をする必要などなかった。新渡戸稲造はこの辺の理解が浅かったから、あえて武士道を持ち出したとも言えるであろうか。

子育てもまた素晴らしかった。幕末、明治初期に日本を訪れた欧米の異邦人たちは、日本の子育てに大いに驚き、感動している。

「家々の門前では、庶民の子供たちが羽根板で遊んだり、またはいろいろな形の凧をあげており、馬がそれをこわがるので馬の乗り手には大変迷惑である。親は子供たちを自由にとび回るにまかせているので、通りは子供でごったがえしている。たえず別当が馬の足下で子供を両腕で抱き上げ、そっと彼らの戸口の敷居の上におろす」

こういう情景はメアリー・フレイザーによれば、明治20年代になってもふつうであったらしい。彼女が馬車で市中を行くと、先駆けする別当は「道路の中央に安心しきって座っている太った赤ちゃんを抱き上げながらわきへ移したり、耳の遠い老婆を道のかたわらへ丁重に導いたり、じっさい10ヤードごとに人命をひとつずつ救いながら進む」

「街頭で最も興味ある風景は、子供の遊戯だった。米の粉で化粧され、唇は真っ赤に染められ、頭髪は甚だ異様に結い上げられた少女たちが、5、6人輪を作って羽子板遊びをしていた。彼女らの歌っているのは、羽根つきを邪魔する風を鎮める歌だった。

男の子たちは凧あげに夢中だ。竹馬に乗って競争する子供たちがいるかと思うと、6歳くらいの子が相撲をとっている。彼らの身体は頑丈で丸々太っていて、その赤い頰が健康と幸福を示していた」

「日本の子供たちは、優しく控えめな振る舞いといい、品のいい広い袖とひらひらする着物といい、見るものを魅了する。手足は美しいし、黒い眼はビーズ玉のよう。そしてその眼で物怖じも羞《はに》かみもせずにあなたをじっと見つめるのだ」

「私はこれほど自分の子供に喜びをおぼえる人々を見たことがない。子供を抱いたり背負ったり、歩くときは手をとり、子供の遊戯を見つめたりそれに加わったり、たえず新しい玩具をくれてやり、野遊びや祭りに連れていき、子供がいないとしんから満足することがない。

他人の子供にもそれなりの愛情と注意を注ぐ。父も母も、自分の子に誇りをもっている。毎朝6時ごろ、12人か14人の男たちが低い塀に腰を下して、それぞれ自分の子供の体格と知恵を見せびらかしているのを見ていると大変面白い。その様子から判断すると、この朝の集まりでは、子供が主な話題となっているらしい」

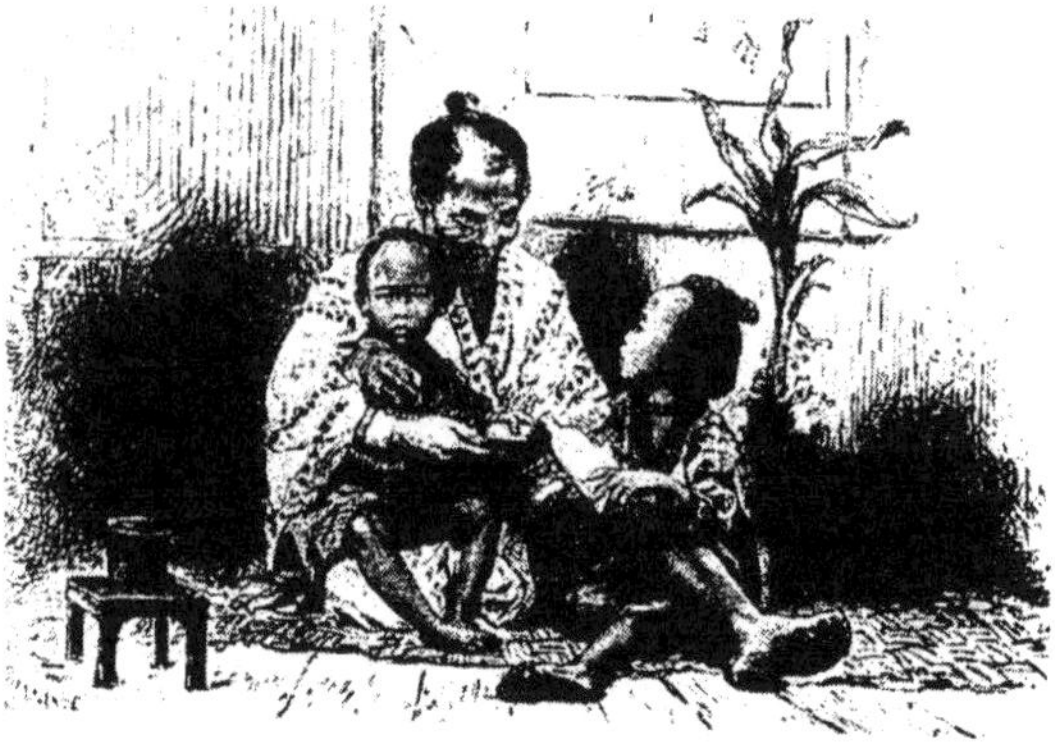

家庭の情景（『逝きし世の面影』より）

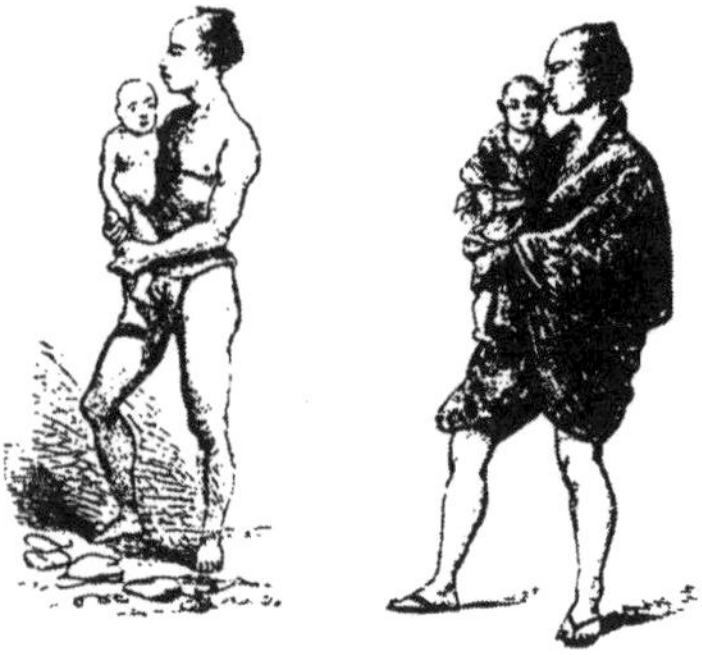

子どもをあやす（『逝きし世の面影』より）

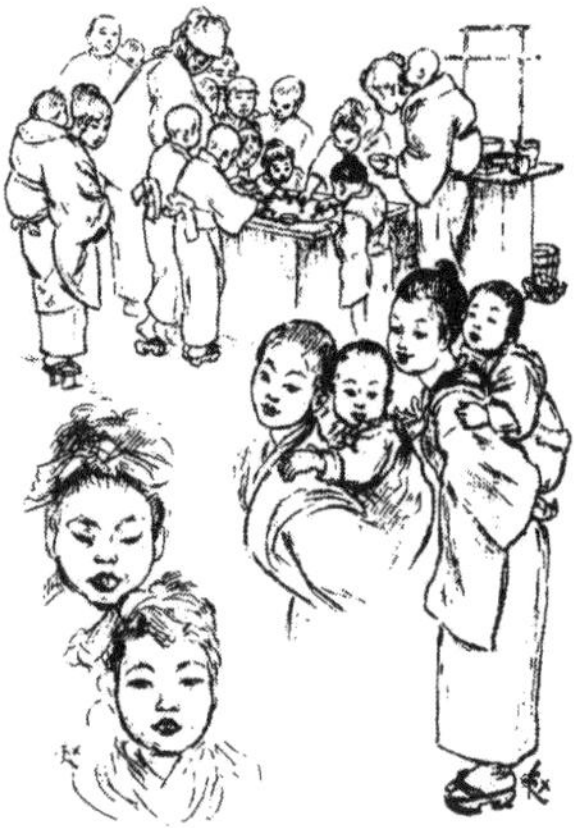

子どもたち（『逝きし世の面影』より）

おわりに

古事記17神と脳の構造と機能から、これまで考えたこともない治療法をいくつか思い付いた。例えば、松果体を活性化する治療やがん細胞をアポトーシスさせるDNAを書き換える治療、脳のアクアポリンを活性化する治療などを新たに確立することができた。今現在、検証中であるが素晴らしい治療結果が次々と出てきている。

すべては、一冊の本・『奇跡のバナナ』田中節三（学研プラス）との出会いになる。この出会いなくして古事記17神へ到達できなかったことは確かだ。

「最先端の脳科学」と、巷ではよく言われている。しかし、最先端とは科学という色メガネで見た世界に他ならない。脳のすべてを観察したものでは決してない。盲人が巨像の尻尾を触って、「像とはこう言うものだ」と言っている危険性を常にはらんでいる。目の前の事実を観るには、何色にも染まっていない無垢な眼で、かつ素直に自然に問うしかない。

考えてみて欲しい。古典の前に何があっただろうか？　最初の古典を記述した先人たちは誰に、何に教えを乞うたのであろうか？

『自然』である。

ただ本当のことが知りたいという一心で、先人たちは素直な気持ちで目の前の自然に問い質した。先人たちの前には古典や教えを乞う学問の師はなく、あるのは自然だけである。自然は、自己を滅し、感受性を研ぎ澄ました者にのみ、その真理を明かす。少しでも自我や固定観念、常識に囚われてしまうと、自然はその姿を一変させてしまう。

かの空海の若きころは、どうだったであろうか？

書死《た》え　諷死《た》えなましかば　もと何がせん
知らじ知らじ　吾も知らじ
思い思い思い思うとも　聖も心《し》ることなけん
牛頭草を嘗めて　病者を悲しみ

断蓄車《だんし》を機《あやつ》って　迷方を愍《あわれ》む

『秘蔵宝鑰《ひぞうほうやく》』

たくさんの書物を読んでも本当のことは分からない。まわりの偉いと言われている人たちに質問しても、彼らは本当のところは何も分かっていないことが分かった。もちろん、私も知らない。

しかし、若き空海は諦めなかった！　頭で理解できないのなら、薬草を嘗めて味覚や嗅覚すべての五感、さらには六感をも総動員させて病気に効く薬草を探し求めた。目の前の病に苦しむ人々を救いたい一心で……。この空海の真実を追い求める真摯な態度を前にすると、過剰にエビデンスに固執する現代科学が色褪せてしまうのは筆者一人だけであろうか。

温故知新——古いものをたずね求めて新しいことを知る。

この意味において、古事記17神と現代の最先端脳科学を融合することによって脳の新たなワールドを拓いたのではないだろうか。科学ですべてを解明しようとする今の脳科学者の姿勢は否定しないが、宇宙や生命に対する畏敬の念と謙虚さをもつ必要がある。

＊　＊　＊　＊　＊

近い将来、おそらく10年以内には、人工知能ＡＩによって脳の真の姿が解明されてくるに違いない。今現在、その走りとしてＶＲ（Virtual Reality）体験がある。現実の世界での体験を仮想空間の中で安全に再現できるほか、現実の世界では体験できない創造的な体験も実現できてしまう新しいコンピューティングの活用方法である。

仮想空間が加速度的に突き進んでいくと、現実空間との間に大きなギャップが生じてくる。と同時に、その境界があやふやになってくる。私たちの日常生活や職場環境、教育、医療、人間関係などは一変してしまう。山や海などで自然に親しむといった行動はすべて仮想空間で可能となる。自然との関わり方までもが一変する。過剰な食欲を抑えきれない人などにとっては好都合となる。仮想空間でいとも簡単に食欲中枢が満たされるからである。男女関係も一変する。自らの理想とする異性を仮想空間に作り出し、デートやセックスだっていとも簡単にできてしまう。

良い悪いは別として、そのような時代がもう目の前にまで差し迫ってきている。私たち人類は進化するのか、それとも退化するのか？　はたまた、過剰な管理社会へと突入して、個の自由は完全に奪われてしまうのか？

脳への科学技術の発展は、科学とか医療だけの狭い範疇には収まらない。人間社会、自然環境、地球をも一変させてしまうほどの大きな影響力を秘めている。科学技術の進歩はもう誰にも止められない。私たち人類は、科学技術に支配されるのか？　それとも、使いこなして理想な社会を築くのか？

確かに、ＡＩはデジタル情報によって時空場を超えて臨場感はもたらすが、魂の共有・共鳴をどうするかという課題が残る。また、肉体をもつ私たちとは違って、ＡＩは修行を必要としない。ＡＩ技術を暴走させないためにも、科学は科《とが》の学問であることを私たちは努々忘れてはならない。

私たちがいるこの宇宙は巨大な量子コンピューターの一部である。膨大な意識体（神）が退屈しのぎに始めたコンピュータゲームかも知れない。

参考文献

『脳のなかの水分子』（中田力　紀伊国屋書店）
『いち・たす・いち　脳の方程式』（中田力　紀伊国屋書店）
『ぷらす・あるふぁ　脳の方程式』（中田力　紀伊国屋書店）
『心の病は脳の傷』（田辺功　西村書店）
『壊れた脳　生存する知』（山田規畝子　講談社）
『それでも脳は学習する』（山田規畝子　講談社）
『高次脳機能障害者の世界』（山田規畝子　協同医書出版社）
『奇跡の脳』（ジル・ボルト・テイラー　竹内薫訳　新潮社）
『人間の潜在能力　気の開発メソッド』（宇城憲治　どう出版）
『胎児の世界』（三木成夫　中公新書）
『海・呼吸・古代形象』（三木成夫　うぶすな書院）
『ヒトのからだ』三木成夫（うぶすな書院）
『生命形態学序説』三木成夫（うぶすな書院）
『人間生命の誕生』三木成夫（築地書館）

『腸は考える』（藤田恒夫　岩波新書）
『回想の野口晴哉』野口昭子（ちくま文庫）
『音と経穴で開く治癒のゲート』三角大慈（ヒカルランド）
『母子の絆を強くする心音セラピー』三角大慈（ＫＫロングセラーズ）
『奇跡のバナナ』田中節三（学研プラス）
『宇宙を超える地球人の使命と可能性』木内鶴彦（ＫＫロングセラーズ）
『僕は、死なない。』刀根健（ＳＢクリエイティブ）
『エピジェネティクス操られる遺伝子』リチャード・Ｃ・フランシス（ダイヤモンド社）
『潜在意識教育』野口晴哉（全生社）
『死なないカラダ、死なない心』成瀬雅春（講談社ＢＩＺ）
『逝きし世の面影』渡辺京二（平凡社）

三角大慈　みすみ たいじ

山口大学医学部卒。学生時代より生命不在の現代医学に矛盾を感じ、真の医療の樹立を目指す。1981年に「天然医学」主宰。40年の歳月をかけて音による癒し・NAM療法を確立、2007年に心音装置［mama heartone 932］を開発。現在、福岡にて「みかどクリニック」を開設。

著書に『音と経穴（ツボ）で開く 治癒のゲート』（ヒカルランド）、『鍼灸医学を素問する』『鍼灸医学を素問する〈2〉』『鍼灸医学を素問する〈3〉』（医学舎）、『ユングが知りたかった数とこころの構造―水と7が脳科学のカギ』（ブイツーソリューション）、『母子の絆を強くする 心音セラピー』（ロングセラーズ）、『母親の心音のもつ神秘的な力』（白順社）、『美しくなれば病気は消えるって本当ですか？―女性のための審美医療』（知玄舎）、

『赤ちゃんの夜泣き・ぐずりがピタリとやむたったひとつの方法』（コスモトゥーワン）、『美しくなれば病気は消える―骨盤を核にした女性のための審美医療』（現代書林）、

『気の身体論―野口晴哉が捉えた気の世界を数霊理論で統合する』（現代書林）、『「天の岩戸開き」で観えてくる21世紀のニューメディカル』（医学舎）、『赤ちゃんを気持ちよく、幸せにする心音治良―胎内革命・母と子の架け橋「心音治良」』（知玄舎）、『医療が変わると子供が変わり未来が変わる―お産と生後13ケ月の子育てが母と子の至福の扉を開くカギを握る』（ルネッサンスアイ）など他多数。

みかどクリニック

〒810－0041

福岡県福岡市中央区大名２丁目４-33 トートレビル ３F

tel：092-724-5058

email：mikado@m-clinic.org

7形象の縦ベンゼンと横ベンゼンで捉えた

脳と古事記17神

第一刷　2021年2月28日

著者　三角大慈（みかどクリニック院長）

発行人　石井健資
発行所　株式会社ヒカルランド
〒162-0821　東京都新宿区津久戸町3-11　TH1ビル6F
電話　03-6265-0852　ファックス　03-6265-0853
http://www.hikaruland.co.jp　info@hikaruland.co.jp
振替　00180-8-496587
本文・カバー・製本　中央精版印刷株式会社
DTP　株式会社キャップス
編集担当　高島敏子

ISBN978-4-86471-906-3

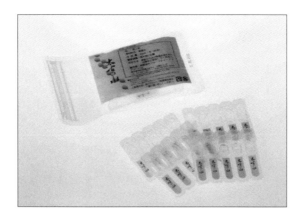

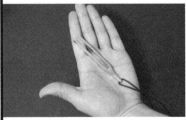

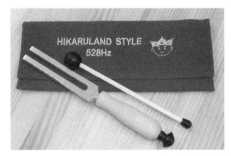

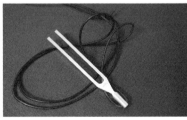

ヒカルランド　好評既刊!

地上の星☆ヒカルランド　銀河より届く愛と叡智の宅配便

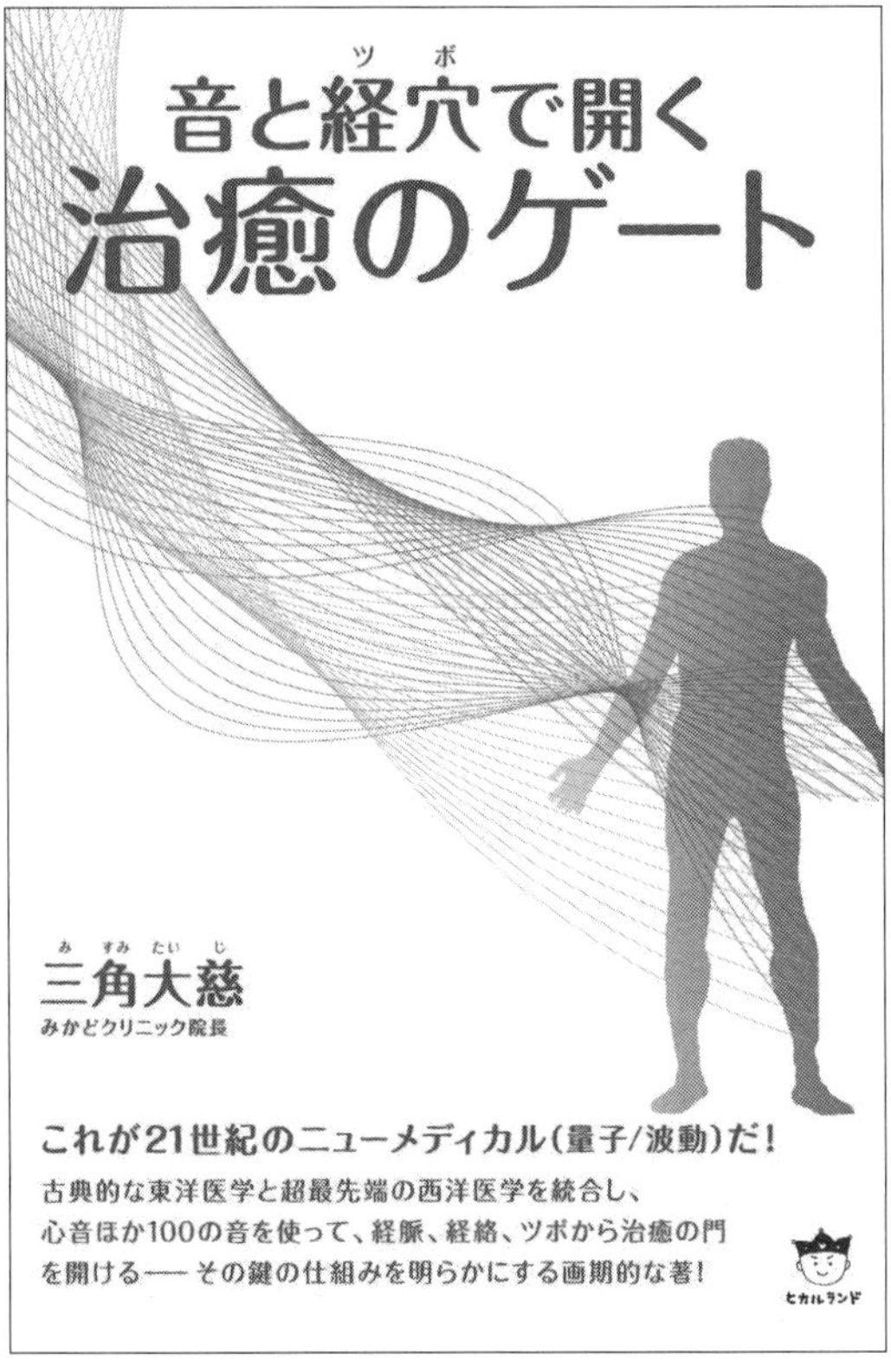

音と経穴(ツボ)で開く
治癒のゲート
著者：三角大慈(みかどクリニック院長)
四六ハード　本体3,000円+税